药物治疗管理教学与实践案例集

北京市医院管理中心总药师委员会
北京药师协会
组织编写

主　审	边宝生　冯国安　颜　冰　袁瑞玲
顾　问	李大魁　李玉珍　刘俊义　史录文　王育琴
主　编	孙路路　闫素英
副主编	栗　芳　白向荣　顾红燕　李　达

编　者（以姓氏笔画为序）

马丽萍	北京大学首钢医院	李　达	莱佛士医疗北京国际（SOS）救援中心
马英杰	首都医科大学附属北京世纪坛医院	杨　璐	首都医科大学附属北京世纪坛医院
韦元元	首都医科大学附属北京世纪坛医院	张　弨	首都医科大学附属北京同仁医院
孔繁翠	北京市医院管理中心	张　威	北京积水潭医院
白向荣	首都医科大学宣武医院	孟庆莉	首都医科大学附属北京世纪坛医院
朱　曼	中国人民解放军总医院	赵桂宏	首都医科大学附属北京潞河医院
任振宇	北京大学第三医院	栗　芳	首都医科大学附属北京世纪坛医院
向　倩	北京大学第一医院	顾红燕	首都医科大学附属北京世纪坛医院
闫素英	首都医科大学宣武医院	韩芙蓉	首都医科大学附属北京同仁医院
孙路路	首都医科大学附属北京世纪坛医院	温爱萍	首都医科大学附属北京友谊医院

人民卫生出版社

图书在版编目（CIP）数据

药物治疗管理教学与实践案例集 / 孙路路，闫素英
主编. —北京：人民卫生出版社，2020
ISBN 978-7-117-28685-5

Ⅰ. ①药… Ⅱ. ①孙… ②闫… Ⅲ. ①药物疗法－医
药卫生管理－案例 Ⅳ. ①R453

中国版本图书馆 CIP 数据核字（2019）第 214255 号

人卫智网	www.ipmph.com	医学教育、学术、考试、健康，购书智慧智能综合服务平台
人卫官网	www.pmph.com	人卫官方资讯发布平台

药物治疗管理教学与实践案例集

主　　编：孙路路　　闫素英
出版发行：人民卫生出版社（中继线 010-59780011）
地　　址：北京市朝阳区潘家园南里 19 号
邮　　编：100021
E - mail：pmph @ pmph.com
购书热线：010-59787592　010-59787584　010-65264830
印　　刷：中农印务有限公司
经　　销：新华书店
开　　本：787 × 1092　1/16　印张：26
字　　数：649 千字
版　　次：2020 年 3 月第 1 版　2020 年 3 月第 1 版第 1 次印刷
标准书号：ISBN 978-7-117-28685-5
定　　价：65.00 元
打击盗版举报电话：010-59787491　E-mail：WQ @ pmph.com
质量问题联系电话：010-59787234　E-mail：zhiliang @ pmph.com

前　言

作为《药物治疗管理教学与实践手册》的配套用书,《药物治疗管理教学与实践案例集》(以下简称《案例集》)很快就要出版了。为了便于读者迅速了解本书内容,我们有必要先介绍一下其出版背景和有关情况。

随着《"健康中国2030"规划纲要》的制定实施和公立医院综合改革逐步推进,我国的药学服务正在加速从"以药品为中心"向"以病人为中心"转变。特别是随着药品销售零差率和全面推进分级诊疗等医改政策相继出台,我国正在形成倒逼药学服务向基层下沉的趋势,同时迫切需要有更多药师为社区慢病患者提供长期处方管理,为签约服务慢病患者提供全程用药指导。

作为已经在医疗机构工作了几十年的药师,我们深深感到当代药师正面临机遇与挑战并存的时代。机遇就是医改使我们获得了前所未有的直接面对患者开展药物治疗管理的机会,拓宽了药学服务的范围,使药师与医师、护士共同对患者用药结果负起责任。挑战则是现有药师队伍整体上专业能力先天不足,特别是缺乏加强慢病管理必备的药物治疗管理能力。形成这种状况的一个基本原因,就是长期以来我国的高等药学教育没有把药物治疗管理能力作为药学专业人才的培养目标,因而在课程设置上缺乏药物治疗学内容,同时还缺乏药物治疗管理工作模式与具体方法的培训、识别评估和干预解决药物治疗相关问题能力的培训、从事药物治疗管理必备的与患者沟通能力的培训、药物治疗管理相关文书填写方法的培训等,从而导致我国药物治疗管理人才缺乏和现有药师队伍总体药学服务能力不足。

当前我国的高等药学教育体系正在转型和调整之中,增加药物治疗学内容和加强药物治疗管理能力培养就是调整重点之一。但真正培养出具有较强药学服务能力的药学专业人才,至少还需要再等几年甚至十几年。而全面提高药学服务质量和加快发展药物治疗管理服务已经是摆在当代药师面前的迫切任务,我们不可能坐等高等药学教育培养出合格人才后再开展药物治疗管理服务,我们只能自己加快"充电"弥补原有短板,通过"强身健体"承担起时代赋予的重任。

正是基于上述认识,北京药师协会2015年率先从美国引进药物治疗管理(MTM)理念和MTM服务培训课程并在全国实施,经过连续几年的不懈努力,现在已经与美国药师协会联合培养出了3批MTM通科药师和首批MTM专科药师,这些MTM药师全部获得了美国药师协会的MTM药师资格证书。在此基础上,北京药师协会还与北京市医院管理中心联合举办了首期中国本土化的MTM药师培训班,培养出了我国首批本土化的MTM药师(CMTM药师),培训班学员全部来自北京市的22家三甲医院。而首期本土化MTM培训班使用的培训教材,就是北京药师协会和北京市医院管理中心组织药学专家结合中国实际编写出的《药物治疗管理教学与实践手册》。当前,《药物治疗管理教学与实践手册》(以下简称《手册》)已经在多个 MTM 药师培训班试用并获得广泛认可,而作为《手册》的配套用书,现在我们编写出版《药物治疗管理教学与实践案例集》,旨在通过提供各种常见慢性疾病的案例,深入介绍药物治疗管理服务的流程、方法与技能,力图手把手地帮助药师从实际操作层面娴熟地运用 MTM 的服务方法,使大家有能力承担起公众合理用药守门人的光荣使命。特别需要说明的是,《案例集》中收载的 51 个药物治疗管理真实案例,涵盖了心血管疾病、脑血管疾病、内分泌疾病、精神疾病、骨关节疾病等多种慢性疾病,案例全部来自北京市医院管理中心所属的 22 家三甲医院,全部由经过药物治疗管理培训的药师整理提供。

　　作为《案例集》的主编,我们由衷地感谢李达副主编对案例的专业点评与指导,感谢栗芳、顾红燕、白向荣副主编对本书编写框架的建设意见与体例撰写,感谢各位编委对每个案例的反复斟酌与修改。同时更要感谢北京药师协会与北京市医院管理中心搭建的 MTM 培训平台,使我们有机会系统地学习到世界先进的药学服务模式与技能,开拓了扩展和深化药学服务的新天地。

　　我们也诚挚地欢迎广大药学同行评头品足,及时为我们指出本书的错误与不足,帮助我们进一步提高本书质量和可读性。

孙路路　闫素英

2019.10.17

编写说明

本书中收录的案例为临床诊疗中常见的疾病。案例的格式和形式参考了美国药物治疗管理（medication therapy management，MTM）教程中相关模版。为了使读者更好地理解书中的内容，我们撰写了编写说明并附上1例案例模版。除此以外，《中华人民共和国药典临床用药须知》、药品说明书、疾病的治疗指南、药物治疗学书籍、循证医学文献等也是很好的参考资料。

一、编写思路

每个案例前面均有临床思维引导内容，包括"案例简介"和"重点关注的药物治疗相关问题"两方面内容，这也是本书的特色内容。

案例简介：对本案例进行了概括性介绍，包括患者姓名、年龄、疾病诊断、过敏史（包括药物和食物），与药物治疗问题相关的体征、异常检查结果、工作状态、生活状况以及患者的主观诉求。

重点关注的药物治疗相关问题：是编者将该案例的主要药物治疗相关问题（medication related problem，MRP），至少包括高级和中级MRP，提炼成思考问题，写入该栏目，以便学员在学习案例前进行思考。

二、案例模板导读

每个案例的具体内容包括两大部分，共由9个表单组成。第一部分为"要求患者提供的信息"，包含3个表单，第二部分为"药师访谈与干预"，包含6个表单。

案例最后附参考文献，为编写该案例时参考的循证医学证据。

第一部分：要求患者提供的信息

表1 授权许可文件

患者授权许可药师获取其健康信息资料（包括药物处方、各项医疗检查结果、门诊及住院病历等）、审核其药物治疗方案，并与医生或其他医护人员讨论该患者的药物治疗问题。

表2 患者健康管理信息表

该部分表格内容由患者填写。

表3 患者生活信息采集表

该部分表格内容由患者填写。

第二部分：药师访谈与干预

表4 患者用药重整清单及不良反应记录

该表格将在访谈结束后交给患者留存，因此药师填写时应注意通俗易懂，简单明了。

表 4-1　患者用药重整清单

该部分包括患者目前正在使用或近期用过的所有处方药、非处方药、保健品等,应在访谈患者之前或过程中完成,在访谈后进行更新,供患者个人及其他医务人员使用。由药师填写后交给患者保存,并要求患者在下次就诊时携带。

表 4-2　患者既往用药不良反应记录

该部分主要记录患者的过敏史(包括药物、食物及其他)和既往用药出现的其他情况。由药师填写后交给患者保存,并要求患者在下次就诊时携带。

表 5　实验室及影像学检查结果

记录患者近期各种化验和检查结果,用于对 MRP 的评估。

表 6　药物治疗相关问题(MRP)和权重排序

填写表 6 需要两个步骤:①识别患者的 MRP,判断 MRP 产生的原因,根据《药物治疗相关问题分类暨常见原因编码表》,将 MRP 及编码填入表 6 中。②根据患者意愿及是否有严重不良反应等因素综合考虑,对 MRP 进行权重排序。

第一步:药师按照《药物治疗相关问题分类暨常见原因编码表》(附件)中罗列的内容,审核患者的药物治疗方案,提炼出患者的药物治疗相关问题,并记录在表 6 中。表 6 是本次访谈、评估工作的记录文件之一,由药师存档。表 6 中"详细描述"栏目,需要填写 MRP 的客观支撑信息,包括患者的症状、主诉、实验室检查等情况,不写药师主观的分析和建议。表 6 下方的"随访建议"栏目,主要记录药师的随访计划,如随访频率、目的等。

第二步:MRP 权重排序首先应考虑患者对 MRP 的重视程度,患者急需解决的问题应排在最前,优先解决,因此需要询问患者前来就诊的需求。其次是药师从医疗的角度考虑,权衡患者的治疗获益及风险,认为应优先解决的问题。根据综合评估的结果,对 MRP 进行权重排序。

附件:药物治疗相关问题分类暨常见原因编码表

类别	分项	原因	举例
适应证	1. 不必要的药物治疗(减药)	1.1 无适应证用药	张女士,50 岁,听亲朋好友说阿司匹林可以预防心脏病,故自行购买阿司匹林肠溶片,每日服用 1 片,100mg/ 片。张女士既往无高血压、糖尿病等慢性病,属于无适应证用药。
		1.2 能用单药治疗的疾病却使用了多种药物进行治疗	患者 3 年前因急性心梗行 PCI 治疗,植入支架 1 枚,按照指南规定,术后应当常规使用阿司匹林＋氯吡格雷抗血小板治疗(以下简称"双抗")12 个月,之后如无冠心病症状,需长期使用阿司匹林进行二级预防。该患者"双抗"治疗 12 个月后,无心绞痛等症状,应改用阿司匹林长期治疗,但是该患者仍然使用"双抗"治疗 3 年。这种情况属于能用单药治疗的疾病却使用了多种药物进行治疗。
		1.3 身体状况无须药物治疗	患者因打喷嚏、流鼻涕,诊断为普通感冒,医生开具酚麻美敏片对症治疗,以及头孢克洛胶囊抗感染治疗。普通感冒通常为病毒感染,无须抗菌药物治疗。
		1.4 用一种药物去治疗为一种药物的可以避免的不良反应(用其他办法可以解决)	患者使用福辛普利降压,出现干咳的不良反应,医生为患者开具复方甘草片止咳。该患者可以通过换用血管紧张素受体拮抗剂(如氯沙坦钾),避免福辛普利引起的干咳的不良反应,同时达到降压的效果。

续表

类别	分项	原因	举例
	2. 需要额外的治疗方案（加药）	2.1 因身体或疾病状况需要增加额外的治疗方案	患者患有 2 型糖尿病多年，近 2 年出现总胆固醇及低密度脂蛋白胆固醇升高，经过 3 个月调整生活方式治疗，血脂仍未达标。应当加用他汀类药物（如阿托伐他汀）进行降脂治疗，但该患者未使用降脂药。
		2.2 需要预防用药来降低新发疾病的风险	患者女性，47 岁，因卵巢癌需使用紫杉醇注射液化疗，在输注紫杉醇 2 分钟后突然出现全身皮肤发红、胸闷、呼吸困难，考虑为过敏性休克。由于紫杉醇注射液易引起过敏反应（如荨麻疹、过敏性休克等），化疗前需预防性使用地塞米松，以降低过敏反应的发生率。但该患者化疗前未使用地塞米松，未预防用药来降低新发疾病的风险。
		2.3 因身体或疾病的状况需要增加额外的治疗药物，以产生协同或叠加的作用	患者男性，40 岁，高脂血症，服用阿托伐他汀片 40mg qd，血脂仍未达标。应当加用其他降脂药（如依折麦布）以产生协同降脂作用。
有效性	3. 无效的药物治疗（换药或增加剂量）	3.1 疾病对药物产生耐受性	患者患 2 型糖尿病，一直服用格列美脲控制血糖，已使用 5 年，血糖控制良好，可达标。但近期出现血糖控制不佳，排除其他影响血糖的因素，考虑为磺脲类药物出现的继发失效（即磺脲类药物长期应用后的耐药现象）。医生为该患者调整了治疗方案，停用格列美脲，换用甘精胰岛素控制血糖。此种情况属于疾病对药物产生耐受性，以致药物治疗无效。
		3.2 药物剂型不适宜	患者女性，50 岁，诊断为围绝经期综合征，需使用雌激素缓解更年期症状。该患者为血栓风险高危人群，目前使用口服雌激素制剂。由于口服雌激素的血栓风险较高，应使用经皮剂型（雌二醇凝胶），降低血栓风险。
		3.3 所用药物对其治疗的适应证效果不佳（有适应证，但不是最有效的药物）	患者患 2 型糖尿病，餐后血糖控制不佳，目前使用那格列奈降糖，血糖不达标。由于该患者胰岛功能差，故使用胰岛素促泌剂类药物（如那格列奈）降糖效果差。可使用阿卡波糖或胰岛素类药物（短效或速效）降低餐后血糖。此种情况属于所用药物对其治疗的适应证效果不佳。
	4. 药物剂量过低	4.1 药物剂量过低，难以获得预期的治疗效果	患者患 2 型糖尿病，口服阿卡波糖片 25mg tid，餐后血糖不达标。可能因为阿卡波糖剂量过低，导致效果不佳。应当调整阿卡波糖剂量为 50mg tid，监测血糖。
		4.2 给药间隔过长，难以获得预期的治疗效果	患者患高血压，服用氨氯地平 5mg qod，血压不达标。可能因为氨氯地平给药间隔过长，导致其血药浓度过低，降压效果不佳。应调整氨氯地平用法为 5mg qd，监测血压。
		4.3 药物相互作用导致药物在体内的浓度降低，难以获得预期的治疗效果	患者因高血压和肺结核，同时服用利福平片、异烟肼治疗肺结核，硝苯地平控释片治疗高血压。其中抗结核药利福平可降低硝苯地平的血药浓度，导致降压效果不佳，应当避免两药合用。

续表

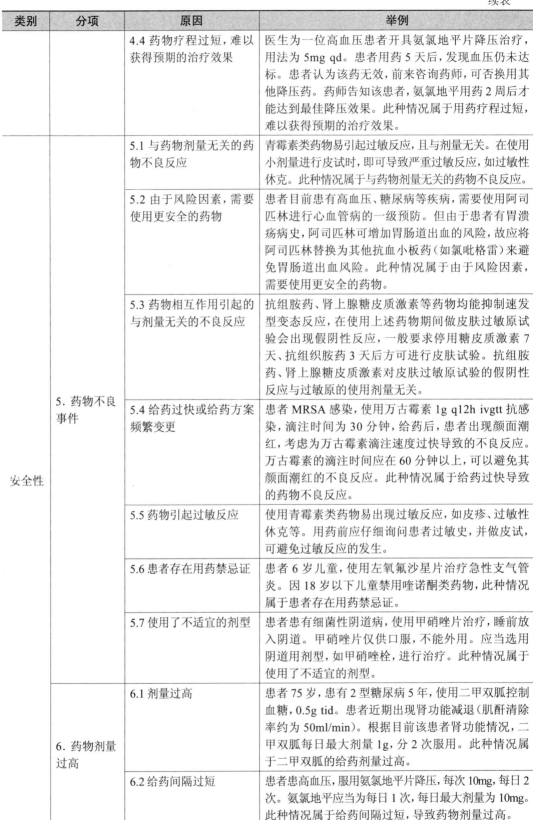

类别	分项	原因	举例
		4.4 药物疗程过短，难以获得预期的治疗效果	医生为一位高血压患者开具氨氯地平片降压治疗，用法为 5mg qd。患者用药 5 天后，发现血压仍未达标。患者认为该药无效，前来咨询药师，可否换用其他降压药。药师告知该患者，氨氯地平用药 2 周后才能达到最佳降压效果。此种情况属于用药疗程过短，难以获得预期的治疗效果。
安全性	5. 药物不良事件	5.1 与药物剂量无关的药物不良反应	青霉素类药物易引起过敏反应，且与剂量无关。在使用小剂量进行皮试时，即可导致严重过敏反应，如过敏性休克。此种情况属于与药物剂量无关的药物不良反应。
		5.2 由于风险因素，需要使用更安全的药物	患者目前患有高血压、糖尿病等疾病，需要使用阿司匹林进行心血管病的一级预防。但由于患者有胃溃疡病史，阿司匹林可增加胃肠道出血的风险，故应将阿司匹林替换为其他抗血小板药（如氯吡格雷）来避免胃肠道出血风险。此种情况属于由于风险因素，需要使用更安全的药物。
		5.3 药物相互作用引起的与剂量无关的不良反应	抗组胺药、肾上腺糖皮质激素等药物均能抑制速发型变态反应，在使用上述药物期间做皮肤过敏原试验会出现假阴性反应，一般要求停用糖皮质激素 7 天、抗组织胺药 3 天后方可进行皮肤试验。抗组胺药、肾上腺糖皮质激素对皮肤过敏原试验的假阴性反应与过敏原的使用剂量无关。
		5.4 给药过快或给药方案频繁变更	患者 MRSA 感染，使用万古霉素 1g q12h ivgtt 抗感染，滴注时间为 30 分钟，给药后，患者出现颜面潮红，考虑为万古霉素滴注速度过快导致的不良反应。万古霉素的滴注时间应在 60 分钟以上，可以避免其颜面潮红的不良反应。此情况属于给药过快导致的药物不良反应。
		5.5 药物引起过敏反应	使用青霉素类药物易出现过敏反应，如皮疹、过敏性休克等。用药前应仔细询问患者过敏史，并做皮试，可避免过敏反应的发生。
		5.6 患者存在用药禁忌证	患者 6 岁儿童，使用左氧氟沙星片治疗急性支气管炎。因 18 岁以下儿童禁用喹诺酮类药物，此种情况属于患者存在用药禁忌证。
		5.7 使用了不适宜的剂型	患者患有细菌性阴道病，使用甲硝唑片治疗，睡前放入阴道。甲硝唑片仅供口服，不能外用。应当选用阴道用剂型，如甲硝唑栓，进行治疗。此种情况属于使用了不适宜的剂型。
	6. 药物剂量过高	6.1 剂量过高	患者 75 岁，患有 2 型糖尿病 5 年，使用二甲双胍控制血糖，0.5g tid。患者近期出现肾功能减退（肌酐清除率约为 50ml/min）。根据目前该患者肾功能情况，二甲双胍每日最大剂量 1g，分 2 次服用。此种情况属于二甲双胍的给药剂量过高。
		6.2 给药间隔过短	患者患高血压，服用氨氯地平片降压，每次 10mg，每日 2 次。氨氯地平应当为每日 1 次，每日最大剂量为 10mg。此种情况属于给药间隔过短，导致药物剂量过高。

续表

类别	分项	原因	举例
		6.3 用药疗程太长	患者因细菌性阴道病，服用甲硝唑片治疗，0.5g bid，用了 14 天。按照指南，细菌性阴道病的治疗方案应该为甲硝唑 0.5g，口服，每日 2 次，连服 7 天。此种情况属于用药疗程过长，导致剂量过高。
		6.4 药物相互作用引起的毒性反应	抑郁症患者，服用帕罗西汀治疗，合用美托洛尔缓释片，47.5mg，qd，发生心动过缓。美托洛尔仅由 CYP2D6 代谢，而帕罗西汀是 CYP2D6 的抑制剂，两者合用后，美托洛尔的血药浓度明显提高，导致患者心动过缓。此种情况属于药物相互作用导致药物剂量过高，引起了毒性反应。
		6.5 给药速度过快	患者使用胺碘酮注射液，24h 后给予维持剂量，滴注速度为 1mg/min。按照药品说明书，维持剂量的滴注速度应为 0.5mg/min。此种情况属于给药速度过快，导致药物剂量过高。
依从性	7. 用药依从性问题	7.1 患者对药物信息了解不足	患者女性，49 岁，患围绝经期综合征，潮热、出汗、失眠等低雌激素症状严重，医生为其开具戊酸雌二醇片治疗。患者因担心"雌激素致癌"，取药后未使用雌激素治疗。此种情况属于患者对药物信息了解不足，导致的用药依从性问题。
		7.2 患者更倾向于不使用药物	患者 30 岁，体检发现总胆固醇、低密度脂蛋白胆固醇均升高，尝试改善生活方式无效，医生为其开具阿托伐他汀降血脂。患者认为血脂异常对健康影响不大，不愿意使用调脂药物治疗。此种情况属于患者更倾向于不使用药物，导致的用药依从性问题。
		7.3 患者忘记服药	患者患高血压，服用氨氯地平片降压，因熬夜、生活不规律，经常忘记服用药物。此种情况属于患者忘记服药，导致的用药依从性问题。
		7.4 患者无法负担药费	患者患高血压、糖尿病、高脂血症等多种慢病，需每日服用多种药物治疗。患者为自费医疗，无力负担药费，自行停用部分药物。此种情况属于患者无法负担药费，导致的用药依从性问题。
		7.5 患者吞咽困难或不能自行给药	患者患糖尿病多年，且独自居住。因血糖控制不佳，降糖药调整为口服药＋长效胰岛素类似物治疗。因视力不佳无法自行注射胰岛素，自行停药。此种情况属于患者不能自行给药，导致的用药依从性问题。
		7.6 患者无法购买到药物	患者女性，48 岁，子宫及双附件全切术后，低雌激素症状严重，因患胆囊疾病，需使用经皮雌激素进行激素替代。由于半水合雌二醇贴片断货，市场上没有供应，该患者无法购买到药物，因此停药。此种情况属于患者无法购买到药物，导致的用药依从性问题

表 7 患者健康管理行动方案

药师与患者面谈后，针对每一个 MRP，与患者共同讨论，制订解决 MRP 的行动计划。每个行动计划书写时应通俗易懂，便于患者理解，具有可操作性，并且从易到难，循序渐进，便于患者实施。由药师填写后交给患者保存，叮嘱患者及时记录完成情况。

表8　药师与医生沟通表

药师对患者进行用药审核后，发现了药物治疗方案中存在的问题，需要医生调整治疗方案才能解决，因此药师可通过填写表8，与医生沟通协商。

表单中药师应明确指出药物治疗方案中存在的药物治疗相关问题，并给出具体调整建议，包括需要调整的药物名称、用法用量、给药途径等内容。药师应注意措辞和语气，以商议的角度去表达药师的意见，避免语气过于强硬。该表单应由药师填写后直接交给医生，不应由患者转交给医生，以避免不必要的医患矛盾。

表9　患者健康管理药历（SOAP）

药历是完整的MTM服务过程记录，由药师书写并存档。患者健康管理药历（SOAP）包括四部分内容。

（1）主观资料（subjective，S）：收集整理来自于患者叙述的内容。

（2）客观资料（objective，O）：收集查体、实验室检查或其他检查结果。

（3）评估（assessment，A）：药师对患者的药物治疗方案及生活起居习惯进行评估，发现药物治疗相关问题及生活起居不良习惯问题，按照权重由高到低排序。

（4）计划（plan，P）：针对每一个MRP制订干预计划。干预计划包括两种类型，一种是为患者制订的行动计划（表7），另一种是递交医生执行的行动计划（表8）。

孙路路　栗　芳

2019.10.30

案例模板

目　录

第一章　高血压 ··· 1

案例1：高血压＋高脂血症＋糖尿病＋脑梗死 ···················· 1

案例2：高血压＋高脂血症＋睡眠障碍 ·························· 16

案例3：高血压＋糖尿病＋前列腺增生＋反流性食管炎 ············ 31

案例4：高血压＋高脂血症＋反流性食管炎＋睡眠障碍 ············ 46

案例5：高血压＋高脂血症＋糖尿病＋冠心病（电子版） ·········· 60

案例6：高血压＋糖尿病＋高脂血症＋冠心病（电子版） ·········· 60

案例7：高血压＋高脂血症＋冠心病（电子版） ·················· 60

案例8：高血压＋糖尿病＋骨关节炎（电子版） ·················· 60

案例9：高血压＋高脂血症＋糖尿病＋冠心病（电子版） ·········· 60

第二章　糖尿病 ·· 61

案例10：糖尿病＋高血压＋高脂血症＋高尿酸血症 ··············· 61

案例11：糖尿病＋高脂血症＋高血压＋睡眠障碍 ················· 78

案例12：糖尿病＋高血压＋高脂血症＋高尿酸血症 ··············· 93

案例13：糖尿病＋高血压＋冠心病（电子版） ·················· 108

案例14：糖尿病＋高血压＋高脂血症（电子版） ················ 108

第三章　高尿酸血症 ··· 109

案例15：高尿酸血症＋糖尿病＋高血压＋高脂血症 ·············· 109

案例16：高尿酸血症＋痛风＋糖尿病＋慢性乙型病毒性肝炎 ······ 125

案例17：高尿酸血症＋高血压＋高脂血症＋反流性食管炎（电子版） ··· 139

案例18：高尿酸血症＋高血压＋颈动脉斑块＋咳嗽（电子版） ···· 139

第四章　心血管疾病 ··· 140

案例19：冠心病＋糖尿病＋高血压＋高脂血症＋肥胖 ············ 140

案例20：冠心病＋高脂血症＋高血压＋糖尿病＋睡眠障碍 ········ 156

案例21：冠心病＋糖尿病＋高脂血症（电子版） ················ 171

案例 22：房颤＋高血压＋胃食管反流＋睡眠障碍（电子版）……………………… 171

案例 23：冠心病＋高血压＋高脂血症＋糖尿病（电子版）………………………… 171

第五章　脑血管疾病 ………………………………………………………………… 172

案例 24：脑梗死＋高脂血症＋高血压＋糖尿病 …………………………………… 172

案例 25：脑梗死＋高血压＋高脂血症＋高尿酸血症（电子版）…………………… 188

案例 26：脑梗死＋高血压＋高脂血症＋高同型半胱氨酸血症（电子版）………… 188

第六章　呼吸系统疾病 ……………………………………………………………… 189

案例 27：哮喘＋过敏性鼻炎＋高血压＋睡眠障碍 ………………………………… 189

案例 28：哮喘＋高血压＋糖尿病＋鼻炎＋前列腺增生 …………………………… 206

案例 29：哮喘＋高血压＋高脂血症＋高尿酸血症＋睡眠障碍 …………………… 223

案例 30：哮喘＋慢性阻塞性肺炎＋糖尿病＋高脂血症＋冠心病（电子版）……… 237

案例 31：哮喘＋高血压＋高脂血症＋糖尿病（电子版）…………………………… 237

第七章　神经系统与精神疾病 ……………………………………………………… 238

案例 32：抑郁症＋糖尿病＋前列腺增生＋胃食管反流 …………………………… 238

案例 33：抑郁症＋冠心病＋高脂血症＋高血压（电子版）………………………… 252

案例 34：帕金森病＋糖尿病＋高血压＋高脂血症＋前列腺增生（电子版）……… 252

案例 35：抑郁症＋脑梗死＋骨关节炎＋高血压＋睡眠障碍（电子版）…………… 252

案例 36：癫痫＋冠心病＋高血压＋高脂血症（电子版）…………………………… 252

第八章　骨关节疾病 ………………………………………………………………… 253

案例 37：骨关节炎＋高血压＋冠心病＋高脂血症＋胃食管反流 ………………… 253

案例 38：骨关节炎＋骨质疏松＋糖尿病＋高脂血症＋睡眠障碍 ………………… 271

案例 39：骨质疏松＋高脂血症＋冠心病＋高血压 ………………………………… 288

案例 40：骨关节炎＋高血压＋冠心病＋高脂血症＋骨质疏松 …………………… 304

案例 41：骨关节炎＋糖尿病＋高血压（电子版）…………………………………… 320

案例 42：类风湿关节炎＋高血压＋冠心病＋高脂血症＋肥胖（电子版）………… 320

第九章　泌尿系统疾病 ……………………………………………………………… 321

案例 43：前列腺增生＋冠心病＋高血压 …………………………………………… 321

案例 44：前列腺增生＋高尿酸血症＋糖尿病＋高血压＋高脂血症 ……………… 336

案例 45：前列腺增生＋脑梗死＋高血压＋高脂血症 ……………………………… 353

案例 46：前列腺增生＋心脏病＋高血压＋高脂血症 ……………………………… 370

案例 47：前列腺增生＋冠心病＋糖尿病＋高血压＋高脂血症 …………………… 384

案例 48：前列腺增生＋高血压＋高脂血症＋糖尿病（电子版）…………………… 400

第十章　肿瘤‥‥‥‥‥‥‥‥‥‥‥‥‥‥‥‥‥‥‥‥‥‥‥‥‥‥‥‥‥‥‥‥‥‥‥‥‥ 401

案例 49：非小细胞肺癌＋糖尿病＋高脂血症＋高血压（电子版）‥‥‥‥‥‥ 401

案例 50：肺癌＋高血压＋前列腺增生＋糖尿病（电子版）‥‥‥‥‥‥‥‥‥ 401

案例 51：肺癌＋糖尿病＋高血压（电子版）‥‥‥‥‥‥‥‥‥‥‥‥‥‥‥‥ 401

第一章 高 血 压

案例1：高血压＋高脂血症＋糖尿病＋脑梗死

案 例 简 介

丛XX，女，66岁。患者近1年体重下降5mg，近1个月餐后血糖波动在15～25mmol/L，最近偶尔夜里被饿醒，发作低血糖。既往有高脂血症、高血压、糖尿病和脑梗死病史；化验检查示空腹血糖、糖化血红蛋白、尿糖、尿细菌和尿蛋白高。平时饮食规律，几乎不锻炼身体。未接种过疫苗。患者想解决的问题为：①近1个月血糖很高，怎么调整？②夜间常被饿醒，偶尔会发生低血糖，怎么办？③在生活上应该注意什么？怎么锻炼？

重点关注的药物治疗相关问题

1. 哪些因素可能导致该患者近期餐后血糖和糖化血红蛋白不达标？
2. 该患者是否可以采用强化降血糖方案？
3. 该患者夜间常被饿醒，偶尔发生低血糖的原因是什么？
4. 该患者糖尿病的治疗策略是什么？
5. 该患者缺血性脑梗死处于哪个时期？
6. 缺血性脑梗死急性期和二级预防药物治疗有何不同？
7. 该患者脑梗死后，有无必要服用胞磷胆碱钠胶囊和丁苯酞软胶囊？

第一部分：要求患者提供的信息

一、授权许可文件

1. 药物治疗方案审查许可书

我特此许可 唐静药师 审核我的药物治疗方案。我知晓在未获得医生许可前，我的药物治疗方案不会被更改。

针对在审核过程中发现的药物治疗问题，我签字同意 唐静药师 或 其助手 就相关问题与我的医生联系。

我许可 唐静药师 留存我的健康信息资料和药物治疗建议的副本，以便日后的随访和药学监护。

我知晓我的个人健康档案会被妥善保密。在未获得我书面许可前，此次查阅内容将不会被泄露给法定代理人以外的第三者。

患者或法定代理人签字：丛XX　　日期：2018.8.29
患者姓名（正楷）：丛XX

2. 医疗档案获取同意书

医院名称： XXXXXX
医院地址： XXXXXX

我了解药师可能需要与我的医生或其他医护人员讨论我的治疗问题，为了医疗费用报销，有时还可能包括保险公司。我特此许可以上医院药师通过医护人员获取我的医疗/健康档案。该档案将会以保密方式提供给我的药师并专门用于我的治疗。

我签名确认已获得此文件的副本，并同意将我的健康档案给药师和其他医护人员共享。我知晓我可以随时通过书面通知形式，联系以上医院药师撤回此同意书。我同样了解在我撤销同意书之前医院药师获得的医疗档案不侵犯我的隐私权。

患者或法定代理人签字：丛XX
日期：2018.8.29
联系电话：XXXXXX
药师：唐静药师
日期：2018.8.29
联系电话：XXXXXX

3. 获取用药记录申请

尊敬的药师：

此申请表用于许可获得贵药房过去6个月内给以下客户发放药物的打印版清单。药物治疗管理服务的目的是优化患者药学服务质量以及减少不良事件风险。所申请的记录将会

被严格保密，并用于患者的用药教育及依从性监测。

患者姓名　丛XX	出生日期　1952.10.15
地址　北京市丰台区韩家胡同	社会保险号　XXXXXX

我，丛XX，许可将以上所申请的记录给予　唐静药师　用于以上所述的目的。

患者或法定代理人签字　丛XX　　日期　2018.8.29　　联系电话　XXXXXX
药师　唐静药师　　日期　2018.8.29　　联系电话　XXXXXX

二、患者健康管理信息表

姓名：丛XX　　　日期：2018.8.29　　　出生日期：1952.10.15
性别（勾选一个）：男　女 √　　　婚姻状况：已婚
家庭住址：XXX 街道 XXX
省：北京　　　　城市：北京　　　　邮政编码：100000

你的主诊医生是谁？穆XX
上一次全面体检是什么时候？2018.6

家族史（包括母亲、父亲、兄弟、姐妹、祖父母）

高血压　　　　　　糖尿病 √　　　　　　高脂血症
心脏病　　　　　　卒中（脑梗死、脑出血）　肾脏病
抑郁症　　　　　　癌症
其他：父母和兄弟姐妹没有人患心肌梗死或脑梗死

既往病史

哮喘　　　　　　　　　　高血压 √
心律不齐（房颤）　　　　心脏病
焦虑　　　　　　　　　　失眠（睡眠困难）
慢性阻塞性肺疾病　　　　胃食管反流（反酸）
糖尿病 √　　　　　　　　溃疡（胃/肠）
抑郁症　　　　　　　　　甲状腺疾病
癌症　　　　　　　　　　其他：高脂血症、脑梗死

既往手术史

阑尾切除术
血管成形术（球囊手术）或支架
冠状动脉旁路移植术（搭桥）
髋关节置换术

子宫切除术

膝关节置换术

心脏起搏器和除颤器

生产手术

其他:鼻窦炎手术

过敏史(药物和食物)___无___

不能耐受的情况(包括既往用药的副作用:恶心、便秘、失眠、头晕、胃部不适等)___无___

当前症状描述

如果你正有以下列表中的症状,圈出所有选项,如果没有,选择"无"

体质上的

　体重减轻√　盗汗　体重增加　疲劳　(　)无　其他:_____

五官

　视力问题　重影　青光眼　白内障　(√)无　其他:_____

　听力障碍　耳鸣　耳痛　眩晕　(√)无　其他:_____

　鼻塞　流涕　鼻血　感染　(√)无　其他:_____

　吞咽困难　声音嘶哑　喉咙痛　牙龈出血　(√)无　其他:_____

内分泌

　腺体肿胀　甲状腺问题　糖尿病√　(　)无　其他:_____

呼吸系统

　咳嗽　呼吸急促　咳痰　哮喘　吸烟　(√)无　其他:_____

心血管

　心痛　高血压√　心律失常　心悸　腿部水肿　平躺时呼吸困难　(　)无

　其他:_____

消化系统

　便秘　胃食管反流　胃灼热感　胃肠溃疡　肝炎　恶心/呕吐　(√)无

　其他:_____

泌尿生殖系统

　尿频　尿痛　血尿　尿失禁　(√)无　其他:_____

肌肉骨骼系统

　关节痛　肌无力　腿部无力　肌肉抽筋　(√)无　其他:_____

神经系统

　头痛　偏头痛　癫痫　麻木√　震颤　晕厥　(　)无　其他:_____

血液淋巴系统

　出血　血栓　腺体肿胀　(√)无　其他:_____

免疫系统

　过敏　皮疹　感染　(√)无　其他:_____

心理

　抑郁　哭闹　焦虑　嗜睡　睡眠障碍　(√)无　其他:_____

生活状况与生活习惯

你同谁一起生活：<u>丈夫</u>

是否有工作：是　否√

工作单位：_____

职位：_____

是否吸烟或其他形式的烟草？是　否√

　如果是，一天几包？_____

曾经吸烟吗？是　否√

　如果是，一天几包？_____持续了多久？_____什么时候戒的？_____

是否饮酒？是　否√

　如果是，饮酒的一般量_____/日　周　月

是否有酒精饮料？是　否√

　如果是，一般量_____/日　周　月

　持续了多少年？_____什么时候戒的？_____

每周锻炼几次？<u>几乎不锻炼</u>

免疫接种

最后一次接种疫苗是什么时候？<u>未接种疫苗</u>

流感

百白破

带状疱疹

肺炎球菌

患者关注的医疗问题

1．关于你的药物治疗有什么问题？

<u>近1个月血糖很高，怎么调整？</u>

2．关于你的健康和治疗状况有什么关心的问题？

<u>夜间常被饿醒，偶尔会发生低血糖，怎么办？</u>

3．你希望从我们随访中得到什么？

<u>在生活上应该注意什么？怎么锻炼？</u>

三、患者生活信息采集表

姓名：丛XX		出生日期：1952.10.15
地址：XXXXXX		
城市：北京	省份：北京	邮编：100000
保险：XXXXXX		ID号：XXXXXX
填表日期：2018.8.29		

病史（请列出您目前存在或曾经有过的任何疾病状况）	
高脂血症	高血压

续表

2 型糖尿病	脑梗死

目前治疗药物（包括所有的处方药、非处方药、膳食补充剂及中药）

药物名称 / 规格	服用方法	治疗目的	使用时长
阿托伐他汀钙片 / 20mg	每次 2 片，每日 1 次	高脂血症	2 个月
普罗布考片 /0.125g	每次 1 片，每日 2 次	高脂血症	2 个月
精蛋白生物合成人胰岛素注射液 / 3ml: 300IU	早 28IU，晚 22IU，皮下注射	糖尿病	3 年
二甲双胍片 /500mg	每次 1 片，每日 3 次	糖尿病	3 年
缬沙坦胶囊 /80mg	每次 1 粒，每日 1 次	高血压	11 年
硫酸氢氯吡格雷片 /75mg	每次 1 片，每日 1 次	脑梗死	2 个月
阿司匹林肠溶片 /100mg	每次 1 片，每日 1 次	脑梗死	2 个月
胞磷胆碱钠胶囊 /0.1g	每次 1 粒，每日 3 次	脑梗死	2 个月
丁苯酞软胶囊 /0.1g	每次 1 粒，每日 3 次	脑梗死	2 个月

过敏史　无

药物名称	事件经过

医生信息

医生姓名	科别 / 专业	电话
穆医生	内分泌科医生	XXXXXX

药店名称

常用药店或者医院药房	电话
XXXXXX	XXXXXX
其他药店或者医院药房	电话
XXXXXX	XXXXXX

日期　　2018.8.29

姓名　　丛 XX　　　出生日期　　1952.10.15　　　年龄　　66

患者就诊提醒：请携带下列物品

医保卡

所有处方药及非处方药，包括非常规服用的药物

眼镜（如果需要）

助听器（如果需要）

您是否有视力问题？　　否

您是否有听力问题？　　否

您能自己完成表格填写吗？ 能

您是否需要您的照料人协助完成 MTM 咨询？（如果需要，请在最后一页相应位置签字） 是

您觉得您对我们给予的用药指导（书面或口头）是否可能会理解困难？ 否

您觉得您的健康问题对您的生活质量产生了怎样的影响？夜里偶尔会发作低血糖，感觉太可怕了。

请回答"是"或"否"，并尽量给予说明。

当您症状有所好转，疾病有所控制时，您是否会漏服药物？ 是

您忘记服药的频率是？ 2～3 次 / 周

当您服药期间感觉疾病加重时，您有过减少服药或停止服药吗？ 否

当您旅行或离家时，您有时会忘记携带药物吗？ 否

您有过向他人借药或借给他人药的经历吗？ 否

您上次住院的时间是？ 2018.6.30

（大致的时间、住院原因、住院时长、出院返回地点）因脑梗死之后的康复治疗入康复科住院 1 周，出院后回家休养

请写下您日常就诊的诊所及医生（分类写出心血管医生、急诊医生、骨科医生等）

宣武医院 内分泌科、心血管科、神经内科 无固定医生

营养状况

您现居住地在：□南方 ■北方（以长江分界），■城市 □农村

身高 160cm 体重 55kg 腰围 70cm 骨架：□小 ■中 □大

您认为您的最佳体重应该是？ 55kg （您的最高体重是 60kg ，最低体重是 55kg ）

您 1 年前体重是？ 60kg 过去 1 年的体重变化为 -5kg

您平时不吃正餐的频率是？□3～4 次 / 周 □1 次 / 周 ■极少

您通常的进餐时间是：

早餐 7am ，午餐 12am ，晚餐 6：30pm 加餐 无

1. 您每周吃快餐或加餐的频率是？

□4 次或更多 □1～3 次 ■极少

2. 您每日吃多少蔬菜或水果？

■2 份或更少 □3～4 份 □5 份或更多

3. 您每日摄入多少可乐、果汁、调味茶等含糖饮料（无糖饮料除外）？

□3 份或更多 □1～2 份 ■极少

请写出您昨天进食的所有食物和饮料

6am～6pm 6pm～6am

1 杯豆浆，2 两猪肉茴香包子，蔬菜 250g，鸡肉 2 两，米饭 2 两

1 个 2 两馒头，蔬菜 250g，红烧肉 3 两

对于不应与食物同时服用的药物，您是如何与进食隔开的？ 饭前 1 小时或饭后 1 小时

您是否食用葡萄柚？ 否

请描述您日常的活动

1. 您一般几点起床？ ___6点___

2. 您一般几点睡觉？ ___22点___

3. 您入睡困难吗？ ___否___ 夜间有睡眠不好吗？ __最近偶尔夜里被饿醒，发作低血糖__

4. 您服用安眠药物吗？ ___否___

您以下时间段的主要活动内容是：

    a 上午 ___做简单家务，看电视___

    b 下午 ___午睡2小时，看电视___

    c 晚上 ___看电视___

您有过跌倒吗？ ___否___

您现在仍在开车吗？ ___否___

您在日常活动中和护理上有人照料吗？ ___是___

如果有人照料，请告知，照料人是 ___丈夫___

您愿意与您的照料人讨论您的药物治疗和医疗护理吗？ ___是___

如果您许可由您的照料人协助完成药物治疗评估，请签字 ___丛XX___

照料人的姓名和电话（如果有） ___乐XX（XXXXXX）___

签名 ___丛XX___

第二部分：药师访谈与干预

四、患者用药重整清单及不良反应记录

（一）患者用药重整清单

姓名：丛XX　　出生日期：1952.10.15

包括所记录的所有药物：处方药、非处方药、中药和其他膳食补充剂

请随身携带这个记录，并交给医生、药师和其他医疗服务提供者看

药物		用于治疗什么？	什么时候服用？	开始日期	停止日期	医生	特殊说明
药物名称	剂量						
阿托伐他汀钙片 / 20mg	每次2片，每日1次	高脂血症	睡前	2018.7	至今	XXX	
普罗布考片 / 0.125g	每次1片，每日2次	高脂血症	早、晚餐时	2018.7	至今	XXX	
精蛋白生物合成人胰岛素注射液 / 3ml∶300IU	早28IU，晚22IU，皮下注射	糖尿病	早、晚各1次，皮下注射	2015	至今	穆XX	
二甲双胍片 / 500mg	每次1片，每日3次	糖尿病	三餐时	2015	至今	穆XX	
缬沙坦胶囊 / 80mg	每次1片，每日1次	高血压	早晨	2007	至今	XXX	
硫酸氢氯吡格雷片 /75mg	每次1片，每日1次	脑梗死	早晨	2018.7	至今	XXX	
阿司匹林肠溶片 / 100mg	每次1片，每日1次	脑梗死二级预防	早晨	2018.7	至今	XXX	
胞磷胆碱钠胶囊 / 0.1g	每次1片，每日3次	脑梗死	早、中、晚各1次	2018.7	至今	XXX	
丁苯酞软胶囊 / 0.1g	每次1片，每日3次	脑梗死	三餐前	2018.7	至今	XXX	

个人用药记录仅用于收集一般信息，不可作为专业医疗咨询或治疗的依据。任何情况下，患者（或其他使用者）不可以依靠此表或其中的信息作为服药的依据。

由此带来的风险由患者自负。个人用药记录表有助于患者和其他医疗人员的交流，但不能代替专业医疗咨询或治疗。

此表格可以根据患者情况做适当调整。

（二）患者既往用药不良反应记录

姓名：丛XX　　出生日期：1952.10.15　　电话：XXXXXX

请随身带着您这份记录，并交给医生、药师或其他医务人员看

紧急联系信息

姓名：王XX

关系：母子

电话：XXXXXX

续表

初级保健医师

姓名：穆医生

电话：010-XXXXXX

药房/药师

姓名：唐药师

电话：010-XXXXXX

过敏

我对什么过敏？（药物、食物和其他）	过敏或反应时的表现
无	无

药物导致的其他问题

导致问题的药物名称	药物导致的问题有哪些
无	无

当医生给你开了一种新的药物，请询问医生或药师如下问题：

我正在服用的是什么？

它是用来治疗什么的？

何时服用？

有副作用吗？

有什么特殊注意事项吗？

漏服会发生什么？

备注：

患者签名：丛XX	医务人员签名：XXX	上次更新的日期	XXXXXX
		上次医务人员评价的日期：XXXXXX	

五、实验室及影像学检查结果

姓名：丛XX　　　　出生日期：1952.10.15　　　　ID号：XXXXXX

性别：男　女√　　　填表日期：2018.8.29

化验检查结果

日期	检查项目	检查结果	高/低/正常	日期	检查项目	检查结果	高/低/正常
8.21	尿蛋白	±	高	8.21	尿酮体	—	正常
8.21	尿糖	++++	高	8.21	尿白细胞	106.6/μl	高
8.21	尿细菌	349.9/μl	高	8.22	空腹血糖	8.62mmol/L	高
8.22	甘油三酯	1.32mmol/L	正常	8.22	总胆固醇	2.03mmol/L	低
8.22	高密度脂蛋白	0.77mmol/L	低	8.22	低密度脂蛋白	0.85mmol/L	低
8.22	GPT	20IU/L	正常	8.22	GOT	16IU/L	正常
8.22	BUN	5.91mmol/L	正常	8.22	Scr	37μmol/L	正常
8.22	糖化血红蛋白	10.9%	高	8.22	血白细胞	7.07×10^9/L	正常
8.22	中性粒细胞	3.69×10^9/L	正常	8.22	中性粒细胞百分比	52.2%	正常

六、药物治疗相关问题（MRP）和权重排序

药师姓名：唐静　　建档日期：2018.8.29

患者信息：姓名　丛XX　　性别　□男　■女　　出生日期　1952.10.15

序号	疾病/医疗问题	药物	MRP类别（见编写说明附表）							实际/潜在MRP	权重（高/中/低）	MRP详细描述
			适应证		有效性		安全性		依从性			
			1.不必要的药物治疗	2.需要增加额外的治疗方案	3.无效的药物治疗	4.药物剂量过低	5.药物不良事件	6.药物剂量过高	7.用药依从性问题			
1	糖尿病	精蛋白生物合成人胰岛素注射液（预混30R）						6.1剂量过高		实际	高	夜间常被饿醒，偶尔会发生低血糖
2	糖尿病	精蛋白生物合成人胰岛素注射液（预混30R）				4.1药物剂量过低，难以获得预期的治疗效果				实际	高	近1个月三餐后血糖波动在15～25mmol/L。本次检查空腹血糖为8.62mmol/L，HbA1c为10.9%
3	脑梗死	胞磷胆碱钠胶囊、丁苯酞软胶囊	1.1无适应证用药							实际	中	该患者目前已过梗死急性期
4	糖尿病	不良生活方式		2.1因身体状况需要增加额外的治疗方案						实际	中	近1个月三餐后血糖波动在15～25mmol/L。本次检查空腹血糖为8.62mmol/L，HbA1c为10.9%。平时缺乏运动，饮食上摄入碳水化合物、肉类较多，蔬菜较少
5	高血压	缬沙坦胶囊							7.3患者忘记服药	潜在	低	患者目前血压水平达标，但每周均忘服降压药2~3次
6	免疫接种	不良生活方式		2.1因身体状况需要增加额外的治疗方案						实际	低	患者为老年女性，有高血压、高血脂，2型糖尿病，脑梗死病史。从未接种过流感疫苗

随访计划：根据以上发现的6个药物治疗相关问题的权重排序，计划随访1次。

七、患者健康管理行动方案

患者姓名	丛XX
医生（电话）	穆XX（XXXXXX）
药房／药师（电话）	XX医院西药房／唐静药师（XXXXXX）
制订日期	2018.8.29

为了帮助您获得最佳药物治疗效果，现将重要的执行计划列为下表；

该列表可以帮助您和您的药师或医生管理您服用的药物，您可以在每一项旁边的空格中记录您的完成情况。

序号	计划步骤→我需要做什么……	记录：我做了什么？什么时候做的？……
1	每周至少3天血糖监测，每天3～4次血糖监测，3～5天后到内分泌科，调整降血糖药物	
2	到神经内科就诊，与神经内科医生讨论是否需要调整脑梗死的治疗药物	
3	到内分泌科就诊，咨询糖尿病相关管理项目，并参加糖尿病管理项目	
4	规律服用缬沙坦胶囊，每天早晨服用1片（80mg），可设定手机闹铃、跟家人交流，请家人帮忙提醒或将药物放在"提醒药盒"中；并定期监测血压；同时监测规律服药后的血压变化情况，如出现低血压等，请及时就诊	

下次与药师预约时间：XXXXXX

八、药师与医生沟通表

表-1

医生： 穆XX	日期： 2018.8.29
传真： XXXXXX	电话： XXXXXX

患者姓名： 丛XX	身份证号： XXXXXX
出生日期： 1952.10.15	ID编号： XXXXXX

药师建议

穆医生：您好！

药师最近对上面提到的患者进行了用药审核，我们发现了一些关于药物治疗方面的相关问题，并给予您的建议如下，敬请考虑。

药物治疗问题：

1. 患者近1个月餐后血糖波动在15～25mmol/L。8月22日检查空腹血糖为8.62mmol/L，HbA1c为10.9%。目前应用精蛋白生物合成人胰岛素注射液（预混30R）（以下简称30R）早28IU、晚22IU，患者血糖控制不佳。

2. 患者夜间常被饿醒，偶尔会发生低血糖。

药师推荐：

将30R更换成精蛋白生物合成人胰岛素注射液（预混50R）（以下简称50R），早28IU、晚22IU。50R中的速效胰岛素比30R增多，有利于控制患者的餐食血糖；50R中的速中胰岛素比30R减少，有利于减少患者夜间低血糖的症状。

医生给药师的反馈

☐ 建议被接受＿＿＿＿＿＿＿＿＿＿＿＿＿＿＿＿＿＿＿＿
☐ 部分接受,修改＿＿＿＿＿＿＿＿＿＿＿＿＿＿＿
☐ 拒绝,请说明＿＿＿＿＿＿＿＿＿＿＿＿＿＿＿
☐ 其他＿＿＿＿＿＿＿＿＿＿＿＿＿＿＿＿＿＿＿

医生签名＿＿＿＿＿＿＿＿＿＿＿＿＿＿＿＿＿＿＿＿＿＿＿＿＿＿

药房或医疗机构名称：＿XXXXXX＿
药师：＿唐静药师＿
传真：＿XXXXXX＿　　电话：＿XXXXXX＿　　邮箱：＿XXXXXX＿
地址：＿XXXXXX＿
感谢您对此事的重视!

表 -2

医生：＿XXX＿	日期：＿2018.8.29＿
传真：＿XXXXXX＿	电话：＿XXXXXX＿
患者姓名：＿丛XX＿	身份证号：＿XXXXXX＿
出生日期：＿1952.10.15＿	ID 编号：＿XXXXXX＿

药师建议

XXX 医生：您好!

药师最近对上面提到的患者进行了用药审核,我们发现了一些关于药物治疗方面的相关问题,并给予您的建议如下,敬请考虑。

药物治疗问题：

丁苯酞软胶囊和胞磷胆碱钠胶囊用于脑梗死急性发作期,指南不推荐用于脑梗死二级预防,该患者已经过了脑梗死急性发作期,属于恢复期,故属于无适应证用药。

药师推荐：

患者脑梗死(慢性期),2014 年《美国脑卒中和短暂性脑缺血发作二级预防指南》未推荐使用丁苯酞和胞磷胆碱胶囊二级预防,建议停用丁苯酞和胞磷胆碱胶囊。

医生给药师的反馈

☐ 建议被接受＿＿＿＿＿＿＿＿＿＿＿＿＿＿＿＿＿＿＿＿
☐ 部分接受,修改＿＿＿＿＿＿＿＿＿＿＿＿＿＿＿
☐ 拒绝,请说明＿＿＿＿＿＿＿＿＿＿＿＿＿＿＿
☐ 其他＿＿＿＿＿＿＿＿＿＿＿＿＿＿＿＿＿＿＿

医生签名＿＿＿＿＿＿＿＿＿＿＿＿＿＿＿＿＿＿＿＿＿＿＿

药房或医疗机构名称：＿XXXXXX＿
药师：＿唐静药师＿
传真：＿XXXXXX＿　　电话：＿XXXXXX＿　　邮箱：＿XXXXXX＿
地址：＿XXXXXX＿
感谢您对此事的重视!

九、患者健康管理药历（SOAP）

患者姓名：丛XX	
患者编号：XXXXXX	保险公司：XXXXXX
出生日期：1952.10.15	年龄：66
性别：女	评估日期：2018.8.29

S（主观资料：患者自诉）

患者女性，66岁，5年前诊断为糖尿病，近1个月血糖控制不佳，餐后血糖波动在15～25mmol/L，餐前血糖未测。夜间常被饿醒，偶尔会发生低血糖。既往有高血压、高血脂、2型糖尿病、脑梗死病史，无吸烟、饮酒史。

O（客观资料：查体或实验室检查资料）

查体：T 36.3℃，P 82次/min，R 20次/min，BP 135/80mmHg。身高160cm，体重55kg，BMI=21.5kg/m²，理想体重52.4kg。

实验室检查（2018.8.21～2018.8.22）：

空腹血糖8.62mmol/L，HbA1c 10.9%。

GPT 20IU/L，GOT 16IU/L。Scr 37μmol/L，BUN 5.91mmol/L，计算肌酐清除率=117.97ml/min。

TC 2.03mmol/L，TG 1.32mmol/L，LDL-C 0.85mmol/L，HDL-C 0.77mmol/L。

血常规：WBC 7.07×10⁹/L，NEUT 3.69×10⁹/L，NEUT% 52.2%。

尿常规：蛋白（±），酮体（－），葡萄糖（4+），白细胞106.6/μl，细菌349.9/μl。

患者否认药物、食物过敏史。

A（评估：药师发现的问题，从最重要到最不重要进行排序）

1. 药物剂量过低，难以获得预期的治疗效果——血糖控制不佳　患者近1个月餐后血糖波动在15～25mmol/L。8月22日检查空腹血糖为8.62mmol/L，HbA1c为10.9%。目前应用精蛋白生物合成人胰岛素注射液（预混30R）（以下简称30R）早28IU、晚22IU，患者血糖控制不佳。患者夜间常被饿醒，偶尔会发生低血糖。

2. 无适应证用药　丁苯酞软胶囊和胞磷胆碱钠胶囊用于脑梗死急性发作期，指南不推荐用于脑梗死二级预防，该患者已经过了脑梗死急性发作期，故属于无适应证用药。

3. 因身体或疾病状况需要增加额外的治疗方案——不良的生活方式导致血糖控制不佳　患者平时缺乏运动，饮食上摄入碳水化合物、肉类较多，蔬菜较少。

4. 患者忘记服药　每周忘服降压药2～3次。

5. 因身体或疾病状况需要增加额外的治疗方案——未接种疫苗　患者为老年男性，合并多种慢性病，未进行免疫接种。

P（计划：针对每个问题提出干预计划）

1. 糖尿病血糖和HbA1c管理不达标　患者近1个月餐后血糖波动在15～25mmol/L。8月22日检查空腹血糖为8.62mmol/L，HbA1c为10.9%。目前应用精蛋白生物合成人胰岛素注射液（预混30R）（以下简称30R）早28IU、晚22IU，患者血糖控制不佳。患者夜间常被饿醒，偶尔会发生低血糖。

药师建议：将30R更换成精蛋白生物合成人胰岛素注射液（预混50R）（以下简称50R），早28IU、晚22IU。50R中的速效胰岛素比30R增多，有利于控制患者的餐食血糖；50R中的速中胰岛素比30R减少，有利于减少患者夜间低血糖的症状。是□否□

2. 无适用证用药　根据2014年中国和美国的缺血性脑卒中相关的二级预防指南中，未推荐脑梗死二级预防使用丁苯酞软胶囊和胞磷胆碱钠胶囊。建议停用丁苯酞软胶囊和胞磷胆碱钠胶囊。是□否□

3. 运动和饮食管理　建议患者到内分泌科接受糖尿病的教育，并参与糖尿病的医学营养治疗和运动治疗等。是□否□

4. 依从性问题——患者忘记服药　推荐患者规律服用缬沙坦胶囊，每天早晨服用1片（80mg），叫设定手机闹铃，并定期监测血压。是□否□

5. 疫苗接种　建议每年进行流感疫苗、肺炎链球菌疫苗接种。是□否□

服务时长：30分钟	下次随访时间：2018.9.28

参考文献:

[1] 中华医学会神经病学分会,中华医学会神经病学分会脑血管病学组.中国缺血性脑卒中和短暂性脑缺血发作二级预防指南2014[J].中华神经科杂志,2015,48(04):258-273.

[2] 韩芳,李双,曹克刚.关于2014年美国脑卒中和短暂性脑缺血发作二级预防指南更新的解读与思考[J].中西医结合心脑血管病杂志,2015,13(1):28-32.

[3] 中华医学会糖尿病学分会.中国2型糖尿病防治指南(2017年版)[J].中华糖尿病杂志,2018,10(1):4-6.

案例提供者:唐静　首都医科大学宣武医院

案例编审者:马丽萍　北京大学首钢医院

案例 2：高血压＋高脂血症＋睡眠障碍

案 例 简 介

张 XX，男，62 岁。近期经常头痛、头晕，血压、血脂控制不佳，同时出现睡眠障碍。既往有高血压、高脂血症、睡眠障碍，目前应用药物治疗，患者自诉经常忘记服药。患者希望通过 MTM 服务帮助改善睡眠，同时减少服药量，将血压水平控制达标。

重点关注的药物治疗相关问题

1. 该患者血压、血脂不达标的原因可能有哪些？
2. 血压、血脂不达标就需要加用或者换用药物吗？
3. 该患者睡眠障碍的可能原因是什么？

第一部分：要求患者提供的信息

一、授权许可文件

1. 治疗药物方案审查许可书

我特此许可 __XXX 药师__ 审核我的药物治疗方案。我知晓在未获得医生许可前，我的药物治疗方案不会被更改。

针对在药师审核过程中发现的药物治疗问题，我签字同意 __XXX 药师__ 就药物治疗相关问题与我的医生联系。

我许可 __XXX 药师__ 留存我的健康信息资料和药物治疗建议的副本，以便日后的随访和药学监护使用。

我知晓我的个人健康档案会被妥善保密。在未获得我书面许可前，此次档案查阅内容将不会被泄露给法定代理人以外的第三者。

患者或法定代理人签字：__张 XX__　　日期：__2018.7.25__

患者姓名（正楷）：__张 XX__

2. 医疗档案获取同意书

医院名称：__XXXXXX__

医院地址：__XXXXXX__

我了解药师可能需要与我的医生或其他医护人员讨论我的治疗问题，为了医疗费用报销，有时还可能包括保险公司。我特此许可以上医院药师获取我的医疗健康档案。该档案将会以保密方式提供给我的药师并专门用于我的治疗。

我签名确认已获得此文件的副本，并同意将我的健康档案给药师和其他医护人员共享。我知晓我可以随时通过书面通知形式，联系以上医院药师撤回此授权书。我同样了解在我撤销授权书之前医院药师获得的医疗档案不侵犯我的隐私权。

患者或法定代理人签字：__张 XX__

日期：__2018.7.25__

联系电话：__XXXXXX__

药师：__XXX 药师__

日期：__2018.7.25__

联系电话：__XXXXXX__

3. 获取用药记录申请

尊敬的药师：

此申请表用于许可获得贵药房过去 6 个月内给以下客户发放药物的打印版清单。药物治疗管理服务的目的是优化患者药学服务质量以及减少不良事件风险。所申请的记录将会

被严格保密,并用于患者的用药教育及依从性监测。

患者姓名 张XX	出生日期 1956.1.22
地址 XXXXXX	社会保险号XXXXXX

我,张XX,许可将以上所申请的记录给予 __XXX 药师__ 用于以上所述的目的。

患者或法定代理人签字 __张XX__ 日期 __2018.7.25__ 联系电话 __XXXXXX__
药师 __XXX 药师__ 日期 __2018.7.25__ 联系电话 __XXXXXX__

二、患者健康管理信息表

姓名:张XX 日期:2018.7.25 出生日期:1956.1.22
性别(勾选一个):男 √ 女 婚姻状况:已婚
家庭住址:北京市顺义区 邮政编码:XXXXXX

你的主诊医生是谁? 孙医生
上一次全面体检是什么时候? 2016.5

家族史(包括母亲、父亲、兄弟、姐妹、祖父母)

高血压√ 糖尿病 高脂血症
心脏病√ 卒中(脑梗死、脑出血) 肾脏病
抑郁症 癌症 其他

既往病史

哮喘 高血压√
心律不齐(房颤) 心脏病
焦虑 失眠(睡眠困难)√
慢性阻塞性肺疾病 胃食管反流(反酸)
糖尿病 溃疡(胃/肠)
抑郁症 甲状腺疾病
癌症 其他:高血脂

既往手术史

阑尾切除术
血管成形术(球囊手术)或支架
冠状动脉旁路移植术(搭桥)
髋关节置换术
子宫切除术
膝关节置换术
心脏起搏器和除颤器

生产手术

其他：

过敏史（药物和食物）___无___

不能耐受的情况（包括既往用药的副作用：恶心、便秘、失眠、头晕、胃部不适等）___无___

当前症状描述

如果你正有以下列表中的症状，圈出所有选项，如果没有，选择"无"

体质上的

    体重减轻　盗汗　体重增加√　疲劳　（　）无　其他：_____

五官

    视力问题　重影　青光眼　白内障　（√）无　其他：_____

    听力障碍　耳鸣　耳痛　眩晕√　（　）无　其他：_____

    鼻塞　流涕　鼻血　感染　（√）无　其他：_____

    吞咽困难　声音嘶哑　喉咙痛　牙龈出血　（√）无　其他：_____

内分泌

    腺体肿胀　甲状腺问题　糖尿病　（√）无　其他：_____

呼吸系统

    咳嗽　呼吸急促　咳痰　哮喘　吸烟　（√）无　其他：_____

心血管

    心痛　高血压√　心律失常　心悸　腿部水肿　平躺时呼吸困难　（　）无

    其他：_____

消化系统

    便秘　胃食管反流　胃灼热感　胃肠溃疡　肝炎　恶心/呕吐　（√）无

    其他：_____

泌尿生殖系统

    尿频　尿痛　血尿　尿失禁　（√）无　其他：_____

肌肉骨骼系统

    关节痛　肌无力　腿部无力　肌肉抽筋　（√）无　其他_____

神经系统

    头痛√　偏头痛　癫痫　麻木　震颤　晕厥　（　）无　其他：_____

血液淋巴系统

    出血　血栓　腺体肿胀　（√）无　其他：_____

免疫系统

    过敏　皮疹　感染　（√）无　其他：_____

心理

    抑郁　哭闹　焦虑　嗜睡　睡眠障碍√　（　）无　其他：_____

生活状况与生活习惯

你同谁一起生活：_爱人_

是否有工作：是　否√

工作单位：_____

职位：_____

是否吸烟或其他形式的烟草？是　否√

　　如果是，一天几包？_____

曾经吸烟吗？是　否√

　　如果是，一天几包？_____持续了多久？_____什么时候戒的？_____

是否饮酒？是　否√

　　如果是，饮酒的一般量_____/日　周　月

是否有酒精饮料？是　否√

　　如果是，一般量_____/日　周　月

　　持续了多少年？_____什么时候戒的？_____

每周锻炼几次？2～3 次，主要活动　散步

免疫接种

最后一次接种疫苗是什么时候？2017 年

流感√

百白破

肺炎球菌

患者关注的医疗问题

1. 关于你的药物治疗有什么问题？

为什么经常头痛头晕，吃了许多药，血压仍控制不好？

2. 关于你的健康和治疗状况有什么关心的问题？

睡眠怎么能好些？

3. 你希望从我们随访中得到什么？

高血压治疗过程中能够少吃几种药吗？

三、患者生活信息采集表

姓名：张XX		出生日期：1956.1.22	
地址：北京市顺义区			
城市：北京	省份：北京	邮编：101300	
保险：XXXXXX		ID 号：XXXXXX	
填表日期：2018.7.25			

病史（请列出您目前存在或曾经有过的任何疾病状况）	
高血压	高血脂
睡眠障碍	

目前治疗药物（包括所有的处方药、非处方药、膳食补充剂及中药）

药物名称 / 规格	服用方法	治疗目的	使用时长
苯磺酸氨氯地平 /5mg	每次 1 片，每日 1 次	高血压	11 年
酒石酸美托洛尔片 /25mg	每次 1 片，每日 2 次	高血压	1 年
福辛普利钠 /10mg	每早 1 片	高血压	11 年
辛伐他汀片 /20mg	每晚 1 片	高血脂	7 年
艾司唑仑片 / 1mg	睡前 1 片	睡眠障碍	去年，偶尔

过敏史　无

药物名称	事件经过

医生信息

医生姓名	科别 / 专业	电话	
张医生	心血管医生	XXXXXX	

药店名称			
常用药店或者医院药房		电话	
XXXXXX		XXXXXX	
其他药店或者医院药房		电话	
XXXXXX		XXXXXX	

日期　　2018.7.25

姓名　　张XX　　　出生日期　　1956.1.22　　　年龄　　62

患者就诊提醒：请携带下列物品

医保卡

所有处方药及非处方药，包括非常规服用的药物

眼镜（如果需要）

助听器（如果需要）

您是否有视力问题？　　否

您是否有听力问题？　　无

您能自己完成表格填写吗？　　能

您是否需要您的照料人协助完成 MTM 咨询？（如果需要，请在最后一页相应位置签字）　　是

您觉得您对我们给予的用药指导（书面或口头）是否可能会理解困难？　　否

您觉得您的健康问题对您的生活质量产生了怎样的影响？经常头痛头晕，影响生活

请回答"是"或"否",并尽量给予说明。

当您症状有所好转,疾病有所控制时,您是否会漏服药物? ___是___

您忘记服药的频率是? ___3～4次每周___

当您服药期间感觉疾病加重时,您有过减少服药或停止服药吗? ___是___

当您旅行或离家时,您有时会忘记携带药物吗? ___是___

您有过向他人借药或借给他人药的经历吗? ___否___

您上次住院的时间是? ___2018.5.27___

(大致的时间、住院原因、住院时长、出院返回地点)血压升高住院7天

请写下您日常就诊的诊所及医生(分类写出心血管医生、急诊医生、骨科医生等)

_____

营养状况

您现居住地在:□南方 ■北方(以长江分界),■城市 □农村

身高 ___172cm___ 体重 ___86kg___ 腰围 ___97cm___ 骨架:□小 □中 ■大

您认为您的最佳体重应该是? ___70kg___ (您的最高体重是 ___86kg___ ,最低体重是 ___80kg___)

您1年前体重是? ___80kg___ 过去1年的体重变化为 ___+6kg___

您平时不吃正餐的频率是?□3～4次/周 □1次/周 ■极少

您通常的进餐时间是:

早餐 ___6am___ ,午餐 ___12pm___ ,晚餐 ___6pm___ 加餐 ___极少___

1. 您每周吃快餐或加餐的频率是?

□4次或更多 □1～3次 ■极少

2. 您每日吃多少蔬菜或水果?

■2份或更少 □3～4份 □5份或更多

3. 您每日摄入多少可乐、果汁、调味茶等含糖饮料(无糖饮料除外)?

□3份或更多 □1～2份 ■极少

请写出您昨天进食的所有食物和饮料

6am～6pm　6pm～6am

早餐:油条、豆腐脑、咸菜

午餐:水饺、黄瓜、熟食

晚餐:米饭、土豆、排骨、鱼

下午:无

对于不应与食物同时服用的药物,您是如何与进食隔开的? 隔开15～30分钟

您是否食用葡萄柚? ___否___

请描述您日常的活动

1. 您一般几点起床? ___5点___

2. 您一般几点睡觉? ___21点___

3. 您入睡困难吗? ___是___ 夜间有睡眠不好吗? ___是___

4. 您服用安眠药物吗? ___偶尔___

您以下时间段的主要活动内容是:

    a 上午   读书看报

    b 下午   看电视

    c 晚上   散步

您有过跌倒吗?   否

您现在仍在开车吗?   是

您在日常活动中和护理上有人照料吗?   有

如果有人照料,请告知,照料人是   妻子

您愿意与您的照料人讨论您的药物治疗和医疗护理吗?   是

如果您许可由您的照料人协助完成药物治疗评估,请签字   张XX

照料人的姓名和电话(如果有)   王XX(XXXXXX)

签名   张XX

第二部分：药师访谈与干预

四、患者用药重整清单及不良反应记录

（一）患者用药重整清单

姓名：张XX　　出生日期：1956.1.22

记录所有药物：包括处方药、非处方药、中药和其他膳食补充剂

请随身携带这个记录，并交给医生、药师和其他医疗服务提供者看

药物		用于治疗什么？	什么时候服用？	开始日期	停止日期	医生	特殊说明
药物名称	剂量						
苯磺酸氨氯地平 /5mg	每次 1 片，每日 1 次	高血压	早饭后	2007.5	至今	孙医生	
酒石酸美托洛尔片 /25mg	每次 1 片，每日 2 次	高血压	早、晚饭后	2017.5	至今	孙医生	
福辛普利钠 /10mg	每早 1 片	高血压	早饭后	2007.5	至今	孙医生	
辛伐他汀片 /20mg	每晚 1 片	高脂血症	晚饭后	2011.8	至今	孙医生	
艾司唑仑片 / 1mg	睡前 1 片	失眠	睡前	2017，必要时	至今	孙医生	

（二）患者既往用药不良反应记录

姓名：张XX　　出生日期：1956.1.22　　电话：XXXXXX

请随身带着您这份记录，并交给医生、药师或其他医务人员看

紧急联系信息

姓名：王XX

关系：配偶

电话：XXXXXX

初级保健医师

姓名：

电话：XXXXXX

药房 / 药师

姓名：

电话：XXXXXX

过敏

续表

我对什么过敏？（药物、食物和其他）	过敏或反应时的表现
无	

药物导致的其他问题

导致问题的药物名称	药物导致的问题有哪些
无	无

当医生给你开了一种新的药物，请询问医生或药师如下问题：

我正在服用的是什么？
它是用来治疗什么的？
何时服用？
有副作用吗？
有什么特殊注意事项吗？
漏服会发生什么？
备注：

患者签名： 张XX	医务人员签名： XXX	上次更新的日期	2018.7.25
		上次医务人员评价的日期：2018.7.25	

五、实验室及影像学检查结果

姓名：<u>张XX</u>　　　　　　出生日期：<u>1956.1.22</u>　　　　ID 号：<u>XXXXXX</u>

性别：男 √　女　　　　填表日期：<u>2018.7.25</u>

化验检查结果

日期	检查项目	检查结果	高/低/正常	日期	检查项目	检查结果	高/低/正常
2018.7.29	BP	177/86mmHg	高	2018.7.20	TC	6.79mmol/L	高
2018.7.20	GLU	5.83mmol/L	正常	2018.7.20	TG	3.91mmol/L	高
2018.7.20	Scr	74μmol/L	正常	2018.7.20	LDL	4.02mmol/L	高
2018.7.20	GOT	15U/L	正常	2018.7.20	HDL	0.81mmol/L	低
2018.7.20	GPT	18U/L	正常				
2018.7.20	T-BIL	6.84μmol/L	正常				

六、药物治疗相关问题（MRP）和权重排序

药师姓名：刘亚妹　　建档日期：2018.7.29

姓名　张XX　　性别　■男　□女　　出生日期　1956.1.22

序号	患者信息 疾病/医疗问题	药物	适应证 1.不必要的药物治疗	适应证 2.需要额外的治疗方案	有效性 3.无效的药物治疗	有效性 4.药物剂量过低	安全性 5.药物不良事件	安全性 6.药物剂量过高	依从性 7.用药依从性问题	实际/潜在MRP	权重（高/中/低）	MRP详细描述
1	血压控制不佳	苯磺酸氨氯地平、福辛普利、酒石酸美托洛尔							7.3 患者忘记服药	实际	高	患者高血压病史11年，目前联合使用苯磺酸氨氯地平、福辛普利、酒石酸美托洛尔治疗，每周患者忘记服药3~4次，目前患者的血压为177/86mmHg
2	血脂控制不佳	辛伐他汀							7.3 患者忘记服药	实际	高	患者高脂血症7年，目前使用辛伐他汀治疗，但是每周忘记服药3~4次，现LDL为4.02mmol/L
3	睡眠障碍	艾司唑仑		2.1 因身体或疾病状况需要额外的治疗方案						实际	高	患者目前应用艾司唑仑效果不佳，入睡困难，且易醒，醒后不易入睡，患者去年退休，不能适应退休生活，精神状态不好，存在潜在的抑郁或焦虑
4	心脑血管一级疾病预防	阿司匹林		2.1 因身体或疾病状况需要额外的治疗方案						实际	高	该患者的10年心血管风险为29.8%（高危）。目前没有应用阿司匹林进行一级预防
5	肥胖			2.1 因身体或疾病状况需要额外的治疗方案						实际	中	近期体重增加6kg，BMI=29.07kg/m²（BMI=29.07kg/m²为肥胖患者）
6	生活方式改善			2.1 因身体或疾病状况需要额外的治疗方案						实际	中	患者饮食中有含钠盐量较高的加工食品，如咸菜和熟食

随访计划：根据以上发现的6个药物治疗相关问题的权重排序，计划随访2~3次。

七、患者健康管理执行方案

患者姓名	张XX
医生（电话）	XXX（XXXXXX）
药房/药师（电话）	XXX（XXXXXX）
制订日期	2018.7.29

为了帮助您获得最佳药物治疗效果，现将重要的执行计划列为下表；

该列表可以帮助您和您的药师或医生管理您服用的药物，您可以在每一项旁边的空格中记录您的完成情况。

序号	计划步骤→我需要做什么……	记录：我做了什么？什么时候做的？……
1	设置闹铃提醒服药时间	
2	到心内科就诊，评估是否需要调整心血管疾病一级预防药物	
3		
4		

药师与患者预约下次随访时间：2018.8.29

八、药师与医生沟通表

表 -1

医生：	心内科刘医生	日期：	2018.7.29
传真：	XXXXXX	电话：	XXXXXX
患者姓名：	张XX	身份证号：	XXXXXX
出生日期：	1956.1.22	ID编号：	XXXXXX

药师建议

刘医生：您好！

药师最近对上面提到的患者进行了用药审核，我们发现了一些关于药物治疗方面的相关问题，并给予您的建议如下，敬请考虑。

药物治疗问题：

1. 患者高血压病史 11 年，目前联合使用苯磺酸氨氯地平、福辛普利、酒石酸美托洛尔治疗，每周漏服药物 3～4 次，目前患者的血压为 177/86mmHg。依据《中国高血压防治指南（2018 年修订版）》，该患者的血压控制目标为 140/90mmHg，血压不达标。

2. 患者高脂血症 7 年，目前使用辛伐他汀进行治疗，因为患者的依从性差，每周漏服 3～4 次药物，目前 LDL 为 4.02mmol/L。依据《中国成人血脂异常防治指南（2016 年修订版）》，该患者的血脂控制目标为 <2.6mmol/L，LDL 不达标。

3. 该患者的 10 年心血管风险为 29.8%，高危。依据《中国脑血管病一级预防指南（2015）》，对于 10 年心脑血管事件 >10% 的患者，使用阿司匹林预防脑血管病史是合理的，其获益远超风险，需要额外增加药物治疗。

药师推荐：

暂不加用其他降压或调脂药物，提高患者的服用依从性后，再对降压调脂治疗方案进行评估。加用阿司匹林肠溶片 100mg qd。

续表

医生给药师的反馈

□建议被接受＿＿＿＿＿＿＿＿＿＿＿＿＿＿＿
□部分接受,修改＿＿＿＿＿＿＿＿＿＿＿＿＿
□拒绝,请说明＿＿＿＿＿＿＿＿＿＿＿＿＿＿
□其他＿＿＿＿＿＿＿＿＿＿＿＿＿＿＿＿＿＿

医生签名＿＿＿＿＿＿＿＿＿＿＿＿＿＿＿＿＿

药房或医疗机构名称:＿XXXXXX＿
药师:＿XXX 药师＿
传真:＿XXXXXX＿　电话:＿XXXXXX＿　邮箱:＿XXXXXX＿
地址:＿XXXXXX＿
感谢您对此事的重视!

表-2

医生:＿医生＿	日期:＿2018.7.29＿
传真:＿XXXXXX＿	电话:＿XXXXXX＿
患者姓名:＿张XX＿	身份证号:＿XXXXXX＿
出生日期:＿1956.1.22＿	ID 编号:＿XXXXX＿

药师建议

XXX 医生:您好!

药师最近对上面提到的患者进行了用药审核,我们发现了一些关于药物治疗方面的相关问题,并给予您的建议如下,敬请考虑。

药物治疗问题:

患者目前应用艾司唑仑效果不佳,入睡困难,且易醒,醒后不易入睡。患者去年退休,不能适应退休生活,精神状态不好,可能存在潜在的抑郁或焦虑。依据《中国成人失眠诊断与治疗指南(2018 版)》,抑郁状态常和失眠共病,此时不能仅治疗失眠症状,应同时使用抗抑郁剂和催眠药物,可以同时改善抑郁和失眠症状。

药师推荐:

评估患者是否处于抑郁状态,应用唑吡坦 10mg qd 治疗。

医生给药师的反馈

□建议被接受＿＿＿＿＿＿＿＿＿＿＿＿＿＿＿
□部分接受,修改＿＿＿＿＿＿＿＿＿＿＿＿＿
□拒绝,请说明＿＿＿＿＿＿＿＿＿＿＿＿＿＿
□其他＿＿＿＿＿＿＿＿＿＿＿＿＿＿＿＿＿＿

医生签名＿＿＿＿＿＿＿＿＿＿＿＿＿＿＿＿＿

药房或医疗机构名称:＿XXXXXX＿
药师:＿XXX 药师＿
传真:＿XXXXXX＿　电话:＿XXXXXX＿　邮箱:＿XXXXXX＿
地址:＿XXXXXX＿
感谢您对此事的重视!

九、患者健康管理药历(SOAP)

患者姓名: 张XX	
患者编号: XXXXXX	保险公司: XXXXXX
出生日期: 1956.1.22	年龄: 62
性别: 男	评估日期: 2018.7.25

S(主观资料: 患者自诉)

62 岁,男性,近期经常头痛、头晕,血压、血脂控制不佳,同时出现睡眠障碍。既往高血压 11 年、高脂血症 7 年、睡眠障碍 2 年。目前应用苯磺酸氨氯地平、酒石酸美托洛尔片、福辛普利钠片、辛伐他汀片和艾司唑仑片,患者自诉经常忘记服药。患者无法适应退休生活,精神状态不佳,希望通过 MTM 服务帮助改善睡眠,同时减少服药量,将血压水平控制达标。

O(客观资料: 查体或实验室检查资料)

血压 177/86mmHg,体重 86kg,身高 172cm,腰围 97cm,BMI 29.07kg/m^2(≥28kg/m^2 为肥胖患者)。

TC 6.79mmol/L ↑,TG 3.91mmol/L ↑,HDL 0.81mmol/L ↓,LDL 4.02mmol/L ↑。

GLU 5.83mmol/L,Scr 74μmol/L。

心脑血管病 10 年发病风险为 29.8%。

A(评估: 阐述药师发现的 MRP 问题,写明问题分类,并详细描述。同时评估分析 MRP 产生的原因,并按照关注程度进行排序)

1. 用药依从性问题——患者经常忘记服降压药导致血压控制不佳 患者高血压病史 11 年,目前联合使用苯磺酸氨氯地平、福辛普利、酒石酸美托洛尔治疗,但是每周漏服 3~4 次,目前患者的血压为 177/86mmHg。依据《中国高血压防治指南(2018 年修订版)》,该患者的血压控制目标为 140/90mmHg,患者因为依从性差,经常忘记服药,血压不达标。

2. 用药依从性问题——患者忘记服药导致血脂控制不佳 患者高脂血症 7 年,目前使用辛伐他汀进行治疗,每周漏服 3~4 次,目前 LDL 为 4.02mmol/L。依据《中国成人血脂异常防治指南(2016 年修订版)》,该患者的血脂控制目标为<2.6mmol/L,因为患者的依从性差,LDL 不达标。

3. 需要额外增加的治疗方案——因睡眠障碍需要额外的药物治疗 患者目前应用艾司唑仑效果不佳,入睡困难,且易醒,醒后不易入睡。患者去年退休,不能适应退休生活,精神状态不好,可能存在潜在的抑郁或焦虑。

4. 需要额外增加的治疗方案——因 10 年心血管事件高风险需要额外的治疗方案 依据 China-PAR 模型,该患者的 10 年心血管风险为 29.8%,高危。

5. 需要额外增加的治疗方案——因肥胖需要额外的治疗方案 患者近期体重增加 6kg,BMI=29.07kg/m^2(肥胖),饮食高盐、碳水化合物比例高;运动: 每周 2~3 次散步,运动时间不足 150 分钟。

6. 需要额外增加的治疗方案——因生活方式不健康需要额外的治疗方案 依据《中国高血压防治指南(2018 年修订版)》,钠盐可显著升高血压以及高血压的发病风险,应避免或减少含钠盐量较高的加工食品,控制碳水化合物的比例,增加运动。

P(计划: 针对每个 MRP 制订干预计划,包括针对患者的行动计划和针对医生的干预计划)

1. 高血压控制不佳 对患者进行用药教育,经了解患者经常使用手机,所以建议患者设置手机闹铃提醒服药时间,提高药物治疗的依从性,改善依从性后再评估降压药物治疗方案。是□否□

2. 血脂控制不佳 对患者进行用药教育,经了解患者经常使用手机,所以建议患者设置手机闹铃提醒服药时间,提高药物治疗的依从性,改善依从性后再评估调脂药物治疗方案。是□否□

3. 睡眠障碍 依据《中国成人失眠诊断与治疗指南(2018 版)》,抑郁状态常和失眠共病,此时不能仅治疗失眠症状,应同时使用抗抑郁剂和催眠药物,可以同时改善抑郁和失眠症状。建议: 唑吡坦 10mg qd,同时评估患者的抑郁状态。是□否□

4. 心血管事件一级预防 依据《中国脑血管病一级预防指南(2015)》,对于 10 年心脑血管事件>10% 的患者,使用阿司匹林预防脑血管病史是合理的,其获益远超风险。建议加用阿司匹林肠溶片 100mg qd。是□否□

5. 肥胖 根据身体情况,增加运动量,建议每周 4~7 次,每次持续 30~60 分钟的中等强度的运动。是□否□

6. 生活方式改变 避免或减少含钠盐量较高的加工食品,如咸菜。每日食盐摄入量逐步降至<6g,增加钾摄入。增加新鲜蔬菜的比例,控制碳水化合物供能占总能量的 50%。是□否□

服务时长: 30 分钟　　　　　　　　下次随访时间: 2018.8.29

参考文献：

[1] 《中国高血压防治指南》修订委员会. 中国高血压防治指南（2018 年修订版）[M]. 北京：人民卫生出版社，2018.

[2] 中国成人血脂异常防治指南修订联合委员会. 中国成人血脂异常防治指南（2016 年修订版）[J]. 中国循环杂志，2016，31（10）：937-953.

[3] 中华医学会神经病学分会，中华医学会神经病学分会脑血管病学组. 中国脑血管病一级预防指南（2015）[J]. 中华神经科杂志，2015，48（8）：629-643.

[4] 中华医学会神经病学分会，中华医学会神经病学分会睡眠障碍学组. 中国成人失眠诊断与治疗指南（2018 版）[J]. 中华神经科杂志，2018，51（5）：324-335.

[5] 李凌江，马辛. 中国抑郁障碍防治指南[M]. 2 版. 北京：中华医学电子音像出版社，2015.

案例提供者：刘亚妹　首都医科大学附属北京地坛医院

案例编审者：温爱萍　首都医科大学附属北京友谊医院

案例 3：高血压＋糖尿病＋前列腺增生＋反流性食管炎

案 例 简 介

朱 XX，男，66 岁。近 1 个月出现双侧乳房肿胀。1 年前开始出现干咳，自行服用止咳药无效。近 1 年出现尿细流、尿不净、尿频症状，夜间明显，需多次起夜，影响睡眠。既往高血压、糖尿病、前列腺增生、胃食管反流病史，应用药物控制，用药依从性良好。患者希望通过 MTM 服务，了解乳房肿胀和干咳的原因；帮助解决排尿相关问题；尽量减少服药量。

重点关注的药物治疗相关问题

1. 该患者出现干咳、乳房胀痛的可能原因是什么？
2. 哪些原因可能导致该患者夜间尿频？
3. 该患者控制体重的建议是什么？
4. 该患者需要接种哪些疫苗？

第一部分：要求患者提供的信息

一、授权许可文件

1. 治疗药物方案审查许可书

我特此许可 <u>XXX 药师</u> 审核我的药物治疗方案。我知晓在未获得医生许可前，我的药物治疗方案不会被更改。

针对在药师审核过程中发现的药物治疗问题，我签字同意 <u>XXX 药师</u> 就药物治疗相关问题与我的医生联系。

我许可 <u>XXX 药师</u> 留存我的健康信息资料和药物治疗建议的副本，以便日后的随访和药学监护使用。

我知晓我的个人健康档案会被妥善保密。在未获得我书面许可前，此次档案查阅内容将不会被泄露给法定代理人以外的第三者。

患者或法定代理人签字：<u>朱XX</u>　　日期：<u>2018.9.7</u>
患者姓名（正楷）：<u>朱XX</u>

2. 医疗档案获取同意书

医院名称：　<u>XXXXXX</u>
医院地址：　<u>XXXXXX</u>

我了解药师可能需要与我的医生或其他医护人员讨论我的治疗问题，为了医疗费用报销，有时还可能包括保险公司。我特此许可以上医院药师获取我的医疗健康档案。该档案将会以保密方式提供给我的药师并专门用于我的治疗。

我签名确认已获得此文件的副本，并同意将我的健康档案给药师和其他医护人员共享。我知晓我可以随时通过书面通知形式，联系以上医院药师撤回此授权书。我同样了解在我撤销授权书之前医院药师获得的医疗档案不侵犯我的隐私权。

患者或法定代理人签字：<u>朱XX</u>
日期：<u>2018.9.7</u>
联系电话：<u>XXXXXX</u>
药师：<u>XXX 药师</u>
日期：<u>2018.9.7</u>
联系电话：<u>XXXXXX</u>

3. 获取用药记录申请

尊敬的药师：

此申请表用于许可获得贵药房过去 6 个月内给以下客户发放药物的打印版清单。药物治疗管理服务的目的是优化患者药学服务质量以及减少不良事件风险。所申请的记录将会

被严格保密,并用于患者的用药教育及依从性监测。

患者姓名 朱XX	出生日期 1952.9.7
地址 北京市西城区	社会保险号 XXXXXX

我,朱XX,许可将以上所申请的记录给予 __XXX药师__ 用于以上所述的目的。

患者或法定代理人签字 __朱XX__ 日期__2018.9.7__ 联系电话 __XXXXXX__

药师 __XXX药师__ 日期__2018.9.7__ 联系电话 __XXXXXX__

二、患者健康管理信息表

姓名:__朱XX__ 日期:__2018.9.7__ 出生日期:__1952.9.7__

性别(勾选一个):男 √ 女 婚姻状况:已婚

家庭住址:北京市西城区 邮政编码:__XXXXXX__

你的主诊医生是谁? 张医生

上一次全面体检是什么时候? 5年前

家族史(包括母亲、父亲、兄弟、姐妹、祖父母)

高血压 糖尿病 高脂血症

心脏病 卒中(脑梗死、脑出血) 肾脏病

抑郁症 癌症 其他

既往病史

哮喘 高血压 √

心律不齐(房颤) 心脏病

焦虑 失眠(睡眠困难)

慢性阻塞性肺疾病 胃食管反流(反酸) √

糖尿病 √ 溃疡(胃/肠)

抑郁症 甲状腺疾病

癌症 其他:前列腺增生

既往手术史

阑尾切除术

血管成形术(球囊手术)或支架

冠状动脉旁路移植术(搭桥)

髋关节置换术

子宫切除术

膝关节置换术

心脏起搏器和除颤器

生产手术

其他：
过敏史（药物和食物）　无
不能耐受的情况（包括既往用药的副作用：恶心、便秘、失眠、头晕、胃部不适等）　无

当前症状描述
如果你正有以下列表中的症状，圈出所有选项，如果没有，选择"无"
体质上的
　　体重减轻　盗汗　体重增加　疲劳　（√）无　其他：＿＿＿＿
五官
　　视力问题　重影　青光眼　白内障　（√）无　其他：＿＿＿＿
　　听力障碍　耳鸣　耳痛　眩晕　（√）无　其他：＿＿＿＿
　　鼻塞　流涕　鼻血　感染　（√）无　其他：＿＿＿＿
　　吞咽困难　声音嘶哑　喉咙痛　牙龈出血　（√）无　其他：＿＿＿＿
内分泌
　　腺体肿胀　甲状腺问题　糖尿病√　（　）无　其他：双侧乳房肿胀
呼吸系统
　　咳嗽　呼吸急促　咳痰　哮喘　吸烟　（√）无　其他：＿＿＿＿
心血管
　　心痛　高血压√　心律失常　心悸　腿部水肿　平躺时呼吸困难　（　）无
　　其他：＿＿＿＿
消化系统
　　便秘　胃食管反流√　胃灼热感　胃肠溃疡　肝炎　恶心／呕吐　（　）无
　　其他：＿＿＿＿
泌尿生殖系统
　　尿频√　尿痛　血尿　尿失禁　（　）无　其他：＿＿＿＿
肌肉骨骼系统
　　关节痛　肌无力　腿部无力　肌肉抽筋　（√）无　其他＿＿＿＿
神经系统
　　头痛　偏头痛　癫痫　麻木　震颤　晕厥　（√）无　其他：＿＿＿＿
血液淋巴系统
　　出血　血栓　腺体肿胀　（√）无　其他：＿＿＿＿
免疫系统
　　过敏　皮疹　感染　（√）无　其他：＿＿＿＿
心理
　　抑郁　哭闹　焦虑　嗜睡　睡眠障碍√　（　）无　其他：＿＿＿＿

生活状况与生活习惯
你同谁一起生活：爱人

34

是否有工作：是　否 √

工作单位：_____

职位：_____

是否吸烟或其他形式的烟草？是　否 √

　　如果是，一天几包？ _____

曾经吸烟吗？是　否 √

　　如果是，一天几包？ _____持续了多久？ _____什么时候戒的？ _____

是否饮酒？是　否 √

　　如果是，饮酒的一般量 _____/日　周　月

是否有酒精饮料？是　否 √

　　如果是，一般量 _____/日　周　月

　　持续了多少年？ _____什么时候戒的？ _____

每周锻炼几次 __7__ 次，主要活动 __下楼散步半小时__

免疫接种

最后一次接种疫苗是什么时候？ 未接种疫苗

流感

百白破

肺炎球菌

患者关注的医疗问题

1. 关于你的药物治疗有什么问题？

最近双侧乳房肿胀，还一直干咳，想知道是否和药物有关？

2. 关于你的健康和治疗状况有什么关心的问题？

尿细流、尿不净、尿频，晚上更严重，睡不好觉，怎么办？

3. 你希望从我们随访中得到什么？

能不能不服这么多药？

三、患者生活信息采集表

姓名：朱XX		出生日期：1952.9.7
地址：北京市西城区		
城市：北京	省份：北京	邮编：100035
保险：本市医保		ID 号：XXXXXX
填表日期：2018.9.7		

病史（请列出您目前存在或曾经有过的任何疾病状况）	
高血压	胃食管反流
糖尿病	前列腺增生
睡眠障碍	

续表

目前治疗药物（包括所有的处方药、非处方药、膳食补充剂及中药）

药物名称 / 规格	服用方法	治疗目的	使用时长
福辛普利片 /10mg	每日早上 1 片	高血压	1 年
螺内酯片 /20mg	晚饭后 1 片	高血压	6 个月
二甲双胍片 /500mg	每日 3 次，每次 1 片	糖尿病	3 年
阿卡波糖片 /50mg	每日 3 次，每次 2 片	糖尿病	3 年
阿司匹林肠溶片 /100mg	每日早上 1 片	一级预防	2 年
雷贝拉唑肠溶片 /20mg	每日 2 次，每次 1 片	胃食管反流	3 年
非那雄胺片 /5mg	晚饭后 1 片	前列腺增生	3 年

过敏史 无

药物名称	事件经过

医生信息

医生姓名	科别 / 专业	电话	
张医生	心血管医生	XXXXXX	
李医生	泌尿外科医生	XXXXXX	

药店名称		
常用药店或者医院药房		电话
XXXXXX		XXXXXX
其他药店或者医院药房		电话
XXXXXX		XXXXXX

日期　　2018.9.7　　

姓名　朱XX　　　出生日期　1952.9.7　　　年龄　66　　

患者就诊提醒：请携带下列物品

医保卡

所有处方药及非处方药，包括非常规服用的药物

眼镜（如果需要）

助听器（如果需要）

您是否有视力问题？　　否　　

您是否有听力问题？　　否　　

您能自己完成表格填写吗？　　能　　　

您是否需要您的照料人协助完成 MTM 咨询？（如果需要，请在最后一页相应位置签字）　否　

您觉得您对我们给予的用药指导（书面或口头）是否可能会理解困难？　　不会　　

您觉得您的健康问题对您的生活质量产生了怎样的影响？　　睡眠不佳

请回答"是"或"否",并尽量给予说明。

当您症状有所好转,疾病有所控制时,您是否会漏服药物? ___否___

您忘记服药的频率是? ___否___

当您服药期间感觉疾病加重时,您有过减少服药或停止服药吗? ___否___

当您旅行或离家时,您有时会忘记携带药物吗? ___否___

您有过向他人借药或借给他人药的经历吗? ___否___

您上次住院的时间是? ___没住过___

(大致的时间、住院原因、住院时长、出院返回地点)___

请写下您日常就诊的诊所及医生(分类写出心血管医生、急诊医生、骨科医生等)

___消化内科、泌尿外科、内分泌科、心内科___ ___无固定医生___

营养状况

您现居住地在:□南方 ■北方(以长江分界),■城市 □农村

身高 ___168cm___ 体重 ___75kg___ 腰围 ___100cm___ 骨架:□小 ■中 □大

您认为您的最佳体重应该是? ___63kg___ (您的最高体重是 ___78kg___,最低体重是 ___74kg___)

您1年前体重是? ___76kg___ 过去1年的体重变化为 ___-1kg___

您平时不吃正餐的频率是? □3~4次/周 □1次/周 ■极少

您通常的进餐时间是:

早餐 ___7___ am,午餐 ___12___ am,晚餐 ___6___ pm 加餐 ___无___

1. 您每周吃快餐或加餐的频率是?

□4次或更多 □1~3次 ■极少

2. 您每日吃多少蔬菜或水果?

□2份或更少 ■3~4份 □5份或更多

3. 您每日摄入多少可乐、果汁、调味茶等含糖饮料(无糖饮料除外)?

□3份或更多 □1~2份 ■极少

请写出您昨天进食的所有食物和饮料

6am~6pm 6pm~6am

早餐:1袋牛奶,1个鸡蛋,1个烧饼

午餐:炒青菜,炖排骨,1碗米饭,1个苹果

晚餐:西红柿鸡蛋面2小碗

下午:1块香瓜

对于不应与食物同时服用的药物,您是如何与进食隔开的?

___隔开半小时___

您是否食用葡萄柚? ___否___

请描述您日常的活动

1. 您一般几点起床? ___6点___

2. 您一般几点睡觉? ___22点___

3. 您入睡困难吗? ___否___ 夜间有睡眠不好吗? ___有___

4. 您服用安眠药物吗？ ___否___

您以下时间段的主要活动内容是：

  a 上午 ___散步,买菜___

  b 下午 ___睡觉___

  c 晚上 ___吃饭,散步,看电视___

您有过跌倒吗？ ___否___

您现在仍在开车吗？ ___否___

您在日常活动中和护理上有人照料吗？ ___有___

如果有人照料,请告知,照料人是 ___妻子___

您愿意与您的照料人讨论您的药物治疗和医疗护理吗？ ___是___

如果您许可由您的照料人协助完成药物治疗评估,请签字 ___朱XX___

照料人的姓名和电话(如果有) ___李XX(XXXXXX)___

签名 ___朱XX___

第二部分：药师访谈与干预

四、患者用药重整清单及不良反应记录

（一）患者用药重整清单

姓名：朱XX　　出生日期：1952.9.7

记录所有药物：包括处方药、非处方药、中药和其他膳食补充剂

请随身携带这个记录，并交给医生、药师和其他医疗服务提供者看

药物		用于治疗什么？	什么时候服用？	开始日期	停止日期	医生	特殊说明
药物名称	剂量						
福辛普利片/10mg	每次1片，每日1次	高血压	每日早上1片	2017.9	至今	张医生	
螺内酯片/20mg	每次1片，每日1次	高血压	晚饭后1片	2018.3	至今	张医生	
二甲双胍片/500mg	每次1片，每日3次	糖尿病	每日3次，每次1片，随餐	2015.9	至今	王医生	
阿卡波糖片/50mg	每次1片，每日3次	糖尿病	每日3次，每次2片，同第一口饭嚼服	2015.9	至今	王医生	
阿司匹林肠溶片/100mg	每次1片，每日1次	ASCVD一级预防	每日早上1片	2016.9	至今	张医生	
雷贝拉唑肠溶片/20mg	每次1片，每日1次	胃食管反流	每日2次，每次1片	2015.9	至今	兰医生	
非那雄胺片/5mg	每次1片，每日1次	前列腺增生	晚饭后1片	2015.9	至今	刘医生	

（二）患者既往用药不良反应记录

姓名：朱XX　　出生日期：1952.9.7　　电话：XXXXXX

请随身带着您这份记录，并交给医生、药师或其他医务人员看

紧急联系信息

姓名：李XX

关系：配偶

电话：XXXXXX

初级保健医师

姓名：郝XX

电话：XXXXXX

药房/药师

续表

姓名：杨XX	
电话：XXXXXX	

过敏

我对什么过敏？（药物、食物和其他）	过敏或反应时的表现
无	

药物导致的其他问题

导致问题的药物名称	药物导致的问题有哪些
无	无

当医生给你开了一种新的药物，请询问医生或药师如下问题：

我正在服用的是什么？
它是用来治疗什么的？
何时服用？
有副作用吗？
有什么特殊注意事项吗？
漏服会发生什么？

备注：			
患者签名： 朱XX	医务人员签名：	上次更新的日期	2018.9.7
		上次医务人员评价的日期：2018.9.7	

五、实验室及影像学检查结果

姓名：**朱XX**　　　　出生日期：**1952.9.7**　　　　ID号：**XXXXXX**

性别：男 √　　女　　　　填表日期：**2018.9.7**

化验检查结果

日期	检查项目	检查结果	高/低/正常	日期	检查项目	检查结果	高/低/正常
2018.9.7	BP	155/75mmHg	高	2018.8.20	UA	220μmol/L	正常
2018.8.20	GLU	6.0mmol/L	正常	2018.8.20	GPT	20IU/L	正常
2018.8.20	HbA1c	6.3%	正常	2018.8.20	GOT	18IU/L	正常
2018.8.20	TC	4.4mmol/L	正常	2018.8.20	Scr	55μmol/L	正常
2018.8.20	TG	1.75mmol/L	高	2018.8.20	K^+	4.3mmol/L	正常
2018.8.20	LDL-C	2.55mmol/L	正常				
2018.8.20	HDL-C	1.1mmol/L	正常				

六、药物治疗相关问题(MRP)和权重排序

药师姓名：**XXX**　　建档日期：**2018.9.7**　　　　姓名　朱XX　　性别　■男　□女　　出生日期　1952.9.7

序号	疾病/医疗问题	药物	MRP类别（见编写说明附表）							实际/潜在MRP	权重（高/中/低）	MRP详细描述
			适应证		有效性		安全性		依从性			
			1. 不必要的药物治疗	2. 需要增加额外的药物治疗方案	3. 无效的药物治疗	4. 药物剂量过低	5. 药物不良事件	6. 药物剂量过高	7. 用药依从性问题			
1	药物不良事件	福辛普利，螺内酯					5.1 与药物剂量无关的药物不良反应			实际	高	患者1年前开始服用福辛普利片，服药后出现干咳。6个月前开始服用螺内酯，最近1个月发现出现双侧乳房肿胀
2	尿频	非那雄胺		2.1 因身体或疾病状况需要增加额外的治疗方案						实际	高	患者，男性，66岁，自诉夜尿增多，尿细流，尿不尽，尿频症状，影响睡眠
3	心血管事件的一级预防	阿司匹林		2.1 因身体或疾病状况需要增加额外的治疗方案						实际	高	患者10年ASCVD风险为22.9%
4	超重			2.1 因身体或疾病状况需要增加额外的治疗方案						实际	中	患者身高168cm，体重75kg，BMI=27kg/m²
5	免疫接种			2.1 因身体或疾病状况需要增加额外的治疗方案						实际	低	66岁，男性，既往高血压、糖尿病病史。未注射过疫苗

随访计划：根据以上发现的5个药物治疗相关问题的权重排序，计划随访3次。

七、患者健康管理行动方案

患者姓名	朱XX
医生（电话）	XXX（XXXXXX）
药房/药师（电话）	XXX 药师（XXXXXX）
制订日期	2018.9.11

为了帮助您获得最佳药物治疗效果，现将重要的执行计划列为下表；

该列表可以帮助您和您的药师或医生管理您服用的药物，您可以在每一项旁边的空格中记录您的完成情况。

序号	计划步骤→我需要做什么……	记录：我做了什么？什么时候做的？……
1	泌尿科就诊，调整前列腺增生治疗方案	
2	心内科就诊，调整降压药物	
3	每日记录早、中、晚血压	

药师与患者预约下次随访时间：2018.9.25

八、药师与医生沟通表

表-1

医生： 心内科张医生	日期： 2018.9.7
传真： XXXXXX	电话： XXXXXX

患者姓名： 朱XX	身份证号： XXXXXX
出生日期： 1952.9.7	ID 编号： XXXXXX

药师建议

张医生：您好！

药师最近对上面提到的患者进行了用药审核，我们发现了一些关于药物治疗方面的相关问题，并给予您的建议如下，敬请考虑。

药物治疗问题：

患者 1 年前开始服用福辛普利片，服药后出现咳嗽，咳嗽是福辛普利常见的不良反应。6 个月前开始服用螺内酯，最近 1 个月发现出现双侧乳房肿胀，由于抗雄激素样作用，螺内酯少见会导致男性乳房发育。排除其他疾病，考虑服药后出现干咳和双侧乳房肿胀为药物不良反应。应用 China-PAR 模型计算 10 年动脉粥样硬化性心血管病发病风险为 22.9%，为高危人群，患者有糖尿病病史，需要增加阿司匹林进行 ASCVD 一级预防。

药师推荐：

依据《中国高血压防治指南（2018 年修订版）》，合并糖尿病的高血压患者，如需联合用药，应以 ACEI 或 ARB 为基础。现患者服用 ACEI 出现干咳，可换用 ARB。患者服用螺内酯出现乳房增生、胀痛的情况，而且螺内酯不是首选的降压利尿药，应换用氢氯噻嗪片治疗。为了满足患者"减少服药种类"的诉求，且达到良好的降压目标，建议换用厄贝沙坦氢氯噻嗪片 150mg/12.5mg qd po 治疗。推荐使用阿司匹林 100mg qd po。

医生给药师的反馈

☐建议被接受＿＿＿＿＿＿＿＿＿＿＿＿＿＿＿

☐部分接受，修改＿＿＿＿＿＿＿＿＿＿＿＿＿

☐拒绝，请说明＿＿＿＿＿＿＿＿＿＿＿＿＿＿

☐其他＿＿＿＿＿＿＿＿＿＿＿＿＿＿＿＿＿＿

医生签名＿＿＿＿＿＿＿＿＿＿＿＿＿＿＿＿＿＿＿＿

药房或医疗机构名称：__XXXXXX__

药师：__XXX 药师__

传真：__XXXXXX__ 　　电话：__XXXXXX__ 　　邮箱：__XXXXXX__

地址：__XXXXXX__

感谢您对此事的重视！

表 -2

医生：__李医生__ 　　　　　　　　日期：__2018.9.7__

传真：__XXXXXX__ 　　　　　　　　电话：__XXXXXX__

患者姓名：__朱 XX__ 　　　　　　　身份证号：__XXXXXX__

出生日期：__1952.9.7__ 　　　　　　ID 编号：__XXXXXX__

药师建议

李医生：您好！

　　药师最近对上面提到的患者进行了用药审核，我们发现了一些关于药物治疗方面的相关问题，并给予您的建议如下，敬请考虑。

药物治疗问题：

　　患者 2015.9 诊断前列腺增生，一直应用非那雄胺片治疗，近期出现尿细流、尿不净、尿频症状，夜间加重，影响睡眠，需要增加额外的药物治疗。

药师推荐：

　　依据《老年人良性前列腺增生症 / 下尿路症状药物治疗共识（2015）》，建议加用高选择性的 α_{1A} 受体拮抗剂——烟酸坦索罗辛缓释胶囊 0.2mg qd po 以缓解症状。

医生给药师的反馈

☐建议被接受＿＿＿＿＿＿＿＿＿＿＿＿＿＿＿

☐部分接受，修改＿＿＿＿＿＿＿＿＿＿＿＿＿

☐拒绝，请说明＿＿＿＿＿＿＿＿＿＿＿＿＿＿

☐其他＿＿＿＿＿＿＿＿＿＿＿＿＿＿＿＿＿＿

医生签名＿＿＿＿＿＿＿＿＿＿＿＿＿＿＿＿＿＿＿＿

药房或医疗机构名称：__XXXXXX__

药师：__XXX 药师__

传真：__XXXXXX__ 　　电话：__XXXXXX__ 　　邮箱：__XXXXXX__

地址：__XXXXXX__

感谢您对此事的重视！

九、患者健康管理药历(SOAP)

患者姓名:朱XX	
患者编号:XXXXXX	保险公司:XXXXXX
出生日期:1952.9.7	年龄:66
性别:男	评估日期:2018.9.11

S(主观资料:患者自诉)

66 岁,老年男性,既往高血压 2 年、糖尿病 3 年、胃食管反流 3 年、前列腺增生 3 年,应用福辛普利片、螺内酯片、二甲双胍片、阿卡波糖片、阿司匹林肠溶片、非那雄胺片和雷贝拉唑肠溶片治疗,已退休,与爱人共同居住,用药依从性良好。近 1 个月出现双侧乳房肿胀,1 年左右开始出现干咳,自行服用止咳药无效。近 1 年出现尿细流、尿不净、尿频症状,夜间明显,需多次起夜,影响睡眠。希望通过 MTM 服务,了解乳房肿胀和干咳的原因;帮助解决排尿相关问题;帮助合理安排服药时间。

O(客观资料:查体或实验室检查资料)

查体:BP 155/75mmHg,身高 168cm,体重 75kg,腰围 100cm,BMI 27kg/m²。

实验室检查(2018.8.20):

空腹血糖:6.0mmol/L,HbA1c 6.3%。

血脂:TC 4.4mmol/L,TG 1.75mmol/L,LDL-C 2.55mmol/L,HDL-C 1.1mmol/L。

血肌酐:Scr 55μmol/L。

肝酶:GPT 20IU/L,GOT 18IU/L。

药物过敏史:无。

应用 China-PAR 计算 10 年动脉粥样硬化性心脑血管病发病风险为 22.9%(高危)。

A(评估:阐述药师发现的 MRP 问题,写明问题分类,并详细描述。同时评估分析 MRP 产生的原因,并按照关注程度进行排序)

1.药物不良事件——服用福辛普利和螺内酯后出现与药物剂量无关的药物不良反应 患者 1 年前开始服用福辛普利片,服药后出现咳嗽,咳嗽是福辛普利常见的不良反应。6 个月前开始服用螺内酯,最近 1 个月发现出现双侧乳房肿胀,由于抗雄激素样作用,螺内酯少见会导致男性乳房发育。排除其他疾病,考虑服药后出现干咳和双侧乳房肿胀为药物不良反应。

2.患者 2015.9 诊断前列腺增生,一直应用非那雄胺片治疗,近期出现尿细流、尿不净、尿频症状,夜间加重,影响睡眠,需要增加额外的药物治疗。

3.应用 China-PAR 模型计算 10 年动脉粥样硬化性心血管病发病风险为 22.9%,为高危人群,患者有糖尿病病史,需要增加阿司匹林进行 ASCVD 一级预防。

4.超重 根据《中国高血压防治指南(2018 年修订版)》《中国 2 型糖尿病防治指南(2017 年版)》,伴有高血压、糖尿病的患者要严格控制体重,BMI 的目标值为<24kg/m²,患者的 BMI=27kg/m²;腰围为男性<90cm,而该患者为 100cm。

5.免疫接种 依据《中国成人社区获得性肺炎诊断和治疗指南(2016 年版)》,年龄≥65 岁的患者预防接种 23 价肺炎球菌疫苗可有效预防侵袭性肺炎链球菌感染。该患者的基础疾病较多,但未接种过疫苗。

P(计划:针对每个 MRP 制订干预计划,包括针对患者的行动计划和针对医生的干预计划)

1.高血压 依据《中国高血压防治指南(2018 年修订版)》,合并糖尿病的高血压患者,如需联合用药,应以 ACEI 或 ARB 为基础。现患者服用 ACEI 出现干咳,可换用 ARB。患者服用螺内酯出现乳房增生、胀痛的情况,而且螺内酯不是首选的降压利尿药,应换用氢氯噻嗪片治疗。为了满足患者"减少服药种类"的诉求,且达到良好的降压目标,建议换用厄贝沙坦氢氯噻嗪片 150mg/12.5mg qd po 治疗。是□否□

2.前列腺增生 依据《老年人良性前列腺增生症/下尿路症状药物治疗共识(2015)》,建议加用高选择性的 α₁A 受体拮抗剂——烟酸坦索罗辛缓释胶囊 0.2mg qd po 以缓解症状。是□否□

3.ASCVD 一级预防 推荐使用阿司匹林 100mg qd po。是□否□

续表

4. 超重 患者应低盐、低脂饮食，加强运动强度，控制热量摄入。依据《中国 2 型糖尿病防治指南（2017
年版）》，应使超重或肥胖者的 BMI 达到或接近 24kg/m²，或体重至少下降 7%；每日饮食总热量至少减少
400～500kcal（1kcal=4.184kJ）；饱和脂肪酸摄入占总脂肪酸摄入的 30% 以下；中等强度体力活动至少保
持在 150min/w。是□否□

5. 免疫接种 依据《中国成人社区获得性肺炎诊断和治疗指南（2016 年版）》，年龄≥65 岁的患者预防接
种 23 价肺炎球菌疫苗可有效预防侵袭性肺炎链球菌感染。建议患者接种 23 价肺炎球菌疫苗。是□否□

服务时长：30 分钟　　　　　　　　　　下次随访时间：2018.9.25

参考文献：

[1] 中华医学会糖尿病学分会. 中国 2 型糖尿病防治指南（2017 年版）[J]. 中华糖尿病杂志，2018，10（1）：
4-67.

[2] 《中国高血压防治指南》修订委员会. 中国高血压防治指南（2018 年修订版）[M]. 北京：人民卫生出版
社，2018.

[3] 中华医学会呼吸病学分会. 中国成人社区获得性肺炎诊断和治疗指南（2016 年版）[J]. 中华结核和呼
吸杂志，2016，39（4）：253-279.

[4] 中华医学会老年医学分会，中华老年医学杂志编辑委员会. 老年人良性前列腺增生症 / 下尿路症状药
物治疗共识（2015）[J]. 中华老年医学杂志，2015，34（12）：1380-1387.

案例提供者：梁健华　北京积水潭医院
案例编审者：温爱萍　首都医科大学附属北京友谊医院

案例4：高血压＋高脂血症＋反流性食管炎＋睡眠障碍

案 例 简 介

李XX，男，76岁。最近2周血压升高，1周前开始偶尔出现头晕，近期发现血糖升高，失眠问题仍未解决。既往高血压、高脂血症、胃食管反流、失眠病史，有磺胺过敏史。目前应用硝苯地平缓释片、普伐他汀钠片、阿司匹林肠溶片、雷贝拉唑肠溶片和艾司唑仑片，服药依从性较好。患者希望通过MTM服务，了解头晕是否与近期血压升高有关及是否需要开始服用降血糖药。

重点关注的药物治疗相关问题

1. 该患者近期出现的头晕是否与血压控制不佳相关？
2. 该患者血糖升高的原因是什么？是否应该开始药物治疗？
3. 该患者的血脂控制不达标应如何处理？
4. 该患者的失眠症状长期不能缓解，应如何处理？
5. 该患者的生活方式应该进行哪些改善？
6. 该患者需要接种哪些疫苗？

第一部分：要求患者提供的信息

一、授权许可文件

1. 治疗药物方案审查许可书

我特此许可　韩 XX 药师　审核我的药物治疗方案。我知晓在未获得医生许可前，我的药物治疗方案不会被更改。

针对在药师审核过程中发现的药物治疗问题，我签字同意　韩 XX 药师　就药物治疗相关问题与我的医生联系。

我许可　韩 XX 药师　留存我的健康信息资料和药物治疗建议的副本，以便日后的随访和药学监护使用。

我知晓我的个人健康档案会被妥善保密。在未获得我书面许可前，此次档案查阅内容将不会被泄露给法定代理人以外的第三者。

患者或法定代理人签字：李 XX　　　　日期：2018.7.28
患者姓名（正楷）：李 XX

2. 医疗档案获取同意书

医院名称：　XXXXXX
医院地址：　XXXXXX

我了解药师可能需要与我的医生或其他医护人员讨论我的治疗问题，为了医疗费用报销，有时还可能包括保险公司。我特此许可以上医院药师获取我的医疗健康档案。该档案将会以保密方式提供给我的药师并专门用于我的治疗。

我签名确认已获得此文件的副本，并同意将我的健康档案给药师和其他医护人员共享。我知晓我可以随时通过书面通知形式，联系以上医院药师撤回此授权书。我同样了解在我撤销授权书之前医院药师获得的医疗档案不侵犯我的隐私权。

患者或法定代理人签字：李 XX
日期：2018.7.28
联系电话：XXXXXX
药师：韩 XX 药师
日期：2018.7.28
联系电话：XXXXXX

3. 获取用药记录申请

尊敬的药师：

此申请表用于许可获得贵药房过去 6 个月内给以下客户发放药物的打印版清单。药物治疗管理服务的目的是优化患者药学服务质量以及减少不良事件风险。所申请的记录将会

被严格保密,并用于患者的用药教育及依从性监测。

患者姓名 李XX	出生日期 1942.6.27
地址 北京市昌平区	社会保险号 XXXXXX

我,<u>李XX</u>,许可将以上所申请的记录给予 <u>韩XX药师</u> 用于以上所述的目的。

患者或法定代理人签字 <u>李XX</u> 日期 <u>2018.7.28</u> 联系电话 <u>XXXXXX</u>

药师 <u>韩XX药师</u> 日期 <u>2018.7.28</u> 联系电话 <u>XXXXXX</u>

二、患者健康管理信息表

姓名:<u>李XX</u>   日期:<u>2018.7.28</u>   出生日期:<u>1942.6.27</u>

性别(勾选一个):男 √ 女   婚姻状况:<u>已婚</u>

家庭住址:<u>北京市昌平区回龙观西大街</u>   邮政编码:<u>100068</u>

你的主诊医生是谁? <u>郑医生</u>

上一次全面体检是什么时候? <u>2018.6</u>

家族史(包括母亲、父亲、兄弟、姐妹、祖父母)

高血压	糖尿病	高脂血症
心脏病	卒中(脑梗死、脑出血)	肾脏病
抑郁症	癌症	其他

既往病史

哮喘	高血压 √
心律不齐(房颤)	心脏病
焦虑	失眠(睡眠困难) √
慢性阻塞性肺疾病	胃食管反流(反酸) √
糖尿病	溃疡(胃/肠)
抑郁症	甲状腺疾病
癌症	其他:高血脂

既往手术史

阑尾切除术

血管成形术(球囊手术)或支架

冠状动脉旁路移植术(搭桥)

髋关节置换术

子宫切除术

膝关节置换术

心脏起搏器和除颤器

生产手术

其他：
过敏史（药物和食物）磺胺___
不能耐受的情况（包括既往用药的副作用：恶心、便秘、失眠、头晕、胃部不适等）___无___

当前症状描述
如果你正有以下列表中的症状，圈出所有选项，如果没有，选择"无"
体质上的
　体重减轻√　盗汗　体重增加疲劳　（　）无　其他：_____
五官
　视力问题　重影　青光眼　白内障　（√）无　其他：_____
　听力障碍　耳鸣　耳痛　眩晕　（√）无　其他：_____
　鼻塞　流涕　鼻血　感染　（√）无　其他：_____
　吞咽困难　声音嘶哑　喉咙痛　牙龈出血　（√）无　其他：_____
内分泌
　腺体肿胀　甲状腺问题　糖尿病　（　）无　其他：血糖升高
呼吸系统
　咳嗽　呼吸急促　咳痰　哮喘　吸烟√　（　）无　其他：_____
心血管
　心痛　高血压√　心律失常　心悸　腿部水肿　平躺时呼吸困难　（　）无
　其他：_____
消化系统
　便秘　胃食管反流　胃灼热感　胃肠溃疡　肝炎　恶心/呕吐　（√）无
　其他：_____
泌尿生殖系统
　尿频　尿痛　血尿　尿失禁　（√）无　其他：_____
肌肉骨骼系统
　关节痛　肌无力　腿部无力　肌肉抽筋　（√）无　其他_____
神经系统
　头痛　偏头痛　癫痫　麻木　震颤　晕厥　（　）无　其他：头晕___
血液淋巴系统
　出血　血栓　腺体肿胀　（√）无　其他：_____
免疫系统
　过敏　皮疹　感染　（√）无　其他：_____
心理
　抑郁　哭闹　焦虑　嗜睡　睡眠障碍√　（　）无　其他：_____

生活状况与生活习惯
你同谁一起生活：爱人

是否有工作：是   否 √

工作单位：_____

职位：_____

是否吸烟或其他形式的烟草？是 √   否

　如果是，一天几包？ 半包

曾经吸烟吗？是   否

　如果是，一天几包？ _____ 持续了多久？ _____ 什么时候戒的？ _____

是否饮酒？是 √   否

　如果是，饮酒的一般量 5 两 /日   周 √   月

是否有酒精饮料？是   否 √

　如果是，一般量 _____ /日   周   月

　持续了多少年？ _____ 什么时候戒的？ _____

每周锻炼几次？ 7 次，主要活动 散步

免疫接种

最后一次接种疫苗是什么时候？ 未接种疫苗

流感

百白破

肺炎球菌

患者关注的医疗问题

1. 关于你的药物治疗有什么问题？

我是患糖尿病吗？是否应该开始服用降血糖药？

2. 关于你的健康和治疗状况有什么关心的问题？

偶尔会有头晕，和血压有关系吗？

3. 你希望从我们随访中得到什么？

希望解决高血压、头晕和失眠的问题。

三、患者生活信息采集表

姓名：李XX		出生日期：1942.6.27
地址：北京市昌平区回龙观		
城市：北京	省份：北京	邮编：100068
保险：本市医保		ID 号：XXXXXX
填表日期：2018.7.28		

病史（请列出您目前存在或曾经有过的任何疾病状况）	
高血压	胃食管反流
糖尿病	失眠
高血脂	

续表

目前治疗药物（包括所有的处方药、非处方药、膳食补充剂及中药）

药物名称 / 规格	服用方法	治疗目的	使用时长
硝苯地平缓释片 /10mg	每次 1 片，每日 2 次，早上 7 点和下午 3 点	高血压	21 年
阿司匹林 /100mg	每早 1 片	预防	6 年
普伐他汀钠片 /20mg	睡前 1 片	高血脂	3 年
雷贝拉唑肠溶片 /20mg	每日 2 次，每次 1 片	胃食管反流	4 年
艾司唑仑片 /1mg	失眠时服 1 片	失眠	3 年

过敏史　无

药物名称	事件经过

医生信息

医生姓名	科别 / 专业	电话	
郑医生	心血管医生	XXXXXX	

药店名称			
常用药店或者医院药房		电话	
XXXXXX		XXXXXX	
其他药店或者医院药房		电话	
XXXXXX		XXXXXX	

日期 ___2018.7.28___

姓名 ___李 XX___　　出生日期 ___1942.6.27___　　年龄 ___76___

患者就诊提醒：请携带下列物品

医保卡

所有处方药及非处方药，包括非常规服用的药物

眼镜（如果需要）

助听器（如果需要）

您是否有视力问题？___是___

您是否有听力问题？___否___

您能自己完成表格填写吗？___能___

您是否需要您的照料人协助完成 MTM 咨询？（如果需要，请在最后一页相应位置签字）___否___

您觉得您对我们给予的用药指导（书面或口头）是否可能会理解困难？___否___

您觉得您的健康问题对您的生活质量产生了怎样的影响？___不好的影响___

请回答"是"或"否"，并尽量给予说明。

当您症状有所好转，疾病有所控制时，您是否会漏服药物？___否___

您忘记服药的频率是？ <u>极少</u>

当您服药期间感觉疾病加重时，您有过减少服药或停止服药吗？ <u>否</u>

当您旅行或离家时，您有时会忘记携带药物吗？ <u>否</u>

您有过向他人借药或借给他人药的经历吗？ <u>否</u>

您上次住院的时间是？ <u>未住过</u>

（大致的时间、住院原因、住院时长、出院返回地点）<u>　　　　　　</u>

请写下您日常就诊的诊所及医生（分类写出心血管医生、急诊医生、骨科医生等）

神经内科　刘医生

心内科　郑医生

营养状况

您现居住地在：□南方　■北方（以长江分界），■城市　□农村

身高 <u>170cm</u>　　体重 <u>85kg</u>　　腰围 <u>95cm</u>　　骨架：□小　■中　□大

您认为您的最佳体重应该是？ <u>70kg</u>（您的最高体重是 <u>90kg</u>，最低体重是 <u>70kg</u>）

您1年前体重是？ <u>90kg</u>　　过去1年的体重变化为 <u>−5kg</u>

您平时不吃正餐的频率是？□3～4次/周　□1次/周　■极少

您通常的进餐时间是：

早餐 <u>7</u> am，午餐 <u>12</u> am，晚餐 <u>6</u> pm　加餐 <u>有</u>

1. 您每周吃快餐或加餐的频率是？

□4次或更多　■1～3次　□极少

2. 您每日吃多少蔬菜或水果？

■2份或更少　□3～4份　□5份或更多

3. 您每日摄入多少可乐、果汁、调味茶等含糖饮料（无糖饮料除外）？

□3份或更多　□1～2份　■极少

请写出您昨天进食的所有食物和饮料

6am～6pm　6pm～6am

早餐：<u>炸馒头片,大米粥,咸菜</u>

午餐：<u>炸花生米,凉拌腐竹,炖五花肉,2两啤酒,2碗米饭</u>

晚餐：<u>炒米饭,炒青菜,炖土豆</u>

下午：<u>1个大桃,西瓜,茶</u>

对于不应与食物同时服用的药物，您是如何与进食隔开的？ <u>隔开30分钟</u>

您是否食用葡萄柚？ <u>不知道什么是葡萄柚</u>

请描述您日常的活动

1. 您一般几点起床？ <u>6点</u>

2. 您一般几点睡觉？ <u>22点</u>

3. 您入睡困难吗？ <u>困难</u> 夜间有睡眠不好吗？ <u>有</u>

4. 您服用安眠药物吗？ <u>是</u>

您以下时间段的主要活动内容是：

a 上午　散步，看电视

b 下午　睡觉，看电视

c 晚上　吃饭，散步，看电视

您有过跌倒吗？　否

您现在仍在开车吗？　否

您在日常活动中和护理上有人照料吗？　有

如果有人照料，请告知，照料人是　爱人

您愿意与您的照料人讨论您的药物治疗和医疗护理吗？　是

如果您许可由您的照料人协助完成药物治疗评估，请签字　李XX

照料人的姓名和电话（如果有）　张XX（XXXXXX）

签名　李XX

第二部分：药师访谈与干预

四、患者用药重整清单及不良反应记录

（一）患者用药重整清单

姓名：李XX　　出生日期：1942.6.27

记录所有药物：包括处方药、非处方药、中药和其他膳食补充剂

请随身携带这个记录，并交给医生、药师和其他医疗服务提供者看

药物		用于治疗什么？	什么时候服用？	开始日期	停止日期	医生	特殊说明
药物名称	剂量						
硝苯地平缓释片/10mg	每次1片，每日2次	高血压	早晨7点和下午3点	21年前	至今	郑医生	
阿司匹林/100mg	每次1片，每日1次	预防	早晨7点	6年前	至今	郑医生	
普伐他汀钠片/20mg	每次1片，每日1次	高血脂	每日睡前1次	3年前	至今	孙医生	
雷贝拉唑肠溶片/20mg	每次1片，每日2次	胃食管反流	早晨起床和晚上睡前	4年前	至今	孙医生	
艾司唑仑片/1mg	每次1片，必要时	失眠	晚上失眠时	3年前	至今	刘医生	

（二）患者既往用药不良反应记录

姓名：李XX　　出生日期：1942.6.27　　电话：XXXXXX

请随身带着您这份记录，并交给医生、药师或其他医务人员看

紧急联系信息

姓名：张XX

关系：配偶

电话：XXXXXX

初级保健医师

姓名：XXX

电话：XXXXXX

药房/药师

姓名：XXX

电话：XXXXXX

过敏

我对什么过敏？（药物、食物和其他）	过敏或反应时的表现
磺胺	皮疹

药物导致的其他问题

导致问题的药物名称	药物导致的问题有哪些
无	无

当医生给你开了一种新的药物，请询问医生或药师如下问题：

我正在服用的是什么？

它是用来治疗什么的？

何时服用？

有副作用吗？

有什么特殊注意事项吗？

漏服会发生什么？

备注：

患者签名：李XX	医务人员签名：韩XX	上次更新的日期	2018.7.28
		上次医务人员评价的日期：2018.7.28	

五、实验室及影像学检查结果

姓名：<u>李XX</u>　　　　　　出生日期：<u>1942.6.27</u>　　　　ID 号：<u>XXXXXX</u>

性别：男√　　女　　　　　填表日期：<u>2018.7.28</u>

化验检查结果

日期	检查项目	检查结果	高/低/正常	日期	检查项目	检查结果	高/低/正常
2018.7.28	BP	170/100mmHg	高	2018.7.20	LDL-C	3.47mmol/L	高
2018.7.20	GLU 空腹	7.5mmol/L	高	2018.7.20	HDL-C	0.74mmol/L	正常
2018.7.20	HbA1c	8.1%	高	2018.7.20	GPT	23IU/L	正常
2018.7.20	TC	4.99mmol/L	高	2018.7.20	GOT	32IU/L	正常
2018.7.20	TG	3.41mmol/L	高	2018.7.20	Scr	64μmol/L	正常

六、药物治疗相关问题（MRP）和权重排序

药师姓名：韩XX　　建档日期：2018.7.28

患者信息　姓名 李XX　性别 ■男 □女　出生日期 1942.6.27

序号	疾病/医疗问题	药物	MRP类别（见编写说明附表）							实际/潜在MRP	权重（高/中/低）	MRP详细描述
			适应证		有效性		安全性		依从性			
			1.不必要的药物治疗	2.需要额外增加的药物治疗方案	3.无效的药物治疗	4.药物剂量过低	5.药物不良事件	6.药物剂量过高	7.用药依从性问题			
1	血压控制不佳	硝苯地平缓释片		2.1因身体或疾病状况需要额外的治疗方案						实际	高	高血压病史21年，口服硝苯地平缓释片10mg bid po治疗。最近2周血压升高至160~170/100mmHg，并且自述有头晕症状，尤其在变换体位时明显
2	空腹血糖升高	二甲双胍片		2.1因身体或疾病状况需要额外的治疗方案						实际	高	患者此次检查发现空腹血糖为7.5mmol/L，HbA1c为8.1%，伴有体重减轻、多饮、多食等表现
3	高血脂	普伐他汀钠片				4.1 药物剂量过低，难以获得预期的治疗效果				实际	中	高脂血症病史3年，口服普伐他汀片20mg qn治疗，目前LDL-C为3.47mmol/L
4	生活方式不健康			2.1因身体或疾病状况需要额外的治疗方案						实际	高	患者的日常饮食包括炸馒头片、咸菜、炸花生米、炖五花肉等，水果（大桃、西瓜）摄入量较大。患者的BMI为29.4kg/m²
5	吸烟			2.1因身体或疾病状况需要额外的治疗方案						实际	中	患者每日吸烟半包
6	免疫接种			2.1因身体或疾病状况需要额外的治疗方案						实际	低	患者未接种过疫苗

随访计划：根据以上发现的6个药物治疗相关问题的权重排序，计划随访2~3次。

七、患者健康管理行动方案

患者姓名	李XX
医生（电话）	XXX（XXXXXX）
药房/药师（电话）	XXX（XXXXXX）
制订日期	2018.7.28

为了帮助您获得最佳药物治疗效果，现将重要的执行计划列为下表；

该列表可以帮助您和您的药师或医生管理您服用的药物，您可以在每一项旁边的空格中记录您的完成情况。

序号	计划步骤→我需要做什么……	记录：我做了什么？什么时候做的？……
1	调整饮食结构，不吃油炸食物，包括炸馒头片、炸花生米等	
2	到心内科就诊，调整药物治疗方案	
3	内分泌科就诊，评估是否需要启动降糖治疗	
4	头晕时监测血压	

药师与患者预约下次随访时间：2018.9.8

八、药师与医生沟通表

表-1

医生：	心内科 郑医生	日期：	2018.7.28
传真：	XXXXXX	电话：	58511111

患者姓名：	李XX	身份证号：	XXXXXX
出生日期：	1942.6.27	ID编号：	XXXXXX

药师建议

郑医生：您好！

药师最近对上面提到的患者进行了用药审核，我们发现了一些关于药物治疗方面的相关问题，并给予您的建议如下，敬请考虑。

药物治疗问题：

1. 血压控制不佳：高血压病史21年，口服硝苯地平缓释片10mg bid po治疗。最近2周血压升高至160～170/100mmHg，并且自述有头晕症状，尤其在变换体位时明显。目前血压不达标是由于需要增加额外的药物治疗。

2. 患者目前HbA1c为8.1%，伴有体重减轻、多饮、多食等。依据《中国高血压防治指南（2018年修订版）》，伴有糖尿病的高血压且≥65岁的老年患者首选ACEI/ARB类的降压药。

3. 高血脂：高脂血症病史3年，口服普伐他汀片20mg qn治疗，目前LDL-C为3.47mmol/L，患者China-PAR评估心脑血管病10年发病风险为39%，属于高危，将LDL-C水平降至1.8mmol/L有助于降低其ASCVD风险。目前血脂不达标是因为药物剂量过低，难以获得预期的治疗效果。

药师推荐：

1. 硝苯地平缓释片10mg bid po联合应用雷米普利5mg qd po降压治疗。

2. 增加普伐他汀的剂量为40mg qn治疗。

续表

医生给药师的反馈

☐建议被接受 _____
☐部分接受，修改 _____
☐拒绝，请说明 _____
☐其他 _____

医生签名 _____

药房或医疗机构名称： XXXXXX
药师： 韩XX 药师
传真： XXXXXX   电话： XXXXXX   邮箱： XXXXXX
地址： XXXXXX
感谢您对此事的重视！

表-2

医生： 内分泌科刘医生   日期： 2018.8.7
传真： XXXXXX   电话： XXXXXX

患者姓名： 李XX   身份证号： XXXXXX
出生日期： 1942.6.27   ID编号： XXXXXX

药师建议

刘医生：您好！

药师最近对上面提到的患者进行了用药审核，我们发现了一些关于药物治疗方面的相关问题，并给予您的建议如下，敬请考虑。

药物治疗问题：

患者近日检查指标回报空腹血糖为 7.5mmol/L，HbA1c 为 8.1%，有多饮、多食、体重减轻等表现。需要额外的药物治疗方案。

药师推荐：

如果诊断为 2 型糖尿病，在生活方式调整的同时，给予二甲双胍 500mg tid 治疗。

医生给药师的反馈

☐建议被接受 _____
☐部分接受，修改 _____
☐拒绝，请说明 _____
☐其他 _____

医生签名 _____

药房或医疗机构名称： XXXXXX
药师： 韩XX 药师
传真： XXXXXX   电话： XXXXXX   邮箱： XXXXXX
地址： XXXXXX
感谢您对此事的重视！

九、患者健康管理药历（SOAP）

患者姓名：李XX	
患者编号：XXXXXX	保险公司：XXXXXX
出生日期：1942.6.27	年龄：76
性别：男	评估日期：2018.7.25

S（主观资料：患者自诉）

患者 76 岁，老年男性，既往高血压 21 年、高脂血症 3 年、胃食管反流 4 年、失眠 3 年。21 年前发现血压升高，血压最高为 180/100mmHg，一直口服硝苯地平缓释片（尼福达）1 片 bid 治疗，自诉平日血压控制在 130～150/80mmHg，最近 2 周血压升高至 160～170/100mmHg。1 周前患者起床时，由平卧位改为立位，觉头晕，不愿睁眼，轻微眩晕，无耳鸣，无黑蒙、晕厥发生，稍休息后头晕症状缓解。此后患者在小便时再次发生头晕，症状性质同前，稍休息缓解。近期发现血糖升高。希望通过 MTM 服务，了解头晕是否与近期血压升高有关及是否需要开始服用降血糖药。

O（客观资料：查体或实验室检查资料）

查体：血压 170/100mmHg，身高 170cm，体重 85kg，腰围 96cm，BMI 29.4kg/m^2。

药物过敏史：磺胺（全身多处皮疹）。

空腹血糖 7.5mmol/L，HbA1c 8.1%，LDL-C 3.47mmol/L，HDL-C 0.74mmol/L，TC 4.99mmol/L，TG 3.41mmol/L。

GPT 23IU/L，GOT 32IU/L，Scr 64μmol/L。

心脑血管病 10 年发病风险为 39%。

A（评估：药师发现的问题，按权重由高到低排序）

1. 需要额外增加的治疗方案——因血压控制不佳需要额外的治疗　高血压病史 21 年，口服硝苯地平缓释片 10mg bid po 治疗。最近 2 周血压升高至 170/100mmHg 左右，并且自述有头晕症状，尤其在变换体位时明显。目前血压不达标是由于需要增加额外的药物治疗。

2. 需要额外增加的治疗——因血糖升高可能需要额外的治疗　患者近日检查指标空腹血糖为 7.5mmol/L，HbA1c 为 8.1%，有多饮、多食、体重减轻等表现。需要额外的药物治疗方案。

3. 药物剂量过低——药物剂量过低，难以获得预期的治疗效果导致血脂不达标　高脂血症病史 3 年，口服普伐他汀片 20mg qn 治疗，目前 LDL-C 为 3.47mmol/L。患者 China-PAR 评估心脑血管病 10 年发病风险为 39%，属于高危，将 LDL-C 水平降至 1.8mmol/L 有助于降低其 ASCVD 风险。目前血脂不达标是因为药物剂量过低，难以获得预期的治疗效果。

4. 需要额外增加的治疗——因患者肥胖，需要增加额外的治疗方案　依据《中国高血压防治指南（2018 年修订版）》和《中国 2 型糖尿病防治指南（2017 年版）》，患者应低糖、低盐、低脂饮食，控制体重。患者的日常饮食包括炸馒头片、咸菜、炸花生米、炖五花肉等，水果（大桃、西瓜）的摄入量较大。患者的 BMI 为 29.4kg/m^2（肥胖），应进行生活方式改善。

5. 吸烟　患者自诉每天半包烟，依据《中国高血压防治指南（2018 年修订版）》，高血压患者应戒烟，包括二手烟。

6. 免疫接种　患者为中年男性，合并多种慢性病，未进行免疫接种。因此需要接种疫苗。

P（计划：针对每个问题提出干预计划）

1. 血压控制不佳　患者目前 HbA1c 为 8.1%，伴有体重减轻、多饮、多食等。依据《中国高血压防治指南（2018 年修订版）》，伴有糖尿病的高血压且≥65 岁的老年患者首选联合 ACEI/ARB 类的降压药。建议将降压药调整为硝苯地平缓释片联合雷米普利 5mg qd。是□否□

2. 高血糖　如果诊断为 2 型糖尿病，在生活方式调整的同时，给予二甲双胍 500mg tid 治疗。是□否□

3. 血脂异常　将普伐他汀的使用剂量调整为 40mg qn。是□否□

4. 生活方式改善　每日饮食总热量至少减少 400～500kcal（1kcal=4.184kJ）；中等强度的体力活动至少保持在 150min/w。是□否□

5. 吸烟　戒烟。是□否□

6. 免疫接种　建议每年进行流感疫苗、肺炎链球菌疫苗接种。是□否□

服务时长：30 分钟　　　　　　　下次随访时间：2018.9.8

参考文献：

[1] 《中国高血压防治指南》修订委员会. 中国高血压防治指南（2018 年修订版）[M]. 北京：人民卫生出版社, 2018.

[2] 中华医学会糖尿病学分会. 中国 2 型糖尿病防治指南（2017 年版）[J]. 中华糖尿病杂志, 2018, 10（1）：4-67.

[3] 中国成人血脂异常防治指南修订联合委员会. 中国成人血脂异常防治指南（2016 年修订版）[J]. 中国循环杂志, 2016, 31（10）：937-953.

[4] 中华医学会神经病学分会, 中华医学会神经病学分会睡眠障碍学组. 中国成人失眠诊断与治疗指南（2017 版）[J]. 中华神经科杂志, 2018, 51（5）：324-335.

[5] 中华医学会呼吸病学分会. 中国成人社区获得性肺炎诊断和治疗指南（2016 年版）[J]. 中华结核和呼吸杂志, 2016, 39（4）：253-279.

案例提供者：韩爽　北京积水潭医院
案例编审者：温爱萍　首都医科大学附属北京友谊医院

电子版案例

案例名称	案例提供者	案例编审者
案例 5：高血压＋高脂血症＋糖尿病＋冠心病	李丹丹（首都医科大学附属北京友谊医院）	赵桂宏（首都医科大学附属北京潞河医院）
案例 6：高血压＋糖尿病＋高脂血症＋冠心病	韩爽（北京积水潭医院）	马丽萍（北京大学首钢医院）
案例 7：高血压＋高脂血症＋冠心病	张超（首都医科大学附属北京友谊医院）	赵桂宏（首都医科大学附属北京潞河医院）
案例 8：高血压＋糖尿病＋骨关节炎	朱孔彩（首都医科大学附属北京佑安医院）	马丽萍（北京大学首钢医院）
案例 9：高血压＋高脂血症＋糖尿病＋冠心病	黄灿（首都医科大学附属北京佑安医院）	赵桂宏（首都医科大学附属北京潞河医院）

案例 5~案例 9

第二章 糖 尿 病

案例10：糖尿病＋高血压＋高脂血症＋高尿酸血症

案 例 简 介

患者张X，男，62岁。最近出现双下肢疼、无力症状加重，伴有尿急、尿频、排尿不畅等不适。既往有糖尿病、高血压、高脂血症、高尿酸血症，使用药物控制，偶尔出现忘记服药的情况。平素有饮酒史及吸烟史。实验室检查：总胆固醇、低密度脂蛋白、空腹及餐后血糖、糖化血红蛋白均升高。患者希望帮助解决双下肢疼、无力以及尿急、尿频、排尿不畅的问题。

重点关注的药物治疗相关问题

1. 哪些因素可能导致该患者出现双下肢痛？
2. 该患者尿频、尿急、排尿不畅是否与药物有关？
3. 该患者的血糖控制目标是什么？
4. 该患者的血糖不达标的原因是什么？
5. 该患者的血脂控制目标是什么？
6. 如何制订该患者的血脂治疗方案？
7. 该患者的生活习惯存在什么问题？

第一部分：要求患者提供的信息

一、授权许可文件

1. 药物治疗方案审查许可书

我特此许可　姚文鑫药师　审核我的药物治疗方案。我知晓在未获得医生许可前，我的药物治疗方案不会被更改。

针对在药师审核过程中发现的药物治疗问题，我签字同意　姚文鑫药师　就药物治疗相关问题与我的医生联系。

我许可　姚文鑫药师　留存我的健康信息资料和药物治疗建议的副本，以便日后的随访和药学监护使用。

我知晓我的个人健康档案会被妥善保密。在未获得我书面许可前，此次档案查阅内容将不会被泄露给法定代理人以外的第三者。

患者或法定代理人签字：张 X　　日期：2018.8.4

患者姓名（正楷）：张 X

2. 医疗档案获取同意书

医院名称：　北京世纪坛医院

医院地址：　北京市海淀区羊坊店铁医路 10 号

我了解药师可能需要与我的医生或其他医护人员讨论我的治疗问题，为了医疗费用报销，有时还可能包括保险公司。我特此许可以上医院药师获取我的医疗健康档案。该档案将会以保密方式提供给我的药师并专门用于我的治疗。

我签名确认已获得此文件的副本，并同意将我的健康档案给药师和其他医护人员共享。我知晓我可以随时通过书面通知形式，联系以上医院药师撤回此授权书。我同样了解在我撤销授权书之前医院药师获得的医疗档案不侵犯我的隐私权。

患者或法定代理人签字：张 X

日期：2018.8.4

联系电话：XXXXXX

药师：姚文鑫药师

日期：2018.8.4

联系电话：XXXXXX

3. 获取用药记录申请

尊敬的药师：

此申请表用于许可获得贵药房过去 6 个月内给以下客户发放药物的打印版清单。药物治疗管理服务的目的是优化患者药学服务质量以及减少不良事件风险。所申请的记录将会

被严格保密,并用于患者的用药教育及依从性监测。

患者姓名 张 X	出生日期 1956.7.3
地址 XXXXXX	社会保险号 XXXXXX

我,张 X,许可将以上所申请的记录给予 __姚文鑫药师__ 用于以上所述的目的。

患者或法定代理人签字 __张 X__ 日期 __2018.8.4__ 联系电话 __XXXXXX__
药师 __姚文鑫__ 日期 __2018.8.4__ 联系电话 __XXXXXX__

二、患者健康管理信息表

姓名:张 X 日期:2018.8.4 出生日期:1956.7.3
性别(勾选一个):男 √ 女 婚姻状况:已婚
家庭住址:北京市海淀区 邮政编码:100038

你的主诊医生是谁? 周医生
上一次全面体检是什么时候? 2018.4

家族史(包括母亲、父亲、兄弟、姐妹、祖父母):无

高血压	糖尿病	高脂血症
心脏病	卒中(脑梗死、脑出血)	肾脏病
抑郁症	癌症	其他

既往病史

哮喘	高血压 √
心律不齐(房颤)	心脏病
焦虑	失眠(睡眠困难)
慢性阻塞性肺疾病	胃食管反流(反酸)
糖尿病 √	溃疡(胃/肠)
抑郁症	甲状腺疾病
癌症	其他:高脂血症、高尿酸血症

既往手术史

阑尾切除术
血管成形术(球囊手术)或支架
冠状动脉旁路移植术(搭桥)
髋关节置换术
子宫切除术
膝关节置换术
心脏起搏器和除颤器

生产手术

其他：

过敏史（药物和食物）＿磺胺类药物、苯巴比妥＿

不能耐受的情况（包括既往用药的副作用：恶心、便秘、失眠、头晕、胃部不适等）＿无＿

当前症状描述

如果你正有以下列表中的症状，圈出所有选项，如果没有，选择"无"

体质上的

　　体重减轻　盗汗　体重增加　疲劳　（√）无　其他：＿＿＿＿＿

五官

　　视力问题　重影　青光眼　白内障　（√）无　其他：＿＿＿＿＿

　　听力障碍　耳鸣　耳痛　眩晕　（√）无　其他：＿＿＿＿＿

　　鼻塞　流涕　鼻血　感染　（√）无　其他：＿＿＿＿＿

　　吞咽困难　声音嘶哑　喉咙痛　牙龈出血　（√）无　其他：＿＿＿＿＿

内分泌

　　腺体肿胀　甲状腺问题　糖尿病√　（　）无　其他：＿＿＿＿＿

呼吸系统

　　咳嗽　呼吸急促　咳痰　哮喘　吸烟√　（　）无　其他：＿＿＿＿＿

心血管

　　心痛　高血压√　心律失常　心悸　腿部水肿　平躺时呼吸困难　（　）无

　　其他：＿＿＿＿＿

消化系统

　　便秘　胃食管反流　胃灼热感　胃肠溃疡　肝炎　恶心/呕吐　（√）无

　　其他：＿＿＿＿＿

泌尿生殖系统

　　尿频√　尿痛　血尿　尿失禁　（　）无　其他：尿急、排尿不畅＿＿＿＿＿

肌肉骨骼系统

　　关节痛　肌无力　腿部无力　肌肉抽筋　（√）无　其他：＿＿＿＿＿

神经系统

　　头痛　偏头痛　癫痫　麻木　震颤　晕厥　（√）无　其他：＿＿＿＿＿

血液淋巴系统

　　出血　血栓　腺体肿胀　（√）无　其他：＿＿＿＿＿

免疫系统

　　过敏　皮疹　感染　（√）无　其他：＿＿＿＿＿

心理

　　抑郁　哭闹　焦虑　嗜睡　睡眠障碍　（√）无　其他：＿＿＿＿＿

生活状况与生活习惯

你同谁一起生活：老伴儿

是否有工作：是　否 √（退休）

工作单位：<u>北京 XXXXXX 公司</u>

职位：<u>退休</u>

是否吸烟或其他形式的烟草？是 √　否

　　如果是，一天几包？<u>1</u>

曾经吸烟吗？是 √　否

　　如果是，一天几包？_____持续了多久？_____什么时候戒的？<u>未戒烟</u>

是否饮酒？是 √　否

　　如果是，饮酒的一般量<u>2 两白酒</u>/日 √　周　月

是否有酒精饮料？是　否 √

　　如果是，一般量_____/日　周　月

　　持续了多少年？<u>40 年</u>　什么时候戒的？<u>未戒酒</u>

每周锻炼几次？<u>1～2 次</u>

免疫接种

最后一次接种疫苗是什么时候？<u>未接种疫苗</u>

流感

百白破

带状疱疹

肺炎球菌

患者关注的医疗问题

1. 关于你的药物治疗有什么问题？

<u>双下肢疼、无力与现在吃的药有关吗？</u>

2. 关于你的健康和治疗状况有什么关心的问题？

<u>尿急、尿频、排尿不畅怎么解决？</u>

3. 你希望从我们随访中得到什么？

<u>改善尿急、尿频、排尿不畅的症状，改善下肢痛的症状。</u>

三、患者生活信息采集表

姓名：张 X		出生日期：1956.7.3
地址：北京市海淀区		
城市：北京	省份：北京	邮编：100038
保险：无		ID 号：XXXXXX
填表日期：2018.8.4		

病史（请列出您目前存在或曾经有过的任何疾病状况）	
糖尿病	高血压
高脂血症	高尿酸血症

续表

目前治疗药物（包括所有的处方药、非处方药、膳食补充剂及中药）

药物名称/规格	服用方法	治疗目的	使用时长
缬沙坦胶囊/80mg	每次1粒，每天早上	高血压	8年
阿司匹林肠溶片/100mg	每次1片，每天早上	抗栓	8年
阿卡波糖片/50mg	每次1片，每天3次，随餐服用	糖尿病	4个月
那格列奈片/120mg	每次1片，每天3次，餐前服用	糖尿病	4个月
阿托伐他汀钙片/10mg	每次1片，每晚睡前服用	高脂血症	7年
碳酸氢钠片/250mg	每次2片，每天3次	高尿酸血症	2年
苯溴马隆片/25mg	每次1片，每天早餐后	高尿酸血症	2年

过敏史：磺胺类药物、苯巴比妥

药物名称	事件经过
复方磺胺甲噁唑、苯巴比妥	服药后双上肢出现红疹、瘙痒

医生信息

医生姓名　周医生	科别/专业　内分泌	电话	XXXXXX
药店名称：无			
常用药店或者医院药房		电话	
无		无	
其他药店或者医院药房		电话	
无		无	

日期　<u>2018.8.4</u>

姓名　<u>张X</u>　　出生日期　<u>1956.7.3</u>　　年龄　<u>62</u>

患者就诊提醒：请携带下列物品

医保卡

所有处方药及非处方药，包括非常规服用的药物

眼镜（如果需要）

助听器（如果需要）

您是否有视力问题？　<u>否</u>

您是否有听力问题？　<u>否</u>

您能自己完成表格填写吗？　<u>是</u>

您是否需要您的照料人协助完成 MTM 咨询？（如果需要，请在最后一页相应位置签字）<u>否</u>

您觉得您对我们给予的用药指导（书面或口头）是否可能会理解困难？　<u>否</u>

您觉得您的健康问题对您的生活质量产生了怎样的影响？<u>影响生活质量</u>

请回答"是"或"否",并尽量给予说明。

当您症状有所好转,疾病有所控制时,您是否会漏服药物? ___是___

您忘记服药的频率是? ___3～4 次 / 周___

当您服药期间感觉疾病加重时,您有过减少服药或停止服药吗? ___否___

当您旅行或离家时,您有时会忘记携带药物吗? ___是___

您有过向他人借药或借给他人药的经历吗? ___否___

您上次住院的时间是? ___4 个月前___

(大致的时间、住院原因、住院时长、出院返回地点)

4 个月前因血糖控制不佳入院调整血糖

请写下您日常就诊的诊所及医生(分类写出心血管医生、急诊医生、骨科医生等)

内分泌、心内、风湿免疫、泌尿

营养状况

您现居住地在:□南方 ■北方(以长江分界),■城市 □农村

身高___172cm___ 体重___85kg___ 腰围___96cm___ 骨架:小 中 √ 大

您认为您的最佳体重应该是? ___80kg___ 您的最高体重是 ___85kg___,最低体重是___76kg___)

您 1 年前体重是? ___83___ kg 过去 1 年的体重变化为 ___+2___ kg

您平时不吃正餐的频率是?□3～4 次 / 周 □1 次 / 周 ■极少

您通常的进餐时间是:

早餐___6___ am,午餐___12___ am,晚餐___7___ pm 加餐___无___

1. 您每周吃快餐或加餐的频率是?

□4 次或更多 □1～3 次 ■极少

2. 您每日吃多少蔬菜或水果?

■2 份或更少 □3～4 份 □5 份或更多

3. 您每日摄入多少可乐、果汁、调味茶等含糖饮料(无糖饮料除外)?

□3 份或更多 □1～2 份 ■极少

请写出您昨天进食的所有食物和饮料

6am～6pm 6pm～6am

油饼、豆腐脑、鸡蛋

米饭、洋白菜、红烧肉

烙饼、带鱼、炸花生米、西瓜

对于不应与食物同时服用的药物,您是如何与进食隔开的? 间隔半小时

您是否食用葡萄柚? ___否___

请描述您日常的活动

1. 您一般几点起床? ___5 点___

2. 您一般几点睡觉? ___22 点___

3. 您入睡困难吗? ___否___ 夜间有睡眠不好吗? ___起夜 3～4 次___

4. 您服用安眠药物吗? ___否___

您以下时间段的主要活动内容是：

    a 上午　<u>买菜,看电视</u>

    b 下午　<u>看报,看电视</u>

    c 晚上　<u>遛弯,看电视</u>

您有过跌倒吗？　<u>否</u>

您现在仍在开车吗？　<u>否</u>

您在日常活动中和护理上有人照料吗？　<u>否</u>

如果有人照料,请告知,照料人是<u>无</u>

您愿意与您的照料人讨论您的药物治疗和医疗护理吗？　<u>是</u>

如果您许可由您的照料人协助完成药物治疗评估,请签字<u>不需要</u>

照料人的姓名和电话（如果有）<u>无</u>

签名<u>张 X</u>

第二部分：药师访谈与干预

四、患者用药重整清单及不良反应记录

（一）患者用药重整清单

姓名：张 X　　　出生日期：1956.7.3

包括所记录的所有药物：处方药、非处方药、中药和其他膳食补充剂

请随身携带这个记录，并交给医生、药师和其他医疗服务提供者看

药物		用于治疗什么？	什么时候服用？	开始日期	停止日期	医生	特殊说明
药物名称	剂量						
缬沙坦胶囊 /80mg	每次 1 粒，每日早上服用	高血压	每日早上	2010	至今	王医生	
阿司匹林肠溶片 /100mg	每次 1 片，每日 1 次	预防心脑血管病	每日早上，空腹服用	2010	至今	王医生	早晨空腹服用
阿卡波糖片 /50mg	每次 1 片，每日 3 次	糖尿病	随餐服用，嚼服	2018.4	至今	周医生	随第一口饭嚼服
那格列奈片 /120mg	每次 1 片，每日 3 次	糖尿病	餐前 15 分钟	2018.4	至今	周医生	餐前 15 分钟内服用
阿托伐他汀钙片 /10mg	每次 1 片，每日 1 次	高脂血症	睡前	2011	至今	王医生	睡前服用
碳酸氢钠片 /250m	每次 2 片，每日 3 次	高尿酸血症	每日 3 次	2016	至今	周医生	
苯溴马隆片 /25mg	每次 1 片，每日 1 次	高尿酸血症	早餐后	2016	至今	周医生	早餐后服用

（二）患者既往用药不良反应记录

姓名：张 X　　　出生日期：1956.7.3　　　电话：XXXXXX

请随身带着您这份记录，并交给医生、药师或其他医务人员看

紧急联系信息

姓名：李 X

关系：夫妻

电话：XXXXXX

初级保健医师

姓名：无

电话：无

药房 / 药师

姓名：姚药师

电话：XXXXXX

续表

过敏

我对什么过敏？（药物、食物和其他）	过敏或反应时的表现
磺胺类药物	胳膊红疹、瘙痒
苯巴比妥	胳膊红疹、瘙痒

药物导致的其他问题

导致问题的药物名称	药物导致的问题有哪些
无	

当医生给你开了一种新的药物，请询问医生或药师如下问题：

我正在服用的是什么？

它是用来治疗什么的？

何时服用？

有副作用吗？

有什么特殊注意事项吗？

漏服会发生什么？

备注：

患者签名：张 X	医务人员签名：姚文鑫	上次更新的日期	2018.8.4
		上次医务人员评价的日期：2018.3	

五、实验室及影像学检查结果

姓名：张 X　　　　出生日期：1956.7.3　　　　ID 号：XXXXXX

性别：男 √　女　　填表日期：2018.8.4

化验检查结果

日期	检查项目	检查结果	高/低/正常
7.26	GPT	18U/L	正常
7.26	GOT	8U/L	正常
7.26	CRE	68μmol/L	正常
7.26	HDL-C	0.89mmol/L	低
7.26	LDL-C	6.02mmol/L	高
7.26	TC	8.42mmol/L	高
7.26	HbA1c	8%	高
7.26	血糖（空腹）	8.79mmol/L	高
7.26	尿蛋白	（－）	正常
7.26	尿酸	389μmol/L	正常
7.26	餐后血糖	12.9mmol/L	高

六、药物治疗相关问题（MRP）和权重排序

药师姓名：姚文鑫　　建档日期：2018.8.4

患者信息　姓名 张X　性别 ■男 □女　出生日期 1956.7.3

序号	疾病/医疗问题	药物	适应证 1.不必要的药物治疗	适应证 2.需要增加额外的药物治疗	有效性 3.无效的药物治疗	有效性 4.药物剂量过低	安全性 5.药物不良事件	安全性 6.药物剂量过高	依从性 7.用药依从性问题	实际/潜在MRP	权重（高/中/低）	MRP详细描述
1	下肢无力、疼痛			2.1因身体或疾病状况需要增加额外的治疗方案						实际	高	患者十余年前于外院检查随机血糖>11.1mmol/L，未进行饮食控制、运动锻炼及应用降血糖药物治疗。7年前开始应用口服降血糖药物治疗，具体方案不详。近3年患者无明显诱因出现双下肢疼痛，疼痛于活动后明显，休息时缓解，伴有间歇性跛行，曾明确诊断为"糖尿病周围神经病变"
2	尿急、尿频、尿痛			2.1因身体或疾病状况需要增加额外的治疗方案						实际	高	患者存在尿急、尿频、尿痛症状，起夜3～4次，前列腺症状评分（IPSS）为20分，属于重度下尿路症状（LUTS）
3	糖尿病	阿卡波糖 那格列奈							7.3患者忘记服药	实际	高	患者近期空腹血糖为8.79mmol/L，餐后血糖为12.9mmol/L，HbA1c为8%。服用阿卡波糖，那格列奈每日2种药物控制血糖，此2种药每日服用3次，患者漏服服频率较高

注：MRP类别（见编写说明附表）

续表

姓名　张 X　性别　■男　□女　出生日期　1956.7.3

序号	疾病/医疗问题	药物	MRP类别（见编写说明附表）							实际/潜在 MRP	权重（高/中/低）	MRP 详细描述
			适应证		有效性		安全性		依从性			
			1. 不必要的药物治疗	2. 需要增加额外的药物治疗	3. 无效的药物治疗	4. 药物剂量过低	5. 药物不良事件	6. 药物剂量过高	7. 用药依从性问题			
4	高脂血症	阿托伐他汀				4.1 药物剂量过低				实际	中	患者现 TC 8.42mmol/L，LDL-C 6.02mmol/L。目前服用阿托伐他汀 10mg qn
5	肥胖			2.1 因身体或疾病状况需要增加额外的治疗方案						实际	中	患者身高 172cm，体重 85kg，腰围 96cm，计算 BMI 28.7kg/m²。平时无运动习惯，只在晚饭后散步。因下肢无力、疼痛，暂停散步
6	吸烟			2.1 因身体或疾病状况需要增加额外的治疗方案						实际	中	患者有 40 年的吸烟史，每日抽烟 1 包，诉平时无咳嗽、咳痰
7	免疫接种			2.1 因身体或疾病状况需要增加额外的治疗方案						实际	低	患者为 62 岁的老年男性，从未接种过流感疫苗

随访计划：关注患者下肢无力、疼痛的症状有无改善；关注患者尿急、尿频、尿痛的症状有无改善；关注患者用药的依从性是否有提高，根据以上发现的 7 个药物治疗相关问题的权重排序，计划随访 2～3 次。

七、患者健康管理行动方案

患者姓名	张 X
医生（电话）	XXX（XXXXXX）
药房 / 药师（电话）	姚文鑫
制订日期	2018.8.4

为了帮助您获得最佳药物治疗效果，现将重要的执行计划列为下表；

该列表可以帮助您和您的药师或医生管理您服用的药物，您可以在每一项旁边的空格中记录您的完成情况。

序号	计划步骤→我需要做什么……	记录：我做了什么？什么时候做的？……
1	到内分泌科就诊，评估糖尿病周围神经病变问题	
2	到泌尿科就诊，评估前列腺相关疾病问题	
3	使用智能药盒，提醒服用降血糖药，减少漏服药的情况，同时监测血糖	
4	到心内科就诊，评估调脂药治疗方案	

药师与患者预约下次随访时间：2018.X.X

八、药师与医生沟通表

表 -1

医生：内分泌科 周医生	日期：2018.8.4
传真：XXXXXX	电话：XXXXXX

患者姓名：张 X	身份证号：XXXXXX
出生日期：1956.7.3	ID 编号：XXXXXX

药师建议

周医生：您好！

药师最近对上面提到的患者进行了用药审核，我们发现了一些关于药物治疗方面的相关问题，并给予您的建议如下，敬请考虑。

药物治疗问题：

患者发现血糖升高十年余，近期空腹血糖为 8.79mmol/L，餐后血糖为 12.9mmol/L，HbA1c 为 8.0%。由于患者近期漏服药物次数较多，考虑其血糖不佳与此有关，药师已和患者商议并制订了改善依从性的方案。目前出现双下肢疼痛、无力症状，未用药物治疗。

药师推荐：

根据《中国 2 型糖尿病防治指南（2017 年版）》，患者下肢疼痛和无力的症状是否考虑为糖尿病自主神经病变。如果是，建议加用甲钴胺促进神经修复、依帕司他改善代谢紊乱。用药方案为甲钴胺片 0.5mg tid，依帕司他胶囊 50mg tid。

续表

医生给药师的反馈

□建议被接受 _____

□部分接受,修改 _____

□拒绝,请说明 _____

□其他 _____

医生签名 _____

来自:药房名称: 世纪坛医院

药师: 姚文鑫

传真: XXXXXX   电话: XXXXXX   邮箱: XXXXXX@sina.com

地址: 北京世纪坛医院

感谢您对此事的重视!

表 -2

医生: 泌尿科 李医生	日期: 2018.8.4
传真: XXXXXX	电话: XXXXXX

患者姓名: 张 X	身份证号: XXXXXX
出生日期: 1956.7.3	ID 编号: XXXXXX

药师建议

李医生:您好!

药师最近对上面提到的患者进行了用药审核,我们发现了一些关于药物治疗方面的相关问题,并给予您的建议如下,敬请考虑。

药物治疗问题:

患者存在尿频、尿急、排尿不畅等症状,每天起夜 3～4 次,这对患者的生活影响较大。

药师推荐:

患者的 IPSS 评分为 20 分,属于重度 LUTS,建议加用药物治疗。推荐的用药方案为特拉唑嗪 1mg qn,1～2 周后根据疗效调整剂量;非那雄胺片 5mg qd。

医生给药师的反馈

□建议被接受 _____

□部分接受,修改 _____

□拒绝,请说明 _____

□其他 _____

医生签名 _____

来自:药房名称: 世纪坛医院药剂科

药师: 姚文鑫

传真: XXXXXX   电话: XXXXXX   邮箱: XXXXXX@sina.com

地址: 北京世纪坛医院

感谢您对此事的重视!

表 -3

医生：心内科 王医生	日期：2018.8.4
传真：XXXXXX	电话：XXXXXX

患者姓名：张 X	身份证号：XXXXXX
出生日期：1956.7.3	ID 编号：XXXXXX

药师建议

王医生：您好！

　　药师最近对上面提到的患者进行了用药审核，我们发现了一些关于药物治疗方面的相关问题，并给予您的建议如下，敬请考虑。

药物治疗问题：

　　患者的 TC 8.42mmol/L、LDL-C 6.02mmol/L，血脂未达标，目前服用阿托伐他汀 10mg qn。患者 China-PAR 评估心脑血管病 10 年发病风险为 25.1%，属于高危，将 LDL-C 水平降至 1.8mmol/L 有助于降低其 ASCVD 风险。药师认为该患者血脂不达标的原因为调血脂药物的用药剂量不足。

药师推荐：

　　阿托伐他汀的剂量由原来的 10mg qn 增加至 20mg qn，3 个月后再行评估血脂水平。

医生给药师的反馈

□ 建议被接受 _____

□ 部分接受，修改 _____

□ 拒绝，请说明 _____

□ 其他 _____

医生签名 _____

来自：药房名称：世纪坛医院药剂科

药师：姚文鑫

传真：XXXXXX　　电话：XXXXXX　　邮箱：XXXXXX@sina.com

地址：北京世纪坛医院

感谢您对此事的重视！

九、患者健康管理药历（SOAP）

患者姓名：张 X	
患者编号：3127XX	保险公司：无
出生日期：1956.7.3	年龄：62
性别：男	评估日期：2018.8.4

S(主观资料：患者自诉）

患者于十余年前于外院检查随机血糖>11.1mmol/l（具体不详），未进行饮食控制、运动锻炼及应用降血糖药物治疗。8 年前患者开始应用口服降血糖药物治疗，曾应用二甲双胍等药物治疗（具体方案不详），未监测血糖。近 3 年患者无明显诱因出现双下肢疼痛，疼痛于活动后明显，休息时缓解，伴有间歇性跛行，曾明确诊断为"糖尿病周围神经病变"。4 个月前患者因血糖控制不佳于我科住院治疗，调整降糖方案为阿卡波糖片 50mg tid、那格列奈片 120mg tid，出院后未规律监测血糖。近 1 个月来患者自诉双下肢疼痛、乏力症状加重，伴有尿频、尿急及排尿不畅，门诊就诊查 HBA1c 为 8.0%、空腹血糖为 8.79mmol/L，收入院治疗。患者平素尿频、尿急、排尿不畅。

续表

O（客观资料：查体或实验室检查资料）

身高 172cm，体重 85kg，腰围 96cm，BMI 28.7kg/m²，血压 130/85mmHg。

血生化：GPT 18U/L，GOT 8U/L↓，总胆红素 7.8μmol/L，CRE 68μmol/L，

TC 8.42mmol/L↑，HDL-C 0.89mmol/L↑，LDL-C 6.02mmol/L↑，

空腹血糖 8.79mmol/L↑，餐后血糖 12.9mmol/L↑，HbA1c 8%↑，

Na⁺ 140mmol/L，K⁺ 4.5mmol/L，Ca²⁺ 2.4mmol/L。

A（评估：药师发现的问题，按权重由高到低排序）

1. 需要增加额外的治疗方案——因糖尿病周围神经病变，需要增加额外的治疗方案 患者近期出现双下肢疼痛、乏力等症状，根据《中国 2 型糖尿病防治指南（2017 年版）》判断，患者可能存在糖尿病自主神经病变，目前未用药物治疗。

2. 需要增加额外的治疗方案——因前列腺增生，需要增加额外的治疗方案 患者目前存在尿频、尿急、排尿不畅等症状，IPSS 评分为 20 分，属于重度 LUTS，未药物治疗。

3. 用药依从性问题——患者经常忘记服药，导致血糖控制不佳 患者目前服用阿卡波糖和那格列奈，漏服药物的频率为每周 3～4 次。患者目前空腹血糖为 8.79mmol/L，餐后 2 小时血糖为 12.9mmol/L，HbA1c 为 8%，未达标。

4. 用药剂量过低——患者的调血脂药物用药剂量过低，导致血脂不达标 患者目前服用阿托伐他汀 10mg qn，TC 8.42mmol/L，LDL-C 6.02mmol/L，未达标。

5. 需要增加额外的治疗方案——患者因为体重超标，因此需要增加额外的治疗方案 患者的 BMI 为 28.7kg/m²、腰围为 96cm，属于肥胖。

6. 需要增加额外的治疗方案——患者需要戒烟，因此需要增加额外的治疗方案 患者吸烟有 40 年的吸烟史，每日抽烟 1 包，诉平时无咳嗽、咳痰。

7. 需要增加额外的治疗方案——患者因未接种疫苗，因此需要增加额外的治疗方案 患者为中年男性，合并糖尿病等多种慢性病，未进行免疫接种。

P（计划：针对每个问题提出干预计划）

1. 糖尿病神经病变 转诊内分泌科医生，评估是否存在糖尿病神经病变。如果是，加用甲钴胺片 0.5mg tid、依帕司他胶囊 50mg tid。是□否□

2. 前列腺增生 转诊泌尿科医生，评估前列腺情况，酌情给予治疗。建议加用特拉唑嗪 1mg qn，1～2 周后根据疗效增加剂量；并加用非那雄胺片 5mg qd。是□否□

3. 血糖控制不佳 改善依从性，减少漏服药次数。

（1）建议患者：使用智能药盒，将药物按顺序摆在药盒中，并设定时间，同时监测血糖并记录。

（2）如按时服药后血糖仍然不达标，转诊内分泌科，调整治疗方案。建议医生：可加用二甲双胍片 500mg，早、晚餐时服药，并监测血糖。患者超重，有减重需求，也可将那格列奈换为利拉鲁肽 0.6mg qd。是□否□

4. 血脂不达标 转诊心内科医生，评估调脂治疗方案。建议医生将阿托伐他汀的剂量由 10mg qn 增至 20mg qn。是□否□

5. 肥胖 转诊体重管理门诊，制订减重计划。建议 3～6 个月内减重 3.9～7.8kg（5%～10%）。是□否□

6. 吸烟 转诊戒烟门诊，制订戒烟计划。是□否□

7. 疫苗接种 建议每年进行流感疫苗、肺炎链球菌疫苗接种。是□否□

服务时长：30 分钟   下次随访时间：2018.9.11

参考文献:

[1] 中华医学会糖尿病学分会. 中国2型糖尿病防治指南 (2017年版) [J]. 中华糖尿病杂志, 2018 (1): 4-67.

[2] 中华医学会内分泌学分会脂代谢学组. 中国2型糖尿病合并血脂异常防治专家共识 (2017年修订版) [J]. 中华内分泌代谢杂志, 2017 (11): 925-936.

[3] 中华医学会老年医学分会, 中华老年医学杂志编辑委员会. 老年人良性前列腺增生症/下尿路症状药物治疗共识 (2015) [J]. 中华老年医学杂志, 2015 (12): 1380-1387.

案例提供者: 姚文鑫　首都医科大学附属北京世纪坛医院
案例编审者: 栗芳　首都医科大学附属北京世纪坛医院

案例 11：糖尿病 + 高脂血症 + 高血压 + 睡眠障碍

案 例 简 介

患者李 X，男，47 岁。近期血糖控制不佳，出现视力模糊、睡眠不好。患者既往有糖尿病、高血压、高脂血症和失眠病史，服用多种药物控制。无不良嗜好。实验室检查：总胆固醇、低密度脂蛋白、空腹及餐后血糖、糖化血红蛋白均升高。患者希望帮助解决血糖高、视力模糊和睡眠不好的问题。

重点关注的药物治疗相关问题

1. 哪些因素可能导致该患者出现视力模糊？
2. 该患者的血糖控制目标是什么？
3. 该患者的血糖不达标的原因是什么？
4. 该患者的血脂控制目标是什么？
5. 如何制订该患者的血脂治疗方案？
6. 该患者的生活习惯存在什么问题？

第一部分：要求患者提供的信息

一、授权许可文件

1. 治疗药物方案审查许可书

我特此许可__康怡药师__审核我的药物治疗方案。我知晓在未获得医生许可前，我的药物治疗方案不会被更改。

针对在审核过程中发现的药物治疗问题，我签字同意__康怡药师__就相关问题与我的医生联系。

我许可__康怡药师__留存我的健康信息资料和药物治疗建议的副本，以便日后的随访和药学监护。

我知晓我的个人健康档案会被妥善保密。在未获得我书面许可前，此次查阅内容将不会被泄露给法定代理人以外的第三者。

患者或法定代理人签字：__李 X__   日期：__2018.8.30__
患者姓名（正楷）：__李 X__

2. 医疗档案获取同意书

医院名称：____北京 XXX 医院____
医院地址：____北京市 XXXXXX____

我了解药师可能需要与我的医生或其他医护人员讨论我的治疗问题，为了医疗费用报销，有时还可能包括保险公司。我特此许可以上医院药师通过医护人员获取我的医疗／健康档案。该档案将会以保密方式提供给我的药师并专门用于我的治疗。

我签名确认已获得此文件的副本，并同意将我的健康档案给药师和其他医护人员共享。我知晓我可以随时通过书面通知形式，联系以上医院药师撤回此同意书。我同样了解在我撤销同意书之前医院药师获得的医疗档案不侵犯我的隐私权。

患者或法定代理人签字：__李 X__
日期：__2018.8.30__
联系电话：__XXXXXX__
药师：__康怡__
日期：__2018.8.30__
联系电话：__XXXXXX__

3. 获取用药记录申请

尊敬的药师：

此申请表用于许可获得贵药房过去 6 个月内给以下客户发放药物的打印版清单。药物治疗管理服务的目的是优化患者药学服务质量以及减少不良事件风险。所申请的记录将会

被严格保密,并用于患者的用药教育及依从性监测。

患者姓名　李x	出生日期　1971.3.27
地址　北京市朝阳区望京西街	社会保险号XXXXXX

我,李X,许可将以上所申请的记录给予　康怡　用于以上所述的目的。

患者或法定代理人签字　李X　日期　2018.8.30　联系电话　XXXXXX

药师　康怡　日期　2018.8.30　联系电话　XXXXXX

二、患者健康管理信息表

姓名:李X　　　　日期:2018.8.30　　　出生日期:1971.3.27

性别(勾选一个):男 √　女　　　　婚姻状况:离异

家庭住址:北京市朝阳区望京西街　　　邮政编码:100020

你的主诊医生是谁? 王医生

上一次全面体检是什么时候? 记不清

家族史(包括母亲、父亲、兄弟、姐妹、祖父母)

高血压 √　　　　糖尿病 √　　　　　　高脂血症 √

心脏病　　　　　卒中(脑梗死、脑出血)　肾脏病

抑郁症　　　　　癌症　　　　　　　　其他

既往病史

哮喘　　　　　　　　　高血压 √

心律不齐(房颤)　　　　心脏病

焦虑　　　　　　　　　失眠(睡眠困难) √

慢性阻塞性肺疾病　　　胃食管反流(反酸)

糖尿病 √　　　　　　　溃疡(胃/肠)

抑郁症　　　　　　　　甲状腺疾病

癌症　　　　　　　　　其他

既往手术史

阑尾切除术

血管成形术(球囊手术)或支架

冠状动脉旁路移植术(搭桥)

髋关节置换术

子宫切除术

膝关节置换术

心脏起搏器和除颤器

生产手术

其他:

过敏史(药物和食物)___无___

不能耐受的情况(包括既往用药的副作用:恶心、便秘、失眠、头晕、胃部不适等)___无___

当前症状描述

如果你正有以下列表中的症状,圈出所有选项,如果没有,选择"无"

体质上的

   体重减轻　盗汗　体重增加　疲劳　(√)无　其他:_____

五官

   视力问题　重影　青光眼　白内障　(√)无　其他:_____

   听力障碍　耳鸣　耳痛　眩晕　(√)无　其他:_____

   鼻塞　流涕　鼻血　感染　(√)无　其他:_____

   吞咽困难　声音嘶哑　喉咙痛　牙龈出血　(√)无　其他:_____

内分泌

   腺体肿胀　甲状腺问题　糖尿病√　( )无　其他:_____

呼吸系统

   咳嗽　呼吸急促　咳痰　哮喘　吸烟　(√)无　其他:_____

心血管

   心痛　高血压√　心律失常　心悸　腿部水肿　平躺时呼吸困难　( )无

   其他:_____

消化系统

   便秘　胃食管反流　胃灼热感　胃肠溃疡　肝炎　恶心/呕吐　(√)无

   其他:_____

泌尿生殖系统

   尿频　尿痛　血尿　尿失禁　(√)无　其他:_____

肌肉骨骼系统

   关节痛　肌无力　腿部无力　肌肉抽筋　(√)无　其他:_____

神经系统

   头痛　偏头痛　癫痫　麻木　震颤　晕厥　(√)无　其他:_____

血液淋巴系统

   出血　血栓　腺体肿胀　(√)无　其他:_____

免疫系统

   过敏　皮疹　感染　(√)无　其他:_____

心理

   抑郁　哭闹　焦虑　嗜睡　睡眠障碍√　( )无　其他:_____

生活状况与生活习惯

你同谁一起生活:独居

是否有工作:是 √　否

工作单位:<u>XXXXXX</u>

职位:<u>工人</u>

是否吸烟或其他形式的烟草?是 √　否

　如果是,一天几包?<u>1 包</u>

曾经吸烟吗?是 √　否

　如果是,一天几包?<u>1 包</u>持续了多久?<u>　　　　</u>什么时候戒的?<u>至今未戒</u>

是否饮酒?是 √　否

　如果是,饮酒的一般量<u>2 两</u>/日　周　月 √

是否有酒精饮料?是　否 √

　如果是,一般量<u>　　　　</u>/日　周　月

　持续了多少年?<u>　　　　</u>什么时候戒的?<u>　　　　</u>

每周锻炼几次?<u>几乎不锻炼</u>

免疫接种

最后一次接种疫苗是什么时候?<u>已经记不清了,近期未接种过</u>

流感

百白破

带状疱疹

肺炎球菌

患者关注的医疗问题

1. 关于你的药物治疗有什么问题?

<u>我觉得我最近眼睛不好,看东西模糊不清,血糖控制得也不好,不知道眼睛不好是不是</u>
<u>糖尿病引起的。还有我最近睡得也不好,晚上总睡不着觉,服用安眠药没有效果。</u>

2. 关于你的健康和治疗状况有什么关心的问题?

<u>我 3 年前就已有糖尿病,可当时视力并未受影响,为什么现在我的视力开始模糊了?会</u>
<u>不会失明啊?</u>

3. 你希望从我们随访中得到什么?

<u>希望能把血糖控制好,眼睛得到缓解,睡眠能有所改善。</u>

三、患者生活信息采集表

姓名:李 X		出生日期:1971.3.27	
地址:北京市朝阳区望京西街			
城市:北京市	省份:北京	邮编:100020	
保险:XXXXXX		ID 号:XXXXXX	
填表日期:2018.8.30			

病史(请列出您目前存在或曾经有过的任何疾病状况)	
高脂血症	糖尿病

睡眠障碍	

目前治疗药物（包括所有的处方药、非处方药、膳食补充剂及中药）

药物名称 / 规格	服用方法	治疗目的	使用时长
二甲双胍片 /250mg	每次 1 片，每天 3 次，三餐中	降糖	4 年
阿卡波糖片 /50mg	每次 1 片，每天 3 次，餐中嚼服	降糖	4 年
格列喹酮片 /30mg	每次 1 片，每天 3 次，三餐前半小时	降糖	4 年
厄贝沙坦片 /150mg	每次 1 片，早晨服用	降压	6 年
甲钴胺片 /500mg	每次 1 片，每天 3 次	营养神经	2 年
艾司唑仑片 /1mg	每次 1 片，睡前	镇静催眠	3 年

过敏史　无

药物名称	事件经过
无	

医生信息

医生姓名	科别 / 专业	电话	
王医生	内分泌科	XXXXXX	

药店名称	
常用药店或者医院药房	电话
XXXXXX	XXXXXX
其他药店或者医院药房	电话

日期　　2018.8 30

姓名　李 X　　出生日期　1971.3.27　　年龄　47

患者就诊提醒：请携带下列物品

医保卡

所有处方药及非处方药，包括非常规服用的药物

眼镜（如果需要）

助听器（如果需要）

您是否有视力问题？　否

您是否有听力问题？　否

您能自己完成表格填写吗？　能

您是否需要您的照料人协助完成 MTM 咨询？（如果需要，请在最后一页相应位置签字）　否

您觉得您对我们给予的用药指导（书面或口头）是否可能会理解困难？　否

您觉得您的健康问题对您的生活质量产生了怎样的影响？ 经常晚上很难入睡

请回答"是"或"否"，并尽量给予说明。

当您症状有所好转，疾病有所控制时，您是否会漏服药物？ 否

您忘记服药的频率是？ 无

当您服药期间感觉疾病加重时，您有过减少服药或停止服药吗？ 否

当您旅行或离家时，您有时会忘记携带药物吗？ 不会

您有过向他人借药或借给他人药的经历吗？ 没有

您上次住院的时间是？ 记不清

（大致的时间、住院原因、住院时长、出院返回地点）

_____

请写下您日常就诊的诊所及医生（分类写出心血管医生、急诊医生、骨科医生等）

_____

营养状况

您现居住地在：□南方　■北方（以长江分界），■城市　□农村

身高 176cm　　体重 95kg　　腰围 96cm　　骨架：小　中　大√

您认为您的最佳体重应该是？ 75kg （您的最高体重是 95kg ，最低体重是 90kg ）

您1年前体重是？ 大概90kg 　过去1年的体重变化为 +5kg

您平时不吃正餐的频率是？□3～4次/周　□√1次/周　□极少

您通常的进餐时间是：

早餐 7 am，午餐 12 am，晚餐 19 pm　加餐 无

1. 您每周吃快餐或加餐的频率是？

□4次或更多　□1～3次　■极少

2. 您每日吃多少蔬菜或水果？

■2份或更少　□3～4份　□5份或更多

3. 您每日摄入多少可乐、果汁、调味茶等含糖饮料（无糖饮料除外）？

□3份或更多　□1～2份　■极少

请写出您昨天进食的所有食物和饮料

6am～6pm　　　　　　　　6pm～6am

豆角、土豆、豆腐　　　　　茶水、咖啡

黄瓜、鱼、红烧肉

粥、包子、米饭

白酒

对于不应与食物同时服用的药物，您是如何与进食隔开的？ 没有关注过这个问题

您是否食用葡萄柚？ 否

请描述您日常的活动

1. 您一般几点起床？ 早6点

2. 您一般几点睡觉？ 　晚 11 点甚至更晚

3. 您入睡困难吗？ 　困难　 夜间有睡眠不好吗？ 　是的

4. 您服用安眠药物吗？ 　有，效果不好，仍然入睡困难

您以下时间段的主要活动内容是：

    a 上午 　上班，一般都是坐着

    b 下午 　上班，一般都是坐着

    c 晚上 　看电视

您有过跌倒吗？ 　否

您现在仍在开车吗？ 　是，但白天经常犯困

您在日常活动中和护理上有人照料吗？ 　是

如果有人照料，请告知，照料人是 　姐姐

您愿意与您的照料人讨论您的药物治疗和医疗护理吗？ 　愿意

如果您许可由您的照料人协助完成药物治疗评估，请签字 　李 X

照料人的姓名和电话（如果有） 　XXX（XXXXXX）

签名　李 X

第二部分：药师访谈与干预

四、患者用药重整清单及不良反应记录

（一）患者用药重整清单

姓名：李 X　　　出生日期：1971.3.27
包括所记录的所有药物：处方药、非处方药、中药和其他膳食补充剂
请随身携带这个记录，并交给医生、药师和其他医疗服务提供者看

药物		用于治疗什么？	什么时候服用？	开始日期	停止日期	医生	特殊说明
药物名称	剂量						
盐酸二甲双胍肠溶片 /250mg	每次 1 片，每天 3 次	降糖	三餐前半小时	2014 年	至今	王医生	
阿卡波糖片 /50mg	每次 1 片，每天 3 次	降糖	三餐中	2014 年	至今	王医生	随第一口饭嚼服
格列喹酮片 /30mg	每次 1 片，每天 3 次	降糖	三餐前半小时	2014 年	至今	王医生	
厄贝沙坦片 /150mg	每次 1 片	降压	早晨服用	2013 年	至今	周医生	
甲钴胺片 /500mg	每次 1 片，每天 3 次	营养神经	三餐后	2016 年	至今	王医生	
艾司唑仑片 /1mg	每次 1 片	镇静	睡前	2015 年	至今	王医生	

（二）患者既往用药不良反应记录

姓名：李 X　　　出生日期：1971.3.27　　　电话：XXXXXX
请随身带着您这份记录，并交给医生、药师或其他医务人员看

紧急联系信息

姓名：王 X

关系：兄妹

电话：XXXXXX

初级保健医师

姓名：李 X

电话：XXXXXX

药房 / 药师

姓名：李 X

电话：XXXXXX

过敏

我对什么过敏?(药物、食物和其他)	过敏或反应时的表现
无	

药物导致的其他问题

导致问题的药物名称	药物导致的问题有哪些
无	

当医生给你开了一种新的药物,请询问医生或药师如下问题:

我正在服用的是什么?

它是用来治疗什么的?

何时服用?

有副作用吗?

有什么特殊注意事项吗?

漏服会发生什么?

备注:

患者签名:李 X	医务人员签名:康怡	上次更新的日期	2018.8.15
		上次医务人员评价的日期:2018.8.15	

五、实验室及影像学检查结果

姓名:李 X　　　　　　　出生日期:1971.3.27　　　　　ID 号:XXXXXX

性别:男 √　女　　　　　填表日期:2018.8.30

化验检查结果

日期	检查项目	检查结果	高/低/正常	日期	检查项目	检查结果	高/低/正常
2018.6	钾	3.9mmol/L	正常	2018.6	糖化血红蛋白	10.9%	高
2018.6	HDL-C	0.8mmol/L	低	2018.6	LDL-C	3.7mmol/L	高
2018.6	空腹血糖	7.36mmol/L	高	2018.6	TC	6.8mmol/L	高
	餐后血糖	11.0mmol/L	高				

六、药物治疗相关问题（MRP）和权重排序

药师姓名：康怡　　建档日期：2017.8.30

患者信息　姓名　李X　性别　■男　□女　出生日期　1971.3.27

序号	疾病/医疗问题	药物	1. 不必要增加额外的药物治疗	2. 需要增加额外的药物治疗方案	3. 无效的药物治疗	4. 药物剂量过低	5. 药物不良事件	6. 药物剂量过高	7. 用药依从性问题	实际/潜在MRP	权重（高/中/低）	MRP详细描述
						适应证			有效性	安全性	依从性	
1	糖尿病	二甲双胍片，阿卡波糖片，格列喹酮片				4.1 药物剂量过低				实际	高	患者近期空腹血糖为7.36mmol/L，餐后血糖为11.0mmol/L，糖化血红蛋白为10.9%。目前服用二甲双胍片0.25g tid，阿卡波糖片50mg tid，格列喹酮片30mg tid
2	视力模糊			2.1 因身体或疾病状况需要增加额外的治疗方案						实际	高	患者诉近期视力不好，看东西模糊不清，未用药物治疗
3	血脂异常			2.1 因身体或疾病状况需要增加额外的治疗方案						实际	高	患者近期 TC 6.8mmol/L, LDL-C 3.7mmol/L, HDL-C 0.8mmol/L, 未用药物治疗
4	失眠	艾司唑仑			3.3 对已确诊的疾病无有效作用					实际	高	患者自诉失眠，长期服用艾司唑仑1片 qn，仍有入睡困难，且白天容易犯困
5	肥胖			2.1 因身体或疾病状况需要增加额外的治疗方案						实际	中	患者身高176cm，体重95kg，腰围96cm，计算 BMI 30.67kg/m²，属于肥胖
6	免疫接种			2.1 因身体或疾病状况需要增加额外的治疗方案						实际	低	患者患有糖尿病，从未接种过流感疫苗

随访计划：根据以上发现的MRP和权重排序，计划随访2次。

七、患者健康管理行动方案

患者姓名	李X
医生（电话）	XXX（XXXXXX）
药房／药师（电话）	XXX（XXXXXX）
制订日期	2018.8.30

为了帮助您获得最佳药物治疗效果，现将重要的执行计划列为下表；

该列表可以帮助您和您的药师或医生管理您服用的药物，您可以在每一项旁边的空格中记录您的完成情况。

序号	计划步骤→我需要做什么……	记录：我做了什么？什么时候做的？……
1	心内科就诊，评估血脂情况	
2	内分泌科就诊，评估降糖方案。如调整药物治疗方案，需严密监测血糖，并做记录	
3	眼科就诊，评估视力情况	
4	精神科就诊，评估睡眠情况，调整药物	

药师与患者预约下次随访时间：XXXXXX

八、药师与医生沟通表

表 -1

医生： 内分泌科王医生	日期： 2018.8.30
传真： XXXXXX	电话： XXXXXX
患者姓名： 李X	身份证号： XXXXXX
出生日期： 1971.3.27	ID 编号： XXXXXX

药师建议

王医生：您好！

药师最近对上面提到的患者进行了用药审核，我们发现了一些关于药物治疗方面的相关问题，并给予您的建议如下，敬请考虑。

药物治疗问题：

患者近期化验空腹血糖为 7.36mmol/L，餐后血糖为 11.0mmol/L，糖化血红蛋白为 10.9%。目前服用二甲双胍片 0.25g tid，阿卡波糖片 50mg tid，格列喹酮片 30mg tid。患者血糖不达标，考虑与用药剂量不足有关。

药师推荐：

1. 根据《二甲双胍临床应用专家共识（2016 年版）》，建议调整二甲双胍肠溶片的剂量为 1 000mg bid，餐时或餐后立即服用。

2. 根据《格列喹酮临床应用中国专家共识（2017 年版）》，格列喹酮的降糖作用呈剂量依赖性，建议调整格列喹酮片的剂量为 45mg tid。

3. 如果血糖控制仍然不达标，在采取有效的生活方式干预的基础上给予胰岛素治疗，基础或预混胰岛素可作为起始治疗方案。口服降血糖药物调整剂量后治疗 3 个月血糖仍不达标（HbA1c≥7.0%），建议方案改为给予甘精胰岛素 6U，每日 1 次，睡前皮下注射。

医生给药师的反馈

□建议被接受＿＿＿＿＿＿＿＿＿＿＿＿＿＿＿＿

□部分接受，修改＿＿＿＿＿＿＿＿＿＿＿＿＿

□拒绝，请说明＿＿＿＿＿＿＿＿＿＿＿＿＿＿

□其他＿＿＿＿＿＿＿＿＿＿＿＿＿＿＿＿＿＿

医生签名＿＿＿＿＿＿＿＿＿＿＿＿＿＿＿＿＿＿＿

来自：药房名称：__XXXXXX__

药师：__康怡__

传真：__XXXXXX__　　电话：__XXXXXX__　　邮箱：__XXXXXX__

地址：__XXXXXX__

感谢您对此事的重视！

表-2

医生：__心内科医生__	日期：__2018.8.30__
传真：__XXXXXX__	电话：__XXXXXX__

患者姓名：__李X__	身份证号：__XXXXXX__
出生日期：__1971.3.27__	ID 编号：__XXXXXX__

药师建议

心内科医生：您好！

　　药师最近对上面提到的患者进行了用药审核，我们发现了一些关于药物治疗方面的相关问题，并给予您的建议如下，敬请考虑。

药物治疗问题：

　　患者患有糖尿病，近期的血脂水平为 TC 6.8mmol/L、LDL-C 3.7mmol/L、HDL-C 0.8mmol/L，未用药物治疗。根据《中国 2 型糖尿病防治指南（2007 年版）》，糖尿病患者的血脂控制目标为总胆固醇<4.5mmol/L、高密度脂蛋白胆固醇>1.3mmol/L、低密度脂蛋白胆固醇<2.6mmol/L。患者的血脂未达标。

药师推荐：

　　加用阿托伐他汀 10mg qn，3 个月后评估血脂水平。

医生给药师的反馈

□建议被接受＿＿＿＿＿＿＿＿＿＿＿＿＿＿＿＿

□部分接受，修改＿＿＿＿＿＿＿＿＿＿＿＿＿

□拒绝，请说明＿＿＿＿＿＿＿＿＿＿＿＿＿＿

□其他＿＿＿＿＿＿＿＿＿＿＿＿＿＿＿＿＿＿

医生签名＿＿＿＿＿＿＿＿＿＿＿＿＿＿＿＿＿＿＿

来自：药房名称：__XXXXXX__

药师：__康怡__

传真：__XXXXXX__　　电话：__XXXXXX__　　邮箱：__XXXXXX__

地址：__XXXXXX__

感谢您对此事的重视！

九、患者健康管理药历（SOAP）

患者姓名：李X	
患者编号：XXXXXX	保险公司：XXXXXX
出生日期：1971.3.27	年龄：47
性别：男	评估日期：2018.8.31

S(主观资料：患者自诉）

患者由于血糖控制不佳，出现视力模糊、近期睡眠也不好来就诊。患者以前一直服用二甲双胍每日750mg，阿卡波糖每日150mg，格列喹酮每日90mg，甲钴胺每日1 500mg。患者还有高血压、心脏病。

O(客观资料：查体或实验室检查资料）

体重95kg，身高176cm，BMI 30.669kg/m^2，血压132/78mmHg。

实验室检查：钠139.0mmol/L，氯111.0mmol/L，血钾3.9mmol/L，空腹血糖7.36mmol/L，餐后血糖11.0mmol/L，HDL-C 0.8mmol/L，LDL-C 3.7mmol/L，TC 6.8mmol/L，糖化血红蛋白10.9%。

A(评估：药师发现的问题，按权重由高到低排序）

1．药物剂量过低——降血糖药剂量过低，导致血糖控制不佳 患者近期空腹血糖为7.36mmol/L，餐后血糖为11.0mmol/L，糖化血红蛋白为10.9%。目前服用二甲双胍片0.25g tid，阿卡波糖片50mg tid，格列喹酮片30mg tid。根据《中国2型糖尿病防治指南（2017年版）》，患者的血糖不达标。依据《二甲双胍临床应用专家共识(2016年版)》和《中国2型糖尿病防治指南（2017年版）》，二甲双胍的最佳有效剂量为2 000mg/d，其他药物均未达最大剂量。

2．需要增加额外的治疗方案——因视力模糊需要增加额外的治疗方案 患者诉近期视力不好，看东西模糊不清，未用药物治疗。

3．需要增加额外的治疗方案——因血脂异常需要增加额外的治疗方案 患者近期TC 6.8mmol/L、LDL-C 3.7mmol/L、HDL-C 0.8mmol/L，未用药物治疗。根据《中国2型糖尿病防治指南（2017年版）》，糖尿病患者的血脂控制目标为总胆固醇<4.5mmol/L、高密度脂蛋白胆固醇>1.3mmol/L、低密度脂蛋白胆固醇<2.6mmol/L。患者的血脂未达标。

4．无效的药物治疗——对入睡困难无有效作用 患者自诉失眠，长期服用艾司唑仑1片qn，仍入睡困难，且白天容易犯困。根据《中国成人失眠诊断与治疗指南（2017版）》，艾司唑仑的半衰期长，不良反应包括日间困倦、头昏等，而唑吡坦、佐匹克隆等属于快速起效的催眠药物，能够诱导睡眠始发，半衰期相对较短，次日残余效应被最大限度地降低，一般不产生日间困倦。

5．需要增加额外的治疗方案——因肥胖需要增加额外的治疗方案 患者身高176cm，体重95kg，腰围96cm，计算BMI 30.67kg/m^2。根据《中国2型糖尿病防治指南（2017年版）》，患者属于肥胖，目前未用药物治疗。

6．需要增加额外的治疗方案——患者因未接种疫苗，因此需要增加额外的治疗方案 患者为中年男性，合并糖尿病等多种慢性病，未进行免疫接种。

P(计划：针对每个问题的干预计划）

1．糖尿病血糖控制不佳 转诊内分泌科医生，调整二甲双胍肠溶片的剂量为1 000mg bid，餐时或餐后立即服用；格列喹酮片的剂量为45mg tid。监测血糖并记录。如果血糖控制仍然不达标，在采取的有效生活方式干预的基础上给予胰岛素治疗，基础或预混胰岛素可作为起始治疗方案。口服降血糖药物调整剂量后治疗3个月血糖仍不达标(HbA1c≥7.0%)，建议方案改为给予甘精胰岛素6U，每日1次，睡前皮下注射。是□否□

2．视力模糊 转诊眼科医生，评估视力相关疾病情况，酌情给予药物治疗。如确诊为糖尿病视网膜病变，可加用羟苯磺酸钙胶囊0.5g tid。是□否□

3．血脂异常 转诊心内科医生，制订调脂治疗方案。建议加用阿托伐他汀10mg qn，3个月后评估血脂水平。是□否□

4．失眠 转诊精神科医生，评估失眠情况，调整药物治疗方案。建议停用艾司唑仑，改用唑吡坦片10mg qn，临睡前服用。是□否□

5．肥胖 转诊体重管理门诊，建议患者的BMI达到或接近24kg/m^2，减重的目标是3～6个月内减轻体重的5%～10%(5～10kg)。是□否□

6．疫苗接种 建议每年进行流感疫苗、肺炎链球菌疫苗接种。是□否□

服务时长：30分钟　　　　　　　　下次随访时间：2018.10.15

参考文献：

[1] 中华医学会糖尿病学分会. 中国 2 型糖尿病防治指南（2017 年版）[J]. 中华糖尿病杂志, 2018（1）: 4-67.

[2] 中华医学会神经病学分会, 中华医学会神经病学分会睡眠障碍学组. 中国成人失眠诊断与治疗指南（2017 版）[J]. 中华神经科杂志, 2018, 51（5）: 324-335.

[3] 中国疾病预防控制中心. 中国流感疫苗预防接种技术指南（2018—2019）[M]. 北京: 中国疾病预防控制中心, 2018.

[4] 母义明, 纪立农, 宁光, 等. 二甲双胍临床应用专家共识（2016 年版）[J]. 中国糖尿病杂志, 2016, 24（10）: 871-884.

案例提供者：康怡　首都医科大学附属北京朝阳医院
案例编审者：栗芳　首都医科大学附属北京世纪坛医院

案例 12：糖尿病 + 高血压 + 高脂血症 + 高尿酸血症

案 例 简 介

患者刘 XX，男，62 岁。最近血糖、血压、血脂和血尿酸均偏高。既往有糖尿病、高血压、高脂血症和高尿酸血症病史，目前使用多种药物进行治疗。因为担心他汀对血糖的影响，自行停止服药。患者希望药师能帮忙解决血糖和血压控制不佳的问题，了解他汀类药物对血糖的影响。

重点关注的药物治疗相关问题

1. 该患者干咳是否与药物有关？
2. 影响该患者血糖达标的因素有哪些？
3. 该患者的血脂不达标的原因是什么？
4. 该患者是否需要开始阿司匹林治疗？
5. 该患者目前需要调整降尿酸方案吗？解释原因。
6. 该患者目前的生活方式存在哪些不健康的因素？
7. 该患者需要接种哪些疫苗？

第一部分：要求患者提供的信息

一、授权许可文件

1. 治疗药物方案审查许可书

我特此许可　李XX 药师　审核我的药物治疗方案。我知晓在未获得医生许可前，我的药物治疗方案不会被更改。

针对在药师审核过程中发现的药物治疗问题，我签字同意　李XX 药师　就药物治疗相关问题与我的医生联系。

我许可　李XX 药师　留存我的健康信息资料和药物治疗建议的副本，以便日后的随访和药学监护使用。

我知晓我的个人健康档案会被妥善保密。在未获得我书面许可前，此次档案查阅内容将不会被泄露给法定代理人以外的第三者。

患者或法定代理人签字：刘XX　　日期：2018.8.8
患者姓名（正楷）：刘XX

2. 医疗档案获取同意书

医院名称：　XXXXXX
医院地址：　XXXXXX

我了解药师可能需要与我的医生或其他医护人员讨论我的治疗问题，为了医疗费用报销，有时还可能包括保险公司。我特此许可以上医院药师获取我的医疗健康档案。该档案将会以保密方式提供给我的药师并专门用于我的治疗。

我签名确认已获得此文件的副本，并同意将我的健康档案给药师和其他医护人员共享。我知晓我可以随时通过书面通知形式，联系以上医院药师撤回此授权书。我同样了解在我撤销授权书之前医院药师获得的医疗档案不侵犯我的隐私权。

患者或法定代理人签字：刘XX
日期：2018.8.8
联系电话：XXXXXX
药师：李XX 药师
日期：2018.8.8
联系电话：XXXXXX

3. 获取用药记录申请

尊敬的药师：

此申请表用于许可获得贵药房过去 6 个月内给以下客户发放药物的打印版清单。药物治疗管理服务的目的是优化患者药学服务质量以及减少不良事件风险。所申请的记录将会

被严格保密,并用于患者的用药教育及依从性监测。

| 患者姓名　刘XX | 出生日期　1956.6.25 |
| 地址　北京市昌平区 | 社会保险号　XXXXXX |

　　我,刘XX,许可将以上所申请的记录给予＿李XX药师＿用于以上所述的目的。

患者或法定代理人签字＿刘XX＿　日期＿2018.8.8＿　联系电话＿XXXXXX＿
药师＿李XX药师＿　日期＿2018.8.8＿　联系电话＿XXXXXX＿

二、患者健康信息表

姓名:刘XX　　　日期:2018.8.8　　　出生日期:1956.6.25
性别(勾选一个):√男　女　　　婚姻状况:已婚
家庭住址:北京市昌平区　　　邮政编码:＿XXXXXX＿
你的主诊医生是谁?兰医生
上一次全面体检是什么时候?2017.5.6

家族史(包括母亲、父亲、兄弟、姐妹、祖父母)

高血压√　　　　　糖尿病√　　　　　　高脂血症√
心脏病　　　　　　卒中(脑梗死、脑出血)　肾脏病
抑郁症　　　　　　癌症　　　　　　　　其他

既往病史

哮喘　　　　　　　　　　高血压√
心律不齐(房颤)　　　　　心脏病
焦虑　　　　　　　　　　失眠(睡眠困难)
慢性阻塞性肺疾病　　　　胃食管反流(反酸)
糖尿病√　　　　　　　　溃疡(胃/肠)
抑郁症　　　　　　　　　甲状腺疾病
癌症　　　　　　　　　　其他:高脂血症、高尿酸血症

既往手术史
阑尾切除术
血管成形术(球囊手术)或支架
冠状动脉旁路移植术(搭桥)
髋关节置换术
子宫切除术
膝关节置换术
心脏起搏器和除颤器
生产手术

其他：

过敏史（药物和食物）　无

不能耐受的情况（包括既往用药的副作用：恶心、便秘、失眠、头晕、胃部不适等）　无

当前症状描述

如果你正有以下列表中的症状，圈出所有选项，如果没有，选择"无"

体质上的

　体重减轻　盗汗　体重增加　疲劳　（√）无　其他：＿＿＿＿＿

五官

　视力问题　重影　青光眼　白内障　（√）无　其他：＿＿＿＿＿

　听力障碍　耳鸣　耳痛　眩晕　（√）无　其他：＿＿＿＿＿

　鼻塞　流涕　鼻血　感染　（√）无　其他：＿＿＿＿＿

　吞咽困难　声音嘶哑　喉咙痛　牙龈出血　（√）无　其他：＿＿＿＿＿

内分泌

　腺体肿胀　甲状腺问题　糖尿病√　（　）无　其他：＿＿＿＿＿

呼吸系统

　咳嗽　呼吸急促　咳痰　哮喘　吸烟　（√）无　其他：＿＿＿＿＿

心血管

　心痛　高血压√　心律失常　心悸　腿部水肿　平躺时呼吸困难　（　）无

　其他：＿＿＿＿＿

消化系统

　便秘　胃食管反流　胃灼热感　胃肠溃疡　肝炎　恶心/呕吐　（√）无

　其他：＿＿＿＿＿

泌尿生殖系统

　尿频　尿痛　血尿　尿失禁　（√）无　其他：＿＿＿＿＿

肌肉骨骼系统

　关节痛　肌无力　腿部无力　肌肉抽筋　（√）无　其他：＿＿＿＿＿

神经系统

　头痛　偏头痛　癫痫　麻木　震颤　晕厥　（√）无　其他：＿＿＿＿＿

血液淋巴系统

　出血　血栓　腺体肿胀　（√）无　其他：＿＿＿＿＿

免疫系统

　过敏　皮疹　感染　（√）无　其他：＿＿＿＿＿

心理

　抑郁　哭闹　焦虑　嗜睡　睡眠障碍　（√）无　其他：＿＿＿＿＿

生活状况与生活习惯

你同谁一起生活：妻子

是否有工作：是　否√

工作单位：XXXXXX

职位：<u>XXXXXX</u>

是否吸烟或其他形式的烟草？是　否 √

　　如果是，一天几包？ _____

曾经吸烟吗？是　否

　　如果是，一天几包？ _____ 持续了多久？ _____ 什么时候戒的？ _____

是否饮酒？是　否 √

　　如果是，饮酒的一般量 _____ /日　周　月

是否有酒精饮料？是　否 √

　　如果是，一般量 _____ 日　周　月

　　持续了多少年？ _____ 什么时候戒的？ _____

每周锻炼几次？ <u>几乎没有锻炼</u>

免疫接种

最后一次接种疫苗是什么时候？ <u>30 岁，乙肝疫苗</u>

流感

百白破

带状疱疹

肺炎球菌

患者关注的医疗问题

1. 关于你的药物治疗有什么问题？

<u>吃药后血压、血糖仍偏高，现在吃的药有效吗？有没有更好的药？</u>

<u>医生让我吃他汀药降血脂，可是我血脂不高，也听说这个药对血糖不好，所以就没怎么</u>
<u>吃。我有必要吃这个药吗？</u>

2. 关于你的健康和治疗状况有什么关心的问题？

<u>除了吃药还有没有别的方法能帮忙控制高血压和高血糖？</u>

3. 你希望从我们随访中得到什么？

<u>病情有变化时能够及时地调整用药，推荐适合的药物进行治疗。</u>

三、患者生活信息采集表

姓名：刘XX		出生日期：1956.6.25
地址：北京市昌平区		
城市：北京	省份：北京	邮编：XXXXXX
保险XXXXXX		ID 号：XXXXXX
填表日期：2018.8.8		

病史（请列出您目前存在或曾经有过的任何疾病状况）	
高血压	糖尿病
高脂血症	高尿酸血症

续表

目前治疗药物（包括所有的处方药、非处方药、膳食补充剂及草药）

药物名称/规格	服用方法	治疗目的	使用时长
盐酸二甲双胍片/500mg	每次1片，每日3次，随餐口服	降糖	10年
阿卡波糖片/50mg	每次1片，每日3次，随第一口饭嚼服	降糖	10年
福辛普利钠片/10mg	每次1片，每日1次，早晨起床后口服	降压	6年
阿托伐他汀钙片/20mg	每次1片，每日1次，睡前口服	降血脂	2年
苯溴马隆片/50mg	每次1片，每日1次，早餐后口服	降尿酸	2年

过敏史

药物名称	事件经过
无	无

医生信息

医生姓名	科别/专业	电话	
兰医生	内分泌科	XXXXXX	

药店名称

常用药店或者医院药房	电话
XXXXXX	XXXXXX
其他药店或者医院药房	电话
XXXXXX	XXXXXX

日期　　2018.8.8

姓名　刘XX　　　　出生日期　　1956.6.25　　　　年龄　　62

患者就诊提醒：请携带下列物品

医保卡

所有处方药及非处方药，包括非常规服用的药物

眼镜（如果需要）

助听器（如果需要）

您是否有视力问题？　　否

您是否有听力问题？　　否

您能自己完成表格填写吗？　　能

您是否需要您的照料人协助完成 MTM 咨询？（如果需要，请在最后一页相应位置签字）　不需要

您觉得您对我们给予的用药指导（书面或口头）是否可能会理解困难？　　不会

您觉得您的健康问题对您的生活质量产生了怎样的影响？因为担心身体，很多事情都不敢去做，影响生活质量。

请回答"是"或"否",并尽量给予说明。

当您症状有所好转,疾病有所控制时,您是否会漏服药物? ___否___

您忘记服药的频率是? ___没有___

当您服药期间感觉疾病加重时,您有过减少服药或停止服药吗? ___没有___

当您旅行或离家时,您有时会忘记携带药物吗? ___是___

您有过向他人借药或借给他人药的经历吗? ___否___

您上次住院的时间是? ___1年前___

(大致的时间、住院原因、住院时长、出院返回地点)<u>1年前因血糖控制不佳入院,10天</u><u>后出院回家。</u>

请写下您日常就诊的诊所及医生(分类写出心血管医生、急诊医生、骨科医生等)
<u>内分泌科 兰医生</u>

营养状况

您现居住地在:□南方 ■北方(以长江分界),■城市 □农村

身高 <u>178cm</u> 体重 <u>78kg</u> 腰围 <u>84cm</u> 骨架:小 中√ 大

您认为您的最佳体重应该是? ___70kg___(您的最高体重是___85___kg,最低体重是___70kg___)

您1年前体重是? ___71kg___ 过去1年的体重变化为 ___+1kg___

您平时不吃正餐的频率是? □3～4次/周 □1次/周 ■极少

您通常的进餐时间是:

早餐 __7__ am,午餐 __12__ pm,晚餐 __7__ pm 加餐 ___经常加餐___

1. 您每周吃快餐或加餐的频率是?

■4次或更多 □1～3次 □极少

2. 您每日吃多少蔬菜或水果?

■2份或更少 □3～4份 □5份或更多

3. 您每日摄入多少可乐、果汁、调味茶等含糖饮料(无糖饮料除外)?

□3份或更多 □1～2份 ■极少

请写出您昨天进食的所有食物和饮料

6am～6pm 6pm～6am

早餐:1个鸡蛋,2个烧饼,1碗小米粥

午餐:1碗米饭,1碗红烧肉炖豆角,半盘熘肝尖

晚餐:扁豆焖面1盘,海鲜汤1碗

下午:1个苹果、半个香蕉

对于不应与食物同时服用的药物,您是如何与进食隔开的? <u>隔开半小时</u>

您是否食用葡萄柚? ___否___

请描述您日常的活动

1. 您一般几点起床? ___7点___

2. 您一般几点睡觉? ___22点___

3. 您入睡困难吗? ___无___ 夜间有睡眠不好吗? ___无___

4. 您服用安眠药物吗？ __否__

您以下时间段的主要活动内容是：

　　　a 上午 __看电视，看书__

　　　b 下午 __午睡，看书__

　　　c 晚上 __看电视__

您有过跌倒吗？ __否__

您现在仍在开车吗？ __否__

您在日常活动中和护理上有人照料吗？ __否__

如果有人照料，请告知，照料人是 __无__

您愿意与您的照料人讨论您的药物治疗和医疗护理吗？ __否__

如果您许可由您的照料人协助完成药物治疗评估，请签字 __无__

照料人的姓名和电话（如果有）__无__

签名 __刘XX__

第二部分：药师访谈与干预

四、患者用药重整清单及不良反应记录

（一）患者用药重整清单

姓名：刘XX　　　出生日期：1956.6.25

记录所有药物：包括处方药、非处方药、草药和其他膳食补充剂

请随身携带这个记录，并交给医生、药师和其他医疗服务提供者看

药物		用于治疗什么？	什么时候服用？	开始日期	停止日期	医生	特殊说明
药物名称	剂量						
盐酸二甲双胍片 /500mg	每次 1 片，每日 3 次	糖尿病	随餐口服	2009.6.25	至今	兰医生	
阿卡波糖片 /50mg	每次 1 片，每日 3 次	糖尿病	随第一口饭嚼服	2009.6.25	至今	兰医生	
福辛普利钠片 /10mg	每次 1 片，每日 1 次	高血压	早晨起床后口服	2012.6.25	至今	王医生	
阿托伐他汀钙片 /20mg	每次 1 片，每日 1 次	降血脂	睡前口服	2016.5.13	至今	王医生	
苯溴马隆片 / 50mg	每次 1 片，每日 1 次	降尿酸	早餐后口服	2016.5.13	至今	兰医生	

（二）患者既往用药不良反应记录

姓名：刘XX　　　出生日期：1956.6.25　　　电话：XXXXXX

请随身带着您这份记录，并交给医生、药师或其他医务人员看

紧急联系信息

姓名：张XX

关系：妻子

电话：XXXXXX

初级保健医师

姓名：兰医生

电话：XXXXXX

药房 / 药师

姓名：李XX

电话：XXXXXX

过敏

我对什么过敏？（药物、食物和其他）	过敏或反应时的表现

无	无
药物导致的其他问题	
导致问题的药物名称	药物导致的问题有哪些
无	无
当医生给你开了一种新的药物,请询问医生或药师如下问题:	
我正在服用的是什么?	
它是用来治疗什么的?	
何时服用?	
有副作用吗?	
有什么特殊注意事项吗?	
漏服会发生什么?	
备注:	

患者签名:刘XX	医务人员签名:李XX	上次更新的日期	2018.8.8
		上次医务人员评价的日期:2018.8.8	

五、实验室及影像学检查结果

姓名:刘XX　　　　出生日期:1956.6.25　　　ID 号:XXXXXX

性别:男√　女　　　填表日期:2018.8.8

化验检查结果

日期	检查项目	检查结果	高/低/正常	日期	检查项目	检查结果	高/低/正常
8.7	空腹血糖（GLU）	9.6mmol/L	高	8.7	糖化血红蛋白（HbA1c）	10%	高
8.7	总胆固醇（TC）	5.6mmol/L	高	8.7	低密度脂蛋白（LDL-C）	3.4mmol/L	高
8.7	甘油三酯（TG）	2.5mmol/L	高	8.7	高密度脂蛋白（HDL-C）	0.8mmol/L	低
8.7	血尿酸（UA）	450μmol/L	高	8.7	谷丙转氨酶（GPT）	36U/L	正常
8.7	谷草转氨酶（GOT）	26U/L	正常	8.7	血肌酐（Scr）	50mmol/L	正常
8.7	肌酸激酶（CK）	54U/L	正常	8.7	血钾（K^+）	4.5mmol/L	正常
8.7	血钠（Na^+）	140mmol/L	正常	8.7	血压（BP）	160/90mmHg	高

六、药物治疗相关问题（MRP）和权重排序

药师姓名：李XX　建档日期：2018.8.8

患者信息　姓名 刘XX　性别 ■男 □女　出生日期 1956.6.25

序号	疾病/医疗问题	药物	适应证 1.不必要的药物治疗	适应证 2.需要增加额外的治疗方案	有效性 3.无效的药物治疗	有效性 4.药物剂量过低	安全性 5.药物不良事件	安全性 6.药物剂量过高	依从性 7.用药依从性问题	实际/潜在MRP	权重（高/中/低）	MRP详细描述
1	血压控制不佳	福辛普利钠片					5.1 与药物剂量无关的药物不良反应			实际	高	高血压病史6年，患者目前按照医嘱规律口服福辛普利，清晨血压最高为160/90mmHg，血压偏高，服药后存在干咳
2	血糖控制不佳	盐酸二甲双胍片 阿卡波糖片		2.1 因身体或疾病状况需要增加额外的治疗方案						实际 实际	高 高	患者糖尿病史11年，目前按照医嘱规律口服二甲双胍500mg tid和阿卡波糖50mg tid降糖，糖化血红蛋白为10%，空腹静脉血糖为9.6mmol/L
3	高血脂	阿托伐他汀钙片							7.1 患者对药物信息了解不足	实际	高	高脂血症病史2年，口服阿托伐他汀20mg qd治疗。因为担心他汀类药物对血糖的影响，自行停药。患者China-PAR评估心脑血管病10年发病风险为34.8%
4	抗血小板	阿司匹林肠溶片		2.1 因身体或疾病状况需要增加额外的治疗方案						实际	中	患者China-PAR评估心脑血管病10年发病风险为34.8%
5	高尿酸血症	苯溴马隆片				4.1 药物剂量过低				实际	低	高尿酸血症病史2年，应用苯溴马隆片50mg qd治疗，目前血尿酸为450μmol/L

续表

姓名 刘XX　性别 ■男 □女　出生日期 1956.6.25

序号	疾病/医疗问题	药物	MRP类别（见编写说明附表）							实际/潜在MRP	权重（高/中/低）	MRP详细描述
			适应证		有效性		安全性		依从性			
	患者信息		1. 不必要的药物治疗	2. 需要增加额外的药物治疗方案	3. 无效的药物治疗	4. 药物剂量过低	5. 药物不良事件	6. 药物剂量过高	7. 用药依从性问题			
6	生活方式不健康			2.1 因身体或疾病状况需要增加额外的治疗方案						实际	低	患者饮食碳水化合物的比例高，含有高嘌呤食物，新鲜蔬菜少，几乎没有运动。目前BMI为24.6kg/m²，腰围为84cm
7	接种疫苗	流感疫苗		2.1 因身体或疾病状况需要增加额外的治疗方案						实际	低	患者62岁，男性，基础疾病多，未接种过疫苗

随访计划：根据以上发现的7个药物治疗相关问题，计划随访3次。

七、患者健康管理行动方案

患者姓名	刘XX
医生（电话）	兰医生（XXXXXX）、王医生（XXXXXX）
药房／药师（电话）	李XX药师（XXXXXX）
制订日期	2018.8.8

为了帮助您获得最佳药物治疗效果，现将重要的执行计划列为下表；
该列表可以帮助您和您的药师或医生管理您服用的药物，您可以在每一项旁边的空格中记录您的完成情况。

	计划步骤→我需要做什么……	记录：我做了什么？什么时候做的？……
1	到内分泌科就诊，评估降糖和降尿酸治疗方案	
2	到心内科就诊，评估降压药物方案	
3	已经了解服用阿托伐他汀钙片的益处和 LDL-C 的目标值，按照医嘱规律服药	

药师与患者预约下次随访时间：2018.9.10

八、药师与医生沟通表

表-1

医生：心内科 王医生	日期：2018.8.8
传真：XXXXXX	电话：XXXXXX
患者姓名：刘XX	身份证号：XXXXXX
出生日期：1956.6.25	ID 编号：XXXXXX

药师建议

王医生：您好！

药师最近对上面提到的患者进行了用药审核，我们发现了一些关于药物治疗方面的相关问题，并给予您的建议如下，敬请考虑。

药物治疗问题：

1. 高血压病史 6 年，患者目前按照医嘱规律口服福辛普利，清晨血压最高为 160/90mmHg，血压偏高，服药后存在干咳。福辛普利的与药物剂量无关的不良反应是导致干咳，需要额外的降压治疗方案。

2. 患者 China-PAR 评估心脑血管病 10 年发病风险为 34.8%，为高危，有糖尿病病史，需要增加抑制血小板的治疗方案。

3. 高脂血症病史 2 年，口服阿托伐他汀 20mg qd 治疗。因为担心他汀类药物对血糖的影响，依从性差，自行停药。患者目前 LDL-C 为 3.0mmol/L，偏高。

药师推荐：

1. 根据《中国高血压防治指南（2018 年修订版）》和《中国 2 型糖尿病防治指南（2017 年版）》，伴有糖尿病的高血压患者首选 ACEI/ARB 类的降压药。目前患者服用福辛普利钠片后有干咳症状，患者同时有高尿酸血症，建议使用可以降低血尿酸水平的 ARB 类药物氯沙坦钾片 50mg qd。因原来单独使用福辛普利钠的降压效果不足，建议氯沙坦钾片联合 CCB 类的降压药苯磺酸氨氯地平片 5mg qd。

2. 根据《中国 2 型糖尿病防治指南（2017 年版）》，10 年 ASCBD 高危者建议加用阿司匹林进行一级预防，阿司匹林肠溶片 100mg qd。

3. 进行患者教育，使患者了解服用阿托伐他汀钙片的益处和 LDL-C 的目标值，按照医嘱规律服药。3 个月后评估降脂治疗方案。

续表

医生给药师的反馈

□建议被接受＿＿＿＿＿＿＿＿＿＿＿＿＿＿＿＿

□部分接受,修改＿＿＿＿＿＿＿＿＿＿＿＿＿

□拒绝,请说明＿＿＿＿＿＿＿＿＿＿＿＿＿＿

□其他＿＿＿＿＿＿＿＿＿＿＿＿＿＿＿＿＿＿

医生签名＿＿＿＿＿＿＿＿＿＿＿＿＿＿＿＿＿＿＿＿＿

药房或医疗机构名称: <u>XXXXXX</u>

药师: <u>李药师</u>

传真: <u>XXXXXX</u>　　电话: <u>XXXXXX</u>　　邮箱: <u>XXXXXX</u>

地址: <u>XXXXXX</u>

感谢您对此事的重视!

表 -2

医生: <u>内分泌科　兰医生</u>　　　　日期: <u>2018.8.8</u>

传真: <u>XXXXXX</u>　　　　　　　　电话: <u>XXXXXX</u>

患者姓名: <u>刘XX</u>　　　　　　　身份证号: <u>XXXXXX</u>

出生日期: <u>1956.6.25</u>　　　　　ID 编号: <u>XXXXXX</u>

药师建议

<u>兰医生</u>: 您好!

　　药师最近对上面提到的患者进行了用药审核,我们发现了一些关于药物治疗方面的相关问题,并给予您的建议如下,敬请考虑。

药物治疗问题:

　　1. 患者糖尿病病史 11 年,目前按照医嘱规律口服二甲双胍 500mg tid 和阿卡波糖 50mg tid 降糖,糖化血红蛋白为 10%,空腹静脉血糖为 9.6mmol/L。根据《中国 2 型糖尿病防治指南(2017 年版)》,患者目前的糖化血红蛋白目标值是 <7%,目前规律联合口服降血糖药,血糖仍不达标,需要起始基础胰岛素治疗。

　　2. 高尿酸血症病史 2 年,应用苯溴马隆片 50mg qd 治疗,目前血尿酸为 450μmol/L,药物剂量过低导致尿酸略偏高。

药师推荐:

　　1. 可在原有的治疗方案的基础上睡前联合应用精蛋白生物合成人胰岛素注射液 6U,皮下注射。

　　2. 暂不调整将尿酸方案,阿托伐他汀和氯沙坦均具有降尿酸作用,结合生活方式调整,3 个月后进一步评估。

医生给药师的反馈

□建议被接受＿＿＿＿＿＿＿＿＿＿＿＿＿＿＿＿

□部分接受,修改＿＿＿＿＿＿＿＿＿＿＿＿＿

□拒绝,请说明＿＿＿＿＿＿＿＿＿＿＿＿＿＿

□其他＿＿＿＿＿＿＿＿＿＿＿＿＿＿＿＿＿＿

医生签名＿＿＿＿＿＿＿＿＿＿＿＿＿＿＿＿＿＿＿＿＿

药房或医疗机构名称：__XXXXXX__

药师：__李药师__

传真：__XXXXXX__   电话：__XXXXXX__   邮箱：__XXXXXX__

地址：__XXXXXX__

感谢您对此事的重视！

九、患者健康管理药历（SOAP）

患者姓名: 刘XX	
患者编号:XXXXXX	保险公司:XXXXXX
出生日期:1956.6.25	年龄:62
性别:男	评估日期:2018.8.8

S(主观资料:患者自诉)

患者 62 岁，男性，诊断糖尿病 11 年、高血压 6 年、高尿酸血症 2 年、高脂血症 2 年。目前按照医嘱规律服用糖尿病、高血压和高尿酸血症治疗药物，血糖、血压仍控制不佳，血尿酸偏高。因为担心他汀类药物对血糖的影响，已自行停药，低密度脂蛋白偏高。希望通过 MTM 服务调整糖尿病和高血压治疗药物，了解他汀类药物对血糖的影响。

O(客观资料:查体或实验室检查资料)

查体 T 36.8℃，HR 80 次 /min，RR 18 次 /min，BP 160/90mmHg，体重 78kg，身高 178cm，BMI 24.6kg/m²，腰围 84cm。

实验室检查：空腹血糖 9.6mmol/L，糖化血红蛋白 10%，总胆固醇 5.6mmol/L，低密度脂蛋白 3.4mmol/L，甘油三酯 2.5mmol/L，高密度脂蛋白 0.8mmol/L，血尿酸 450μmol/L。

无食物、药物过敏史。

A(评估:阐述药师发现的 MRP 问题，写明问题分类，并详细描述。同时评估分析 MRP 产生的原因，并按照关注程度进行排序)

1. 药物不良事件——与药物剂量无关的不良反应导致干咳 高血压病史 6 年，患者目前按照医嘱规律口服福辛普利，清晨血压最高为 160/90mmHg，血压偏高，服药后存在干咳。福辛普利的与药物剂量无关的不良反应可导致干咳，需要额外的降压治疗方案。

2. 需要增加额外的治疗方案——因血糖控制不佳，需要增加额外的治疗方案 患者糖尿病病史 11 年，目前按照医嘱规律口服二甲双胍 500mg tid 和阿卡波糖 50mg tid 降糖，糖化血红蛋白为 10%，空腹静脉血糖为 9.6mmol/L。根据《中国 2 型糖尿病防治指南（2017 年版）》，患者目前的糖化血红蛋白目标值是 <7%，目前规律联合口服降血糖药，血糖仍不达标，需要起始基础胰岛素治疗。

3. 用药依从性问题——患者对药物信息了解不足导致血脂不达标 高脂血症病史 2 年，口服阿托伐他汀 20mg qd 治疗。因为担心他汀类药物对血糖的影响，依从性差，自行停药。患者目前 LDL-C 为 3.0mmol/L，偏高。

4. 需要增加额外的治疗方案——因 10 年 ASCBD 风险评估为高危，需要额外的药物治疗方案 患者 China-PAR 评估心脑血管病 10 年发病风险为 34.8%，为高危，有糖尿病病史，需要增加抑制血小板的治疗方案。

5. 药物剂量过低——苯溴马隆的药物剂量过低，血尿酸偏高 高尿酸血症病史 2 年，应用苯溴马隆片 50mg qd 治疗，目前血尿酸为 450μmol/L，药物剂量过低导致尿酸略偏高。

6. 需要增加额外的治疗方案——因生活方式不健康，需要额外的治疗方案 患者饮食碳水化合物的比例高，含有高嘌呤食物，新鲜蔬菜少，几乎没有运动。目前 BMI 24.6kg/m²，腰围 84cm。

7. 需要增加额外的治疗方案——因未注射过疫苗需要额外的治疗方案 患者的基础疾病多，未接种过疫苗。

续表

P（计划：针对每个 MRP 制订干预计划，包括针对患者的行动计划和针对医生的干预计划）

1．高血压 根据《中国高血压防治指南（2018 年修订版）》和《中国 2 型糖尿病防治指南（2017 年版）》，伴有糖尿病的高血压患者首选 ACEI/ARB 类的降压药。目前患者服用福辛普利钠片后有干咳症状，患者同时有高尿酸血症，建议使用可以降低血尿酸水平的 ARB 类的药物氯沙坦钾片 50mg qd。因原来单独使用福辛普利钠的降压效果不足，建议氯沙坦钾片联合 CCB 类的降压药苯磺酸氨氯地平片 5mg qd。是□否□

2．糖尿病 可在原有的治疗方案的基础上睡前联合应用精蛋白生物合成人胰岛素注射液 6U，皮下注射。

3．高脂血症 进行患者教育，使患者了解服用阿托伐他汀钙片的益处和 LDL-C 的目标值，按照医嘱规律服药。3 个月后评估降脂治疗方案。是□否□

4．ASCVD 一级预防 据《中国 2 型糖尿病防治指南（2017 年版）》，10 年 ASCBD 高危者建议加用阿司匹林进行一级预防，阿司匹林肠溶片 100mg qd。是□否□

5．高尿酸血症 暂不调整降尿酸方案，阿托伐他汀和氯沙坦均具有降尿酸作用，结合生活方式调整，3 个月后进一步评估。是□否□

6．生活方式调整 避免使用动物内脏、海鲜这类高嘌呤食品，增加新鲜蔬菜的比例占食物的 50%。是□否□

7．疫苗接种 建议每年进行流感疫苗、肺炎链球菌疫苗接种。是□否□

服务时长：45 分钟	下次随访时间：2018.9.15

参考文献：

[1] 中华医学会糖尿病学分会. 中国 2 型糖尿病防治指南（2017 年版）[J]. 中华糖尿病杂志，2018（1）：4-67.

[2] 中华医学会内分泌学分会脂代谢学组. 中国 2 型糖尿病合并血脂异常防治专家共识（2017 年修订版）[J]. 中华内分泌代谢杂志，2017（11）：925-936.

[3] 《中国高血压防治指南》修订委员会. 中国高血压防治指南（2018 年修订版）[M]. 北京：人民卫生出版社，2018.

案例提供者：李全志 北京积水潭医院

案例编审者：马英杰 首都医科大学附属北京世纪坛医院

电子版案例

案例名称	案例提供者	案例编审者
案例 13：糖尿病＋高血压＋冠心病	王娜（首都医科大学附属北京世纪坛医院）	马英杰（首都医科大学附属北京世纪坛医院）
案例 14：糖尿病＋高血压＋高脂血症	邢玉晶（北京老年医院）	马英杰（首都医科大学附属北京世纪坛医院）

案例 13～案例 14

第三章　高尿酸血症

案例15：高尿酸血症＋糖尿病＋高血压＋高脂血症

案 例 简 介

患者郑XX，男，66岁。患有高血压、糖尿病、高血脂和高尿酸血症，患者10年ASCVD发病危险的评估结果为高危，目前使用硝苯地平控释片降血压、盐酸二甲双胍片降血糖、阿托伐他汀钙片降血脂、别嘌醇片降尿酸、阿司匹林肠溶片预防心血管疾病，无过敏药物。患者希望药师能够帮助解决血糖和血压控制不佳的问题，并咨询如何预防忘记吃药等问题。

重点关注的药物治疗相关问题

1. 该患者的血压控制不达标的原因是什么？
2. 该患者的血糖控制不达标的原因是什么？
3. 该患者高尿酸血症的治疗方案是什么？
4. 该患者有哪些心血管危险因素？

第一部分：要求患者提供的信息

一、授权许可文件

1. 药物治疗方案审查许可书

我特此许可 <u>司徒伟</u> 审核我的药物治疗方案。我知晓在未获得医生许可前，我的药物治疗方案不会被更改。

针对在审核过程中发现的药物治疗问题，我签字同意 <u>司徒伟</u> 就相关问题与我的医生联系。

我许可 <u>司徒伟</u> 留存我的健康信息资料和药物治疗建议的副本，以便日后的随访和药学监护。

我知晓我的个人健康档案会被妥善保密。在未获得我书面许可前，此次查阅内容将不会被泄露给法定代理人以外的第三者。

患者或法定代理人签字：<u>郑XX</u>　　日期：<u>2018.10.4</u>

患者姓名（正楷）：<u>郑XX</u>

2. 医疗档案获取同意书

医院名称：<u>XXXXXX</u>

医院地址：<u>XXXXXX</u>

我了解药师可能需要与我的医生或其他医护人员讨论我的治疗问题，为了医疗费用报销，有时还可能包括保险公司。我特此许可以上医院药师获取我的医疗健康档案。该档案将会以保密方式提供给我的药师并专门用于我的治疗。

我签名确认已获得此文件的副本，并同意将我的健康档案给药师和其他医护人员共享。我知晓我可以随时通过书面通知形式，联系以上医院药师撤回此授权书。我同样了解在我撤销授权书之前医院药师获得的医疗档案不侵犯我的隐私权。

患者或法定代理人签字：<u>郑XX</u>

日期：<u>2018.10.3</u>

联系电话：<u>XXXXXX</u>

药师：<u>司徒伟</u>

日期：<u>2018.10.3</u>

联系电话：<u>XXXXXX</u>

3. 获取用药记录申请

尊敬的药师：

此申请表用于许可获得贵药房过去 6 个月内给以下客户发放药物的打印版清单。药物治疗管理服务的目的是优化患者药学服务质量以及减少不良事件风险。所申请的记录将会

被严格保密,并用于患者的用药教育及依从性监测。

患者姓名 郑XX	出生日期 1952.2.6
地址 XXXXXX	社会保险号 XXXXXX

我,郑XX,许可将以上所申请的记录给予用于以上所述的目的。

患者签名 郑XX	日期 2018.10.4

二、患者健康管理信息表

姓名:郑XX　　　　日期:2018.10.4　　　出生日期:1952.2.6
性别(勾选一个):男 √　　女　　　　婚姻状况:丧偶
家庭住址:XXXXXX

你的主诊医生是谁? 王医生
上一次全面体检是什么时候? 2018.8

家族史(包括母亲、父亲、兄弟、姐妹、祖父母)

高血压 √	糖尿病 √	高脂血症 √
心脏病 √	卒中(脑梗死、脑出血) √	肾脏病
抑郁症	癌症	其他

既往病史

哮喘	高血压 √
心律不齐(房颤)	心脏病
焦虑	失眠(睡眠困难)
慢性阻塞性肺疾病	胃食管反流(反酸)
糖尿病 √	溃疡(胃/肠)
抑郁症	甲状腺疾病
癌症	其他:高尿酸血症、高脂血症

既往手术史:无
阑尾切除术
血管成形术(球囊手术)或支架
冠状动脉旁路移植术(搭桥)
髋关节置换术
子宫切除术

膝关节置换术

心脏起搏器和除颤器

生产手术

其他：

过敏史（药物和食物）＿＿无＿＿

不能耐受的情况（包括既往用药的副作用：恶心、便秘、失眠、头晕、胃部不适等）＿＿无＿＿

当前症状描述

如果你正有以下列表中的症状，圈出所有选项，如果没有，选择"无"

体质上的

　　体重减轻　盗汗　体重增加√　疲劳　（　）无　其他：＿＿＿＿＿

五官

　　视力问题　重影　青光眼　白内障　（√）无　其他：＿＿＿＿＿

　　听力障碍　耳鸣　耳痛　眩晕　（√）无　其他：＿＿＿＿＿

　　鼻塞　流涕　鼻血　感染　（√）无　其他：＿＿＿＿＿

　　吞咽困难　声音嘶哑　喉咙痛　牙龈出血　（√）无　其他：＿＿＿＿＿

内分泌

　　腺体肿胀　甲状腺问题　糖尿病√　（　）无　其他：＿＿＿＿＿

呼吸系统

　　咳嗽　呼吸急促　咳痰　哮喘　吸烟√　（　）无　其他：＿＿＿＿＿

心血管

　　心痛　高血压√　心律失常　心悸　腿部水肿　平躺时呼吸困难　（　）无

　　其他：＿＿＿＿＿

消化系统

　　便秘　胃食管反流　胃灼热感　胃肠溃疡　肝炎　恶心/呕吐　（√）无

　　其他：＿＿＿＿＿

泌尿生殖系统

　　尿频　尿痛　血尿　尿失禁　（√）无　其他：＿＿＿＿＿

肌肉骨骼系统

　　关节痛√　肌无力　腿部无力　肌肉抽筋　（　）无　其他：＿＿＿＿＿

神经系统

　　头痛√　偏头痛　癫痫　麻木　震颤　晕厥　（　）无　其他：＿＿＿＿＿

血液淋巴系统

　　出血　血栓　腺体肿胀　（√）无　其他：＿＿＿＿＿

免疫系统

　　过敏　皮疹　感染　（√）无　其他：＿＿＿＿＿

心理

　　抑郁　哭闹　焦虑　嗜睡　睡眠障碍　（√）无　其他：＿＿＿＿＿

生活状况与生活习惯

你同谁一起生活：独居

是否有工作：是　否√退休

工作单位：XXXXXX

职位：XXXXXX

是否吸烟或其他形式的烟草？是√　否

　如果是，一天几包？1包

曾经吸烟吗？是√　否

　如果是，一天几包？_____持续了多久？_____什么时候戒的？没戒烟

是否饮酒？是√　否

　如果是，饮酒的一般量2两/日√　周　月

是否有酒精饮料？是　否√

　如果是，一般量_____/日　周　月

　持续了多少年？_____什么时候戒的？

每周锻炼几次？1~2次

免疫接种

最后一次接种疫苗是什么时候？未接种疫苗

流感

百白破

带状疱疹

肺炎球菌

患者关注的医疗问题

1. 关于你的药物治疗有什么问题？

我的餐后血糖总是高，该如何解决？

2. 关于你的健康和治疗状况有什么关心的问题？

血压控制不太好，该怎么办？

3. 你希望从我们随访中得到什么？

有时忘记服用药物，有什么好的解决措施？

三、患者生活信息采集表

姓名：郑XX		出生日期：1952.2.6
地址：XXXXXX		
城市：北京市	省份：北京	邮编：100020
保险：城镇职工医疗保险		ID 号：XXXXXX
填表日期：2018.10.4		

病史（请列出您目前存在或曾经有过的任何疾病状况）	
高血压 8 年	高脂血症 8 年

续表

高尿酸血症 5 年	糖尿病 1 年

目前治疗药物（包括所有的处方药、非处方药、膳食补充剂及中药）

药物名称 / 规格	服用方法	治疗目的	使用时长
硝苯地平控释片 /30mg	每次 1 片，每日 1 次，早饭前	高血压	8 年
阿托伐他汀钙片 /20mg	每次 1 片，每日 1 次，睡前	高脂血症	8 年
阿司匹林肠溶片 /100mg	每次 1 片，每日 1 次，早饭前	心血管一级预防	8 年
盐酸二甲双胍片 /0.5g	每次 1 片，每日 3 次，餐时	糖尿病	1 年
别嘌醇片 /0.1g	每次 1 片，每日 3 次，饭后	高尿酸血症	5 年

过敏史

药物名称	事件经过
无	

医生信息

医生姓名	科别 / 专业	电话	
王医生	心血管医生	XXXXXX	

药店名称

常用药店或者医院药房	电话
无	
其他药店或者医院药房	电话
无	

日期　　2018.10.4

姓名　　郑 XX　　　出生日期　1952.2.6　　　年龄　　66

患者就诊提醒：请携带下列物品

医保卡

所有处方药及非处方药，包括非常规服用的药物

眼镜（如果需要）

助听器（如果需要）

您是否有视力问题？　　否

您是否有听力问题？　　否

您能自己完成表格填写？　　能

您是否需要您的照料人协助完成 MTM 咨询？（如果需要，请在最后一页相应位置签字）

您觉得您对我们给予的用药指导（书面或口头）是否可能会理解困难？　　否

您觉得您的健康问题对您的生活质量产生了怎样的影响？＿＿＿＿＿＿＿＿

请回答"是"或"否",并尽量给予说明。

当您症状有所好转,疾病有所控制时,您是否会漏服药物? ___是___

您忘记服药的频率是? ___每周1～2次___

当您服药期间感觉疾病加重时,您有过减少服药或停止服药吗? ___否___

当您旅行或离家时,您有时会忘记携带药物? ___是___

您有过向他人借药或借给他人药的经历吗? ___否___

您上次住院的时间是? ___无___

(大致的时间、住院原因、住院时长、出院返回地点) ___无___

请写下您日常就诊的诊所及医生(分类写出心血管医生、急诊医生、骨科医生等)

_____

营养状况

身高 ___175cm___ 体重 ___95kg___ 腰围 ___81cm___ 骨架:□小 ■中 □大

您认为您的最佳体重应该是? ___75kg___ (您的最高体重是 ___95kg___ ,最低体重是 ___80kg___)

您1年前体重是? ___90kg___ 过去1年的体重变化为 ___+5kg___

您平时不吃正餐的频率是? □3～4次/周 □1次/周 ■极少

您通常的进餐时间是:

早餐 ___7___ am,午餐 ___12___ pm,晚餐 ___18___ pm 加餐 ___无___

1. 您每周吃快餐或加餐的频率是?

□4次或更多 □1～3次 ■极少

2. 您每日吃多少蔬菜或水果?

■2份或更少 □3～4份 □5份或更多

3. 您每日摄入多少可乐、果汁、调味茶等含糖饮料(无糖饮料除外)?

□3份或更多 □1～2份 ■极少

请写出您昨天进食的所有食物和饮料

6am～6pm

1个馒头,1碗稀饭,1个鸡蛋,2两米饭,猪肉3两,蔬菜500g

6pm～6am

1个馒头,牛肉2两,蔬菜500g,1个橙子

对于不应与食物同时服用的药物,您是如何与进食隔开的? 间隔半小时

您是否食用葡萄柚? ___否___

请描述您日常的活动

1. 您一般几点起床? ___6am___

2. 您一般几点睡觉? ___11pm___

3. 您入睡困难吗? ___否___ 夜间有睡眠不好吗? ___否___

4. 您服用安眠药物吗? ___否___

您以下时间段的主要活动内容是:

a 上午 ___买菜,做饭___

b 下午 午睡,看电视

c 晚上 做晚饭,看电视,遛弯

您有过跌倒吗? 否

您现在仍在开车吗? 否

您在日常活动中和护理上有人照料吗? 无

如果有人照料,请告知,照料人是 无

您愿意与您的照料人讨论您的药物治疗和医疗护理吗? 无

如果您许可由您的照料人协助完成药物治疗评估,请签字 无

照料人的姓名和电话(如果有) 无

签名 郑XX

第二部分：药师访谈与干预

四、患者用药重整清单及不良反应记录

（一）患者用药调整清单

姓名：郑 XX　　出生日期：1952.2.6

记录的所有药物：处方药、非处方药、中药和其他膳食补充剂

请随身携带这个记录，并交给医生、药师和其他医疗服务提供者看

药物		用于治疗什么？	什么时候服用？	开始日期	停止日期	医生	特殊说明
药物名称	剂量						
硝苯地平控释片 /30mg	每次 1 片，每日 1 次	高血压	早饭前	2009.2	至今	王 XX	
阿托伐他汀钙片 /20mg	每次 1 片，每日 1 次	高脂血症	睡前	2009.2	至今	王 XX	
阿司匹林肠溶片 /100mg	每次 1 片，每日 1 次	心血管疾病一级预防	早饭前	2009.2	至今	王 XX	
盐酸二甲双胍片 /0.5g	每次 1 片，每日 3 次	糖尿病	餐时	2016.4	至今	李 XX	
别嘌醇片 /0.1g	每次 1 片，每日 3 次	高尿酸血症	饭后	2012.5	至今	赵 XX	

（二）患者既往用药不良反应记录

姓名：郑 XX　　出生日期：1952.2.6　　电话：XXXXXX

请随身带着您这份记录，并交给医生、药师或其他医务人员看

紧急联系信息

姓名：王 XX

关系：邻居

电话：XXXXXX

初级保健医师

姓名：李医生

电话：XXXXXX

药房 / 药师

姓名：张药师

电话：XXXXXX

过敏

我对什么过敏？（药物、食物和其他）	过敏或反应时的表现
无	

续表

药物导致的其他问题	
导致问题的药物名称	药物导致的问题有哪些
无	

当医生给你开了一种新的药物，请询问医生或药师如下问题：	
我正在服用的是什么？	
它是用来治疗什么的？	
何时服用？	
有副作用吗？	
有什么特殊注意事项吗？	
漏服会发生什么？	
备注：	

患者签名：郑XX	医务人员签名：XXXXXX	上次更新的日期	2018.10.4
		上次医务人员评价的日期：2018.10.4	

五、实验室及影像学检查结果

姓名：郑XX　　　　　　出生日期：1952.2.6　　　　　　ID号：XXXXXX

性别：男 √　 女　　　　填表日期：2018.10.4

化验检查结果

日期	检查项目	检查结果	高/低/正常	日期	检查项目	检查结果	高/低/正常
2018.10	Na^+	141.8mmol/L	正常	2018.10	BUN	2.41mmol/L	低
2018.10	K^+	5.2mmol/L	正常	2018.10	CREA	112μmol/L	高
2018.10	Ca^{2+}	2.39mmol/L	正常	2018.10	TG	3.18mmol/L	高
2018.10	TC	5.09mmol/L	正常	2018.10	HDL	1.44mmol/L	正常
2018.10	URIC	610μmol/L	高	2018.10	LDL	3.1mmol/L	正常
2018.10	HbA1c	8.0%	高	2018.10	空腹血糖	7.86mmol/L	高
2018.10	餐后2小时血糖	16.27mmol/L	高				

六、药物治疗相关问题（MRP）和权重排序

药师姓名：司徒伟　　建档日期：<u>2018.10.4</u>

患者信息：姓名　郑XX　　性别　■男　□女　　出生日期　1952.2.6

序号	疾病/医疗问题	药物	适应证		有效性		安全性		依从性	实际/潜在MRP	权重（高/中/低）	MRP详细描述
			1.不必要的药物治疗	2.需要增加额外的治疗方案	3.无效的药物	4.药物剂量过量	5.药物不良事件	6.药物剂量过高	7.用药依从性问题			（MRP类别（见编写说明附表））
1	高血压	硝苯地平控释片			3.3 对已诊的疾病无有效作用					实际	高	患者高血压病史8年，目前服用硝苯地平控释片30mg qd，血压为160/95mmHg
2	高血糖	盐酸二甲双胍片			3.3 对已诊的疾病无有效作用					实际	高	患者1年前确诊糖尿病，目前服用二甲双胍0.5g tid，空腹血糖为7.86mmol/L，餐后2小时血糖为16.27mmol/L，HbA1c为8.0%
3	高尿酸血症	别嘌醇片							7.3 患者忘记服药	实际	高	患者高尿酸血症病史5年，目前服用别嘌醇片0.1g tid，此次测尿酸为610μmol/L
4	高血脂	阿托伐他汀钙片							7.3 患者忘记服药	实际	高	患者高脂血症病史8年，睡前服用阿托伐他汀钙片20mg，TG为3.18mmol/L（偏高），LDL为3.1mmol/L

患者信息　姓名　郑XX　性别　■男　□女　出生日期　1952.2.6

序号	疾病/医疗问题	药物	MRP类别（见编写说明附表）适应证 1.不必要的药物治疗	适应证 2.需要增加额外的治疗方案	有效性 3.无效的药物	有效性 4.药物剂量过低	安全性 5.药物不良事件	安全性 6.药物剂量过高	依从性 7.用药依从性问题	实际/潜在MRP	权重（高/中/低）	MRP详细描述
5	心血管疾病一级预防	阿司匹林肠溶片					5.6 患者存在用药禁忌证			实际	高	患者10年ASCVD发病危险的评估结果为高危，患者服用阿司匹林肠溶片100mg qd共8年，用于心血管疾病一级预防。患者同时患有高尿酸血症
6	用药依从性欠佳								7.3 患者忘记服药	实际	高	患者自诉有忘记服药的情况，每周有1～2次
7	超重			2.1 因身体或疾病状况需要增加额外的治疗方案						实际	高	患者身高175cm，体重95kg，BMI 31.02kg/m²，属于超重。平素仅购买生活用品时才出门，偶尔买晚饭后遛弯，无任何健身运动
8	吸烟			2.1 因身体或疾病状况需要增加额外的治疗方案						实际	中	患者有30年的吸烟史，目前每天吸烟15～20支
9	饮酒			2.1 因身体或疾病状况需要增加额外的治疗方案						实际	中	患者有喝白酒的习惯，每天晚餐会饮酒2两左右
10	无疫苗接种			2.1 因身体或疾病状况需要增加额外的治疗方案						实际	低	患者为66岁的老年男性，从未接种过流感疫苗

随访计划：根据以上发现的药物治疗相关问题的权重排序，计划随访2～3次。

七、患者健康管理行动方案

患者姓名	郑XX
医生（电话）	XXX（XXXXXX）
药房 / 药师（电话）	XXX（XXXXXX）
制定日期	2018.10.4

为了帮助您获得最佳药物治疗效果，现将重要的执行计划列为下表；
该列表可以帮助您和您的药师或医生管理您服用的药物，您可以在每一项旁边的空格中记录您的完成情况。

	计划步骤→我需要做什么……	记录：我做了什么？什么时候做的？……
1	到心内科就诊，评价血压控制情况，调整降压治疗方案	
2	到内分泌科就诊，调整血糖治疗方案。关注血尿酸情况	
3	使用特殊药盒服药或闹铃、手机提醒服药	
4	控制饮食，减少油炸食物、甜食、高嘌呤饮食的摄入	
5	减重，每周坚持锻炼 5～7 天，每次 30 分钟，中等强度运动，如快步走、游泳等（根据患者情况）	
6	戒烟、限酒	

药师与患者预约下次随访时间：2018.11.11

八、药师与医生沟通表

表 -1

医生：　心内科　王医生	日期：　2018.10.4
传真：XXXXXX	电话：XXXXXX

患者姓名：　郑 XX	身份证号：　XXXXXX
出生日期：　1952.2.6	ID 编号：　XXXXXX

药师建议

王医生：您好！

药师最近对上面提到的患者进行了用药审核，我们发现了一些关于药物治疗方面的相关问题，并给予您的建议如下，敬请考虑。

药物治疗问题：

1. 患者目前服用硝苯地平控释片 30mg qd，此次测血压为 160/95mmHg，由于患者自诉有忘记服药的情况，每周有 1～2 次，考虑其血压控制不佳与此有关，药师已和患者商议并制订了改善依从性的方案。

2. 患者高血压、高脂血症、高尿酸血症、吸烟、肥胖、缺乏运动，属于 10 年心血管事件高危人群。目前使用阿司匹林肠溶片 100mg qd，用于心血管疾病的一级预防。患者有高尿酸血症，低剂量的阿司匹林会减少尿酸的消除，增加诱发痛风的风险。

药师推荐：

基于以上情况，将患者转诊至您的门诊，请您做进一步的评估。

1. 因患者合并糖尿病，ARB 类的降压药可以保护靶器官，对 2 型糖尿病及肾病有益。如果血压仍不达标，建议考虑合用氯沙坦钾片 50mg qd。

2. 建议将阿司匹林改为氯吡格雷 75mg qd。

医生给药师的反馈

☐建议被接受 _____

☐部分接受，修改 _____

☐拒绝，请说明 _____

☐其他 _____

医生签名 _____

药房或医疗机构名称：__XXXXXX__

药师：__司徒伟__

传真：__XXXXXX__　　电话：__XXXXXX__　　邮箱：__XXXXXX__

地址：__XXXXXX__

感谢您对此事的重视！

表 -2

医生：　内分泌科　李医生	日期：　2018.10.4
传真：　XXXXXX	电话：　XXXXXX

患者姓名：　郑 XX	身份证号：　XXXXXX
出生日期：　1952.2.6	ID 编号：　XXXXXX

药师建议

李医生：您好！

药师最近对上面提到的患者进行了用药审核，我们发现了一些关于药物治疗方面的相关问题，并给予您的建议如下，敬请考虑。

药物治疗问题：

1. 患者 1 年前确诊糖尿病，目前服用二甲双胍 0.5g tid，空腹血糖为 7.86mmol/L，餐后 2 小时血糖为 16.27mmol/L，HbA1c 为 8.0%，血糖控制不佳。

2. 患者高尿酸血症病史 5 年，目前服用别嘌醇片 0.1g tid，此次测尿酸为 610μmol/L，患者自诉在用药期间曾自行减量或停止服用。

药师推荐：

基于以上情况，将患者转诊至您的门诊，请您做进一步的血糖及血尿酸指标评估，调整其降糖及降尿酸治疗方案。

1. 根据《中国 2 型糖尿病防治指南（2017 年版）》，建议加服阿卡波糖 50mg tid，控制餐后血糖升高。

2. 根据患者的各项检查指标，建议对其进行糖尿病并发症的筛查。

医生给药师的反馈

□建议被接受 _____

□部分接受,修改 _____

□拒绝,请说明 _____

□其他 _____

医生签名 _____

药房或医疗机构名称:: <u>XXXXXX</u>

药师: <u>司徒伟</u>

传真: <u>XXXXXX</u>　　　电话: <u>XXXXXX</u>　　　邮箱: <u>XXXXXX</u>

地址: <u>XXXXXX</u>

感谢您对此事的重视!

九、患者健康管理药历(SOAP)

患者姓名: 郑XX	
患者编号:XXXXXX	保险公司: XXXXXX
出生日期: 1952.2.6	年龄: 65
性别: 男	评估日期: 2018.10.4

S(主观资料: 患者自诉)

患者,男,66 岁。高血压,高脂血症 8 年,高尿酸血症 5 年,糖尿病 1 年。到 MTM 门诊就诊希望了解所服用的药物并改善其健康状况。自述血压、餐后血糖未得到有效控制,希望得到药师的帮助使自己的血压和血糖都能够达标。

O(客观资料: 查体或实验室检查资料)

查体:体温 36.7℃,血压 160/95mmHg,心率 88 次/min,呼吸频率 14 次/min,体重 95kg,身高 175.0cm,BMI 31.02kg/m^2。

实验室检查:Na^+ 141.8mmol/L,K^+ 5.2mmol/L,Ca^{2+} 2.39mmol/L,URIC 610μmol/L,BUN 2.41mmol/L,CREA 112μmol/L,TG 3.18mmol/L,LDL 3.1mmol/L,HbA1c 8.0%,空腹血糖 7.86mmol/L,餐后 2 小时血糖 16.27mmol/L。

A(评估: 药师发现的问题,按权重由高到低排序)

1. 无效的药物治疗——对已确诊的疾病无有效作用　患者目前服用硝苯地平控释片 30mg qd,此次测血压为 160/95mmHg,血压控制不佳。

2. 无效的药物治疗——对已确诊的疾病无有效作用　患者 1 年前确诊糖尿病,目前服用二甲双胍 0.5g tid,空腹血糖为 7.86mmol/L,餐后 2 小时血糖为 16.27mmol/L,HbA1c 为 8.0%,血糖控制不佳。

3. 药物不良事件——患者存在用药禁忌证　患者有高尿酸血症,目前使用低剂量的阿司匹林肠溶片用于冠心病的一级预防,它会减少尿酸的消除,增加诱发痛风的风险。

4. 用药依从性问题——患者忘记服药,每周会漏服 1~2 次,导致血尿酸及血脂控制不佳　患者目前服用别嘌醇片 0.1g tid,尿酸为 610μmol/L。睡前服用阿托伐他汀钙片 20mg,TG 为 3.18mmol/L(偏高),LDL 为 3.1mmol/L。

5. 需要增加额外的治疗方案——患者因为体重超标,因此需要增加额外的治疗方案　患者的 BMI 为 31.02kg/m^2,腰围为 81cm,属于超重。

6. 需要增加额外的治疗方案——患者需要戒烟限酒,因此需要增加额外的治疗方案　患者有 30 年的吸烟史,目前每天吸烟 15~20 支。有喝白酒的习惯,每天晚餐会饮酒 2 两左右。

7. 需要增加额外的治疗方案——患者因未接种疫苗,因此需要增加额外的治疗方案　患者为中年男性,合并多种慢性病,未进行免疫接种。

续表

P（计划：针对每个问题提出干预计划）

1．血压控制不佳　到心内科就诊，评价血压控制情况。建议联用氯沙坦钾片 50mg qd。是□否□

2．血糖控制不佳　到内分泌科就诊，评价血糖控制情况。建议加服阿卡波糖 50mg tid，控制餐后血糖升高。是□否□

3．诱发痛风的风险　到心内科就诊，建议将阿司匹林改为氯吡格雷 75mg qd。是□ 否□

4．漏服药物　建议患者使用特殊药盒服药或闹铃、手机提醒服药。是□否□

5．超重　制订减重计划。每周坚持锻炼 5～7 天，每天 30 分钟，中等强度运动，如快步走、游泳等（根据患者情况），建议 3～6 个月内减重 3.9～7.8kg（5%～10%）。是□否□

6．戒烟限酒　制订戒烟计划，建议患者逐步戒烟。不提倡饮酒，如饮酒，白酒应小于每日 1 两。是□否□

7．疫苗接种　建议每年进行流感疫苗、肺炎链球菌疫苗接种。是□否□

服务时长：30 分钟　　　　　　　　　下次随访时间：2018.11.11

参考文献：

中华医学会糖尿病分会. 中国 2 型糖尿病防治指南（2017 年版）[J]. 中国实用内科杂志，2018，38（04）：292-344.

案例提供者：司徒伟　首都医科大学附属北京朝阳医院
案例编审者：张弨　首都医科大学附属北京同仁医院

案例16：高尿酸血症＋痛风＋糖尿病＋慢性乙型病毒性肝炎

案 例 简 介

患者张XX，男，63岁。患有痛风、高尿酸血症、糖尿病、慢性乙型病毒性肝炎，患者10年ASCVD发病危险的评估结果为高危，目前应用布洛芬缓释胶囊缓解痛风症状，格列齐特、二甲双胍治疗糖尿病，应用阿司匹林预防心血管疾病，应用恩替卡韦片治疗慢性乙型肝炎，应用维生素C片补充维生素。对青霉素过敏。患者希望药师能够告知药物的作用并帮助解决药物用法用量的问题，以及咨询痛风和糖尿病的用药问题。

重点关注的药物治疗相关问题

1. 该患者高尿酸血症的治疗策略是什么？
2. 该患者的血糖不达标的原因是什么？
3. 该患者有哪些心血管危险因素？
4. 该患者是否需要补充维生素C？

第一部分：要求患者提供的信息

一、授权许可文件

1. 药物治疗方案审查许可书

我特此许可　孟文爽　审核我的药物治疗方案。我知晓在未获得医生许可前，我的药物治疗方案不会被更改。

针对在审核过程中发现的药物治疗问题，我签字同意　孟文爽　就相关问题与我的医生联系。

我许可　孟文爽　留存我的健康信息资料和药物治疗建议的副本，以便日后的随访和药学监护。

我知晓我的个人健康档案会被妥善保密。在未获得我书面许可前，此次查阅内容将不会被泄露给法定代理人以外的第三者。

患者或法定代理人签字：张XX　　　日期：2018.10.3
患者姓名（正楷）：张XX

2. 医疗档案获取同意书

医院名称：　北京佑安医院
医院地址：　北京市丰台区西头条8号

我了解药师可能需要与我的医生或其他医护人员讨论我的治疗问题，为了医疗费用报销，有时还可能包括保险公司。我特此许可以上医院药师通过医护人员获取我的医疗/健康档案。该档案将会以保密方式提供给我的药师并专门用于我的治疗。

我签名确认已获得此文件的副本，并同意将我的健康档案给药师和其他医护人员共享。我知晓我可以随时通过书面通知形式，联系以上医院药师撤回此同意书。我同样了解在我撤销同意书之前医院药师获得的医疗档案不侵犯我的隐私权。

患者或法定代理人签字：张XX
日期：2018.10.3
联系电话：XXXXXX
药师：孟文爽
日期：2018.10.3
联系电话：XXXXXX

3. 获取用药记录申请

尊敬的药师：

此申请表用于许可获得贵药房过去6个月内给以下客户发放药物的打印版清单。药物治疗管理服务的目的是优化患者药学服务质量以及减少不良事件风险。所申请的记录将会

被严格保密，并用于患者的用药教育及依从性监测。

患者姓名　张XX	出生日期　1955.1.1
地址　北京市大红门街道办事处XXX	社会保险号310480

我，<u>张XX</u>，许可将以上所申请的记录给　<u>北京佑安医院</u>　用于以上所述的目的。

患者或法定代理人签字　<u>张XX</u>　日期　<u>2018.10.3</u>　联系电话　<u>XXXXXX</u>

药师　<u>孟文爽</u>　日期　<u>2018.10.3</u>　联系电话　<u>XXXXXX</u>

二、患者健康管理信息表

姓名：<u>张XX</u>　　　日期：<u>2018.10.3</u>　　出生日期：<u>1955.1.1</u>

性别（勾选一个）：☑ 男　女　　　　婚姻状况：<u>已婚</u>

家庭住址：<u>北京市大红门街道办事XXX</u>　邮政编码：<u>100079</u>

你的主诊医生是谁？<u>朱医生</u>

上一次全面体检是什么时候？<u>2014.10</u>

家族史（包括母亲、父亲、兄弟、姐妹、祖父母）

高血压	糖尿病 √	高脂血症
心脏病	卒中（脑梗死、脑出血）	肾脏病
抑郁症	癌症	其他

既往病史

哮喘	高血压
心律不齐（房颤）	心脏病
焦虑	失眠（睡眠困难）
慢性阻塞性肺疾病	胃食管反流（反酸）
糖尿病 √	溃疡（胃/肠）
抑郁症	甲状腺疾病
癌症	其他：**高尿酸血症**、痛风、乙肝

既往手术史

阑尾切除术

血管成形术（球囊手术）或支架

冠状动脉旁路移植术（搭桥）

髋关节置换术

子宫切除术

膝关节置换术

心脏起搏器和除颤器

生产手术

其他：

过敏史（药物和食物）　青霉素

不能耐受的情况（包括既往用药的副作用：恶心、便秘、失眠、头晕、胃部不适等）　头晕

当前症状描述

如果你正有以下列表中的症状，圈出所有选项，如果没有，选择"无"

体质上的

　体重减轻✓　盗汗　体重增加　疲劳　（　）无　其他：＿＿＿＿＿

五官

　视力问题　重影　青光眼　白内障　（✓）无　其他：＿＿＿＿＿

　听力障碍　耳鸣　耳痛　眩晕　（✓）无　其他：＿＿＿＿＿

　鼻塞　流涕　鼻血　感染　（✓）无　其他：＿＿＿＿＿

　吞咽困难　声音嘶哑　喉咙痛　牙龈出血　（✓）无　其他：＿＿＿＿＿

内分泌

　腺体肿胀　甲状腺问题　糖尿病✓　（　）无　其他：＿＿＿＿＿

呼吸系统

　咳嗽　呼吸急促　咳痰　哮喘　吸烟　（✓）无　其他：＿＿＿＿＿

心血管

　心痛　高血压　心律失常　心悸　腿部水肿　平躺时呼吸困难　（✓）无

　其他：＿＿＿＿＿

消化系统

　便秘　胃食管反流　胃灼热感　胃肠溃疡　肝炎　恶心/呕吐　（✓）无

　其他：＿＿＿＿＿

泌尿生殖系统

　尿频　尿痛　血尿　尿失禁　（✓）无　其他：＿＿＿＿＿

肌肉骨骼系统

　关节痛✓　肌无力　腿部无力　肌肉抽筋　（　）无　其他：＿＿＿＿＿

神经系统

　头痛　偏头痛　癫痫　麻木　震颤　晕厥　（✓）无　其他：＿＿＿＿＿

血液淋巴系统

　出血　血栓　腺体肿胀　（✓）无　其他：＿＿＿＿＿

免疫系统

　过敏　皮疹　感染　（✓）无　其他：＿＿＿＿＿

心理

　抑郁　哭闹　焦虑　嗜睡　睡眠障碍　（✓）无　其他：＿＿＿＿＿

生活状况与生活习惯

你同谁一起生活：妻子

是否有工作：是 否 ✓

工作单位：_____

职位：_____

是否吸烟或其他形式的烟草？是 否 ✓

　如果是，一天几包？ _____

曾经吸烟吗？是 否 ✓

　如果是，一天几包？ _____持续了多久？ _____什么时候戒的？ _____

是否饮酒？是 否 ✓

　如果是，饮酒的一般量_____/日 周 月

是否有酒精饮料？是 否 ✓

　如果是，一般量_____/日 周 月

　持续了多少年？ _____什么时候戒的？ _____

每周锻炼几次？ 1～3 次

免疫接种

最后一次接种疫苗是什么时候？ 未接种疫苗

流感

百白破

带状疱疹

肺炎球菌

患者关注的医疗问题

1. 关于你的药物治疗有什么问题？

目前服用药物很多，也不知道有没有效果，这些药到底要不要吃？怎么吃？

2. 关于你的健康和治疗状况有什么关心的问题？

痛风的时候怎么办？糖尿病要终身服药吗？

3. 你希望从我们随访中得到什么？

告诉我现在用的药物到底应该怎么吃？

三、患者生活信息采集表

姓名：张XX		出生日期：1955.1.1	
地址：北京市大红门街道办事处XXX			
城市：北京	省份：北京		邮编：100079
保险：城市医疗保险		ID 号：310480	
填表日期：2018.10.3			

病史（请列出您目前存在或曾经有过的任何疾病状况）	
糖尿病	痛风
慢性乙型病毒性肝炎	

续表

目前治疗药物（包括所有的处方药、非处方药、膳食补充剂及草药）

药物名称 / 规格	服用方法	治疗目的	使用时长
布洛芬缓释胶囊 /300mg	每次 1 粒，每日 2 次，早、晚饭后	痛风	2 年
二甲双胍片 /500mg	每次 1 片，每日 2 次，早、晚餐时	糖尿病	3 年
格列齐特（Ⅱ）/ 80mg	每次 1 片，每日 1 次，早饭后	糖尿病	1 年
维生素 C 片 /0.1g	每次 1 片，每日 1 次，早饭后	补充维生素	1 年
阿司匹林 /100mg	每次 1 片，每日 1 次，早饭后	预防心血管疾病	3 年
恩替卡韦片 /0.5mg	每次 1 片，每日 1 次，睡前服用	慢性乙型肝炎	10 年

过敏史

药物名称	事件经过
青霉素	10 年前青霉素皮试，出现皮疹

医生信息

医生姓名	科别 / 专业	电话	
刘医生	内分泌医生	XXXXXX	

药店名称		
常用药店或者医院药房		电话
佑安医院门诊药房		XXXXXX
其他药店或者医院药房		电话

日期　　2018.10.3

姓名　　张 XX　　　　出生日期　　1955.1.1　　　　年龄　　63

患者就诊提醒：请携带下列物品

医保卡

所有处方药及非处方药，包括非常规服用的药物

眼镜（如果需要）

助听器（如果需要）

您是否有视力问题？　　否

您是否有听力问题？　　否

您能自己完成表格填写吗？　　是

您是否需要您的照料人协助完成 MTM 咨询？（如果需要，请在最后一页相应位置签字）　　不需要

您觉得您对我们给予的用药指导（书面或口头）是否可能会理解困难？　　否

您觉得您的健康问题对您的生活质量产生了怎样的影响？

药物吃法都不一样，很麻烦，忙起来会忘了吃药。

请回答"是"或"否",并尽量给予说明。

当您症状有所好转,疾病有所控制时,您是否会漏服药物?　　是

您忘记服药的频率是?　　每周 1～2 次

当您服药期间感觉疾病加重时,您有过减少服药或停止服药吗?　　是

当您旅行或离家时,您有时会忘记携带药物吗?　　是

您有过向他人借药或借给他人药的经历吗?　　否

您上次住院的时间是?　　2016.2

(大致的时间、住院原因、住院时长、出院返回地点)住院 2 周,调整血糖,出院返回家中

请写下您日常就诊的诊所及医生(分类写出心血管医生、急诊医生、骨科医生等)

风湿免疫科　宋医生

内分泌科　刘医生

消化内科　崔医生

营养状况

身高　179cm　　　体重　78kg　　　腰围　82cm　　　骨架:□小　■中　□大

您认为您的最佳体重应该是?　　80kg　(您的最高体重　85kg　,最低体重是　75kg　)

您 1 年前体重是?　　80kg　　过去 1 年的体重变化为　-2kg

您平时不吃正餐的频率是?　□3～4 次/周　　□1 次/周　　■极少

您通常的进餐时间是:

早餐　8　am,午餐　12　am,晚餐　7　pm　加餐　有

1. 您每周吃快餐或加餐的频率是?

□4 次或更多　　□1～3 次　　■极少

2. 您每日吃多少蔬菜或水果?

□2 份或更少　　■3～4 份　　□5 份或更多

3. 您每日摄入多少可乐、果汁、调味茶等含糖饮料(无糖饮料除外)?

□3 份或更多　　□1～2 份　　■极少

请写出您昨天进食的所有食物和饮料

6am～6pm	6pm～6am
1 根油条,1 颗茶叶蛋,1 碗粥	猪肉,青菜,米饭
1 碟咸菜,酸奶	点心
糖醋鱼,青菜,米饭	

对于不应与食物同时服用的药物,您是如何与进食隔开的?　饭后 1 小时

您是否食用葡萄柚?　　不知道

请描述您日常的活动

1. 您一般几点起床?　　5 点半

2. 您一般几点睡觉?　　晚 10 点多

3. 您入睡困难吗?　　否　夜间有睡眠不好吗?　　否

4. 您服用安眠药物吗?　　否

您以下时间段的主要活动内容是:

　　a 上午　 买早点,散步

　　b 下午　 散步,看电视

　　c 晚上　 散步

您有过跌倒吗?　 没有

您现在仍在开车吗?　 偶尔开车去女儿家

您在日常活动中和护理上有人照料吗?　 否

如果有人照料,请告知,照料人是 _____

您愿意与您的照料人讨论您的药物治疗和医疗护理吗? _____

如果您许可由您的照料人协助完成药物治疗评估,请签字 _____

照料人的姓名和电话(如果有) _____

签名　 张XX

第二部分：药师访谈与干预

四、患者用药重整清单及不良反应记录

（一）患者用药清单

姓名：张XX　　出生日期：1955.1.1

包括所记录的所有药物：处方药、非处方药、中药和其他膳食补充剂

随身携带这个记录，并交给医生、药师和其他医疗服务提供者看

药物		用于治疗什么？	什么时候服用？	开始日期	停止日期	医生	特殊说明
药物名称	剂量						
布洛芬缓释胶囊 /300mg	每次 1 粒，每日 2 次	痛风	早、晚饭后	2 年前	至今	宋医生	餐中或餐后服用
二甲双胍片 /500mg	每次 1 片，每日 2 次	糖尿病	早、晚餐中	3 年前	至今	刘医生	
格列齐特片（Ⅱ）/80mg	每次 1 片，每日 1 次	糖尿病	早饭后	2016.2	至今	刘医生	规律饮食；驾驶时谨慎
维生素 C 片 /0.1g	每次 1 片，每日 1 次	补充维生素	早饭后	1 年前	至今	药房自买	
阿司匹林 /100mg	每次 1 片，每日 1 次	预防心血管疾病	早饭后	3 年前	至今	刘医生	
恩替卡韦片 /0.5mg	每次 1 片，每日 1 次	乙型病毒性肝炎	睡前	10 年前	至今	崔医生	与食物间隔 2 小时服用

（二）患者既往用药不良反应记录

姓名：张XX　　出生日期：1955.1.1　　电话：XXXXXX

请随身带着您这份记录，并交给医生、药师或其他医务人员看

紧急联系信息

姓名：王XX

关系：夫妻

电话：XXXXXX

初级保健医师

姓名：

电话：

药房 / 药师

姓名：孟文爽药师

电话：XXXXXX

过敏	
我对什么过敏？（药物、食物和其他）	过敏或反应时的表现
青霉素	皮疹

药物导致的其他问题

导致问题的药物名称	药物导致的问题有哪些
格列齐特	头晕

当医生给你开了一种新的药物，请询问医生或药师如下问题：

我正在服用的是什么？
它是用来治疗什么的？
何时服用？
有副作用吗？
有什么特殊注意事项吗？
漏服会发生什么？
备注：

患者签名：张XX	医务人员签名：孟文爽	上次更新的日期	2018.9
		上次医务人员评价的日期：2018.9	

五、实验室及影像学检查结果

姓名：<u>张XX</u>　　　　　出生日期：<u>1955.1.1</u>　　　　　ID 号：<u>310480</u>

性别：男√　女　　　　　填表日期：<u>2018.10.3</u>

化验检查结果

日期	检查项目	检查结果	高/低/正常	日期	检查项目	检查结果	高/低/正常
18.8.20	WBC	$10.2×10^9/L$	正常	18.8.20	ALP	60U/L	正常
18.8.20	HGB	176g/L	正常	18.8.20	T-BIL	6.7μmol/L	正常
18.8.20	Na^+	139mmol/L	正常	18.8.20	BUN	4.4mmol/L	正常
18.8.20	K^+	3.7mmol/L	正常	18.8.20	Scr	70μmol/L	正常
18.8.20	Ca^{2+}	2.37mmol/L	正常	18.8.20	UA	560μmol/L	高
18.8.20	P^{3+}	1.04mmol/L	正常	18.8.20	TC	5.2mmol/L	正常
18.8.20	CO_2	26.31mmol/L	正常	18.8.20	LDL	3.5mmol/L	正常
18.8.20	GPT	20U/L	正常	18.8.20	HDL	1.44mmol/l	正常
18.8.20	GOT	17U/L	正常				

六、药物治疗相关问题（MRP）和权重排序

药师：<u>孟文爽</u>　　建档日期：<u>2018.10.3</u>

患者信息　　姓名 <u>张XX</u>　性别 ■男 □女　出生日期 <u>1955.1.1</u>

序号	疾病/医疗问题	药物	适应证 1. 不必要的药物治疗	适应证 2. 需要增加额外的治疗方案	有效性 3. 无效的药物	有效性 4. 药物剂量过低	安全性 5. 药物不良事件	安全性 6. 药物剂量过高	依从性 7. 用药依从性问题	实际/潜在MRP	权重（高/中/低）	MRP详细描述
				MRP类别（见编写说明附表）								
1	高尿酸血症			2.1 因身体或疾病状况需要增加额外的治疗方案						实际	高	患者目前尿酸为560μmol/L，未使用药物治疗
2	糖尿病	格列齐特					5.2 由于风险因素，需要使用更安全的药物			实际	高	患者目前血糖控制不达标，空腹血糖为12mmol/L，餐后2小时血糖为21.6mmol/L，正在服用二甲双胍500mg bid+格列齐特80mg qd，加用格列齐特后低血糖症状时有发生
3	心血管疾病一级预防	阿司匹林肠溶片					5.6 患者存在用药禁忌证			实际	高	患者10年ASCVD发病危险的评估结果为高危，患者服用阿司匹林肠溶片100mg qd，2年，用于心血管疾病的一级预防。患者同时患有高尿酸血症
4	糖尿病	二甲双胍							7.3 患者忘记服药	实际	中	每周会有1~2次漏服药物的情况，患者的血糖控制不佳
5	维生素补充	维生素C	1.3 身体状况无须药物治疗							实际	中	无使用指征
6	疫苗接种			2.1 因身体或疾病状况需要增加额外的治疗方案						实际	低	患者为63岁的中老年男性，有糖尿病史，从未接种过流感疫苗

随访计划：根据以上发现的药物治疗相关问题的权重排序，计划随访2~3次。

七、患者健康管理行动方案

患者姓名	张XX
医生（电话）	刘医生（XXXXXX）、宋医生（XXXXXX）
药房/药师（电话）	孟文爽药师（XXXXXX）
制定日期	2018.10.5

为了帮助您获得最佳药物治疗效果，现将重要的执行计划列为下表；

该列表可以帮助您和您的药师或医生管理您服用的药物，您可以在每一项旁边的空格中记录您的完成情况。

序号	计划步骤→我需要做什么……	记录：我做了什么？什么时候做的？……
1	到内分泌科就诊，讨论糖尿病管理、高尿酸血症的治疗	
2	到心内科就诊，调整心血管疾病的一级预防用药	
3	使用储药盒或定制手机闹钟提醒服药，减少漏服药的情况，同时监测血糖	
4	参加痛风、糖尿病教育项目	

药师与患者预约下次随访时间：<u>2018.11.10</u>

八、药师与医生沟通表

表-1

医生：<u> 内分泌科　刘医生 </u>	日期：<u> 2018.10.5 </u>
传真：<u> XXXXXX </u>	电话：<u> XXXXXX </u>
患者姓名：<u> 张XX </u>	身份证号：<u> XXXXXX </u>
出生日期：<u> 1955.1.1 </u>	ID编号：<u> XXXXXX </u>

药师建议

<u>刘医生</u>：您好！

药师最近对上面提到的患者进行了用药审核，我们发现了一些关于药物治疗方面的相关问题，并给予您的建议如下，敬请考虑。

药物治疗问题：

1. 患者的空腹血糖为12mmol/L，餐后2小时血糖为21.6mmol/L，正在服用二甲双胍500mg bid 联合格列齐特80mg qd，加用格列齐特后低血糖症状时有发生。二甲双胍也时有漏服的现象。依据《中国2型糖尿病防治指南（2017年版）》，空腹血糖应控制在4.4～7.0mmol/L、HbA1c<7%，患者的血糖不达标。

2. 患者目前尿酸为560μmol/L，未使用药物治疗。

药师推荐：

基于以上情况，将患者转诊至您的门诊，请您做进一步的降糖及降尿酸治疗方案评估。

1. 建议将格列齐特更换为低血糖风险小的西格列汀100mg qd。

2. 根据《中国高尿酸血症相关疾病诊疗多学科专家共识》（2017年），患者的血尿酸水平较高，建议联合应用非布司他40mg qd+苯溴马隆50mg qd。

医生给药师的反馈

□建议被接受＿＿＿＿＿＿＿＿＿＿＿＿＿＿＿＿

□部分接受,修改＿＿＿＿＿＿＿＿＿＿＿＿＿

□拒绝,请说明＿＿＿＿＿＿＿＿＿＿＿＿＿＿

□其他＿＿＿＿＿＿＿＿＿＿＿＿＿＿＿＿＿＿＿

医生签名＿＿＿＿＿＿＿＿＿＿＿＿＿＿＿＿＿＿＿＿＿＿＿＿

药房或医疗机构名称：__XXXXXX__

药师：__孟文爽药师__

传真：__XXXXXX__   电话：__XXXXXX__   邮箱：__XXXXXX__

地址：__XXXXXX__

感谢您对此事的重视!

表 -2

医生：	心内科赵医生	日期：	2017.9.5
传真：	XXXXXX	电话：	XXXXXX

患者姓名：	张XX	身份证号：	XXXXXX
出生日期：	1955.1.1	ID编号：	XXXXXX

药师建议

赵医生：您好!

药师最近对上面提到的患者进行了用药审核,我们发现了一些关于药物治疗方面的相关问题,并给予您的建议如下,敬请考虑。

药物治疗问题：

患者痛风、高尿酸血症、糖尿病、慢性乙型病毒性肝炎,属于 10 年心血管事件高危人群。目前使用阿司匹林肠溶片 100mg qd,用于心血管疾病的一级预防,患者有高尿酸血症,低剂量阿司匹林会减少尿酸的消除,增加诱发痛风的风险。

药师推荐：

基于以上情况,将患者转诊至您的门诊,建议将阿司匹林改为氯吡格雷 75mg qd。

医生给药师的反馈

□建议被接受＿＿＿＿＿＿＿＿＿＿＿＿＿＿＿＿

□部分接受,修改＿＿＿＿＿＿＿＿＿＿＿＿＿

□拒绝,请说明＿＿＿＿＿＿＿＿＿＿＿＿＿＿

□其他＿＿＿＿＿＿＿＿＿＿＿＿＿＿＿＿＿＿＿

医生签名＿＿＿＿＿＿＿＿＿＿＿＿＿＿＿＿＿＿＿＿＿＿＿＿

药房或医疗机构名称：__XXXXXX__

药师：__孟文爽药师__

传真：__xxxxxx__   电话：__xxxxxx__   邮箱：__xxxxxx__

地址：__xxxxxx__

感谢您对此事的重视!

九、患者健康管理药历（SOAP）

患者姓名：张XX	
患者编号：XXXXXX	保险公司：城镇职工医疗保险
出生日期：1955.1.1	年龄：63
性别：男	评估日期：2018.10.5

S（主观资料：患者自诉）

患者为中老年男性，63岁。诊断为慢性乙肝十余年，长期服用恩替卡韦片抗病毒治疗，目前病毒复制阴性；糖尿病10年，既往为规律治疗，3年前开始服用二甲双胍，于2016.2因血糖控制不佳入内分泌科进行血糖调整，加用格列齐特，规律服药，时有头晕发生，发生时间多为睡前。诊断为高尿酸血症5年，为规律治疗，布洛芬断续使用2年余，痛风症状不能完全缓解，希望能够得到药物及生活方面的指导。

O（客观资料：查体或实验室检查资料）

查体：T 36.8℃，HR 80次/min，RR 18次/min，BP 145/80mmHg，体重78kg，身高179cm，BMI 24.34kg/m²。
实验室检查：

18.8.20	WBC	10.2×10^9/L	正常	18.8.20	ALP	60U/L	正常
18.8.20	HGB	176g/L	正常	18.8.20	T-BIL	6.7μmol/L	正常
18.8.20	Na^+	139mmol/L	正常	18.8.20	BUN	4.4mmol/L	正常
18.8.20	K^+	3.7mmol/L	正常	18.8.20	Scr	70μmol/L	正常
18.8.20	Ca^{2+}	2.37mmol/L	正常	18.8.20	UA	560μmol/L	高
18.8.20	P^{3+}	1.04mmol/L	正常	18.8.20	TC	5.2mmol/L	正常
18.8.20	CO_2	26.31mmol/L	正常	18.8.20	LDL	3.5mmol/L	正常
18.8.20	GPT	20U/L	正常	18.8.20	HBV-DNA	0.5	正常
18.8.20	GOT	17U/L	正常				

A（评估：药师发现的问题，按权重由高到低排序）

1. 需要增加额外的治疗方案——患者因为血尿酸不达标，因此需要增加额外的治疗方案 患者目前尿酸为560μmol/L，未使用药物治疗。

2. 药物不良事件——由于风险因素，需要使用更安全的药物 患者的空腹血糖为12mmol/L，餐后2小时血糖为21.6mmol/L，正在服用二甲双胍500mg bid联合格列齐特80mg qd，加用格列齐特后低血糖症状时有发生。二甲双胍也时有漏服现象。依据《中国2型糖尿病防治指南（2017年版）》，空腹血糖应控制在4.4~7.0mmol/L、HbA1c<7%，患者的血糖不达标。

3. 药物不良事件——患者存在用药禁忌证 患者有高尿酸血症，目前使用低剂量的阿司匹林肠溶片用于冠心病的一级预防，它会减少尿酸的消除，增加诱发痛风的风险。

4. 用药依从性问题——患者忘记服药 每周会漏服1~2次，导致血糖控制不佳。

5. 不必要的药物治疗 患者1年前自行在社会药店购买维生素C，希望通过药物补充维生素，其实平日膳食水果即可提供人体必需的维生素。

6. 需要增加额外的治疗方案——患者因未接种疫苗，因此需要增加额外的治疗方案 患者为中年男性，患有糖尿病，未进行免疫接种。

续表

P（计划：针对每个问题提出干预计划）

1．血尿酸不达标　到内分泌科就诊，参加痛风教育项目。根据《中国高尿酸血症相关疾病诊疗多学科专家共识》，建议联合应用非布司他 40mg qd+ 苯溴马隆 50mg qd。是□否□

2．血糖不达标　改善依从性，减少漏服药物的次数。到内分泌科就诊，参加糖尿病教育项目。建议将格列齐特更换为低血糖风险小的西格列汀 100mg qd。是□否□

3．诱发痛风的风险　到心内科就诊，建议将阿司匹林改为氯吡格雷 75mg qd。是□否□

4．漏服药物　建议患者使用储药盒或定制手机闹钟提醒服药，减少漏服药的情况。是□否□

5．维生素补充　美国糖尿病学会建议由于缺乏疗效，并不建议常规补充抗氧化剂（如维生素 C），建议停服维生素 C。是□否□

6．疫苗接种　建议每年进行流感疫苗、肺炎链球菌疫苗接种。是□否□

服务时长：30 分钟　　　　　　　　下次随访时间：2018.11.23

参考文献：

[1] 高尿酸血症相关疾病诊疗多学科共识专家组. 中国高尿酸血症相关疾病诊疗多学科专家共识[J]. 中华内科杂志, 2017(3): 235-248.

[2] 中华医学会糖尿病分会. 中国 2 型糖尿病防治指南（2017 年版）[J]. 中国实用内科杂志, 2018, 38（04）: 292-344.

[3] 中国疾病预防控制中心国家免疫规划技术工作组流感疫苗工作组. 中国流感疫苗预防接种技术指南（2018-2019）[M]. 北京：中国疾病预防控制中心, 2018: 1-119.

案例提供者：孟文爽　首都医科大学附属北京佑安医院
案例编审者：张弨　首都医科大学附属北京同仁医院

电子版案例

案例名称	案例提供者	案例编审者
案例 17：高尿酸血症 + 高血压 + 高脂血症 + 反流性食管炎	程海婷（首都医科大学附属北京口腔医院）	张弨（首都医科大学附属北京同仁医院）
案例 18：高尿酸血症 + 高血压 + 颈动脉斑块 + 咳嗽	张超（首都医科大学附属北京友谊医院）	张弨（首都医科大学附属北京同仁医院）

案例 17 ~ 案例 18

第四章　心血管疾病

案例19：冠心病＋糖尿病＋高血压＋高脂血症＋肥胖

案 例 简 介

患者吴XX，女，60岁。患有冠心病（不稳定型心绞痛），PCI术后，糖尿病、高血压、高脂血症、肥胖症，使用多种药物控制，偶尔会忘记服药，未随餐服用二甲双胍，服用时间比较随意。偶有胸痛症状。运动较少。患者希望通过MTM服务了解自己服的药物中是否有可以停用的，这么多药一起吃是否有什么问题需要注意等问题。

重点关注的药物治疗相关问题

1. 该患者是否需要继续服用抗血小板药物？
2. 该患者的药物服用时间是否适宜？
3. 该患者是否需要控制体重？
4. 该患者的血脂控制不达标的原因是什么？
5. 该患者应用二甲双胍存在何种风险？
6. 该患者使用的药物中有哪些相互作用需要特别关注？

第一部分：要求患者提供的信息

一、授权许可文件

1. 药物治疗方案审查许可书

我特此许可＿＿药师 A＿＿审核我的药物治疗方案。我知晓在未获得医生许可前，我的药物治疗方案不会被更改。

针对在审核过程中发现的药物治疗问题，我签字同意＿＿药师 A＿＿就相关问题与我的医生联系。

我许可＿＿药师 A＿＿留存我的健康信息资料和药物治疗建议的副本，以便日后的随访和药学监护。

我知晓我的个人健康档案会被妥善保密。在未获得我书面许可前，此次查阅内容将不会被泄露给法定代理人以外的第三者。

患者或法定代理人签字：吴XX　　　日期：2018.9.5
患者姓名（正楷）：吴XX

2. 医疗档案获取同意书

医院名称：＿＿XXXXXX＿＿
医院地址：＿＿XXXXXX＿＿

我了解药师可能需要与我的医生或其他医护人员讨论我的治疗问题，为了医疗费用报销，有时还可能包括保险公司。我特此许可以上医院药师通过医护人员获取我的医疗/健康档案。该档案将会以保密方式提供给我的药师并专门用于我的治疗。

我签名确认已获得此文件的副本，并同意将我的健康档案给药师和其他医护人员共享。我知晓我可以随时通过书面通知形式，联系以上医院药师撤回此同意书。我同样了解在我撤销同意书之前医院药师获得的医疗档案不侵犯我的隐私权。

患者/监护人签字：吴XX
日期：2018.9.5
药师：药师 A
日期：2018.9.5
联系电话：XXXXXX

3. 获取用药记录申请

尊敬的药师：

此申请表用于许可获得贵药房过去 6 个月内给以下客户发放药物的打印版清单。药物治疗管理服务的目的是优化患者药学服务质量以及减少不良事件风险。所申请的记录将会被严格保密，并用于患者的用药教育及依从性监测。

患者姓名　吴XX	出生日期　1958.2.16
地址　XXXXXX	社会保险号　XXXXXX

我，吴XX，许可将以上所申请的记录给予　药师A　用于以上所述的目的。

患者签名 吴XX	日期 2018.9.5

请将所申请的记录通过电子邮件转发至　***@163.com

二、患者健康管理信息表

姓名：吴XX　　　　日期：2018.9.5　　　出生日期：1958.2.16

性别（勾选一个）：男　女 √　　　　　婚姻状况：已婚

家庭住址：北京市东城区　　　　　　　街道：北新桥

省：北京　　　　城市：北京　　　　　邮政编码：XXXXXX

你的主诊医生是谁？ 王医生

上一次全面体检是什么时候？ 2017.10

家族史(包括母亲、父亲、兄弟、姐妹、祖父母)无

高血压	糖尿病	高脂血症
心脏病	卒中(脑梗死、脑出血)	肾脏病
抑郁症	癌症	其他

既往病史

哮喘	高血压 √
心律不齐(房颤)	心脏病 √
焦虑	失眠(睡眠困难)
慢性阻塞性肺疾病	胃食管反流(反酸)
糖尿病 √	溃疡(胃/肠)
抑郁症	甲状腺疾病
癌症	其他：高脂血症、肥胖

既往手术史

阑尾切除术

血管成形术(球囊手术)或支架 √

冠状动脉旁路移植术(搭桥)

髋关节置换术

子宫切除术

膝关节置换术
心脏起搏器和除颤器
生产手术

其他：

过敏史（药物和食物）___否___

不能耐受的情况

（包括既往用药的副作用：恶心、便秘、失眠、头晕、胃部不适等）___不清楚___

当前症状描述

如果你正有以下列表中的症状，圈出所有选项，如果没有，选择"无"

体质上的

　　体重减轻　盗汗体重增加　疲劳　（√）无　其他：_____

五官

　　视力问题　重影　青光眼　白内障　（√）无　其他：_____

　　听力障碍　耳鸣　耳痛　眩晕　（√）无　其他：_____

　　鼻塞　流涕　鼻血　感染　（√）无　其他：_____

　　吞咽困难　声音嘶哑　喉咙痛　牙龈出血　（√）无　其他：_____

内分泌

　　腺体肿胀　甲状腺问题　糖尿病√　（　）无　其他：_____

呼吸系统

　　咳嗽　呼吸急促　咳痰　哮喘　吸烟　（√）无　其他：_____

心血管

　　心痛√　高血压√　心律失常　心悸　腿部水肿　平躺时呼吸困难　（　）无

　　其他：_____

消化系统

　　便秘　胃食管反流　胃灼热感　胃肠溃疡　肝炎　恶心/呕吐　（√）无

　　其他：_____

泌尿生殖系统

　　尿频　尿痛　血尿　尿失禁　（√）无　其他：_____

肌肉骨骼系统

　　关节痛　肌无力　腿部无力　肌肉抽筋　（√）无　其他：_____

神经系统

　　头痛　偏头痛　癫痫　麻木　震颤　晕厥　（√）无　其他：_____

血液淋巴系统

　　出血　血栓　腺体肿胀　（√）无　其他：_____

免疫系统

　　过敏　皮疹　感染　（√）无　其他：_____

心理

　　抑郁　哭闹　焦虑　嗜睡　睡眠障碍　（√）无　其他：_____

生活状况与生活习惯

你同谁一起生活：<u>爱人和儿子</u>

是否有工作：是　否√

工作单位：<u>无</u>

职位：<u>无</u>

是否吸烟或其他形式的烟草？是　否√

　如果是，一天几包？＿＿＿＿＿＿

曾经吸烟吗？是　否√

　如果是，一天几包？＿＿＿＿＿持续了多久？＿＿＿＿＿什么时候戒的？＿＿＿＿＿

是否饮酒？是　否√

　如果是，饮酒的一般量＿＿＿＿＿/日　周　月

是否有酒精饮料？是　否√

　如果是，一般量＿＿＿＿＿/日　周　月

　持续了多少年？＿＿＿＿＿什么时候戒的？＿＿＿＿＿

每周锻炼几次？<u>几乎不锻炼</u>

免疫接种

最后一次接种疫苗是什么时候？<u>未接种疫苗</u>

流感

百白破

带状疱疹

肺炎球菌

患者关注的医疗问题

1. 关于你的药物治疗有什么问题？

<u>我吃了这么多种药，是不是有的药可以停用？</u>

2. 关于你的健康和治疗状况有什么关心的问题？

<u>吃的药特别多，也不知道这么多药一起吃有没有问题？</u>

3. 你希望从我们随访中得到什么？

<u>把我吃的药整理一下，最好能停点药。</u>

三、患者生活信息采集表

姓名：吴XX			出生日期：1958.2.16
地址：XXXXXX			
城市：北京	省份：北京		邮编：XXXXXX
保险：XXXXXX			ID号：XXXXXX
填表日期：2018.9.5.			

续表

病史（请列出您目前存在或曾经有过的任何疾病状况）	
冠心病	高血压
高脂血症	糖尿病
偶有心绞痛、心肌梗死 PCI 术后	

目前治疗药物（包括所有的处方药、非处方药、膳食补充剂及中药）

药物名称 / 规格	服用方法	治疗目的	使用时长
单硝酸异山梨酯片 /20mg	每次 1 片，每日 1 次	冠心病	9 年
阿司匹林肠溶片 /100mg	每次 1 片，每日 1 次	冠心病	9 年
硫酸氢氯吡格雷片 / 75mg	每次 1 片，每日 1 次	冠心病	9 年
苯磺酸氨氯地平片 / 5mg	每次 1 片，每日 1 次	高血压	16 年
氯沙坦钾氢氯噻嗪片 /50mg: 12.5mg	每次 1 片，每日 1 次	高血压	9 年
阿托伐他汀钙片 / 20mg	每次 1 片，每日 1 次	高血脂	9 年
盐酸二甲双胍片 /0.5g	每次 1 片，每日 3 次	糖尿病	4 年

过敏史 无

药物名称	事件经过

医生信息

医生姓名	科别 / 专业	电话	
王医生	心血管医生	XXXXXX	

药店名称

常用药店或者医院药房	电话
XXXXXX	XXXXXX
其他药店或者医院药房	电话

日期　2018.9.5

姓名　吴XX　　出生日期　1958.2.16　　年龄　60

患者就诊提醒：请携带下列物品

医保卡

所有处方药及非处方药，包括非常规服用的药物

眼镜（如果需要）

助听器（如果需要）

您是否有视力问题？　否

您是否有听力问题？　否

您能自己完成表格填写吗？　能

您是否需要您的照料人协助完成 MTM 咨询？（如果需要，请在最后一页相应位置签

字）__否__

您觉得您对我们给予的用药指导（书面或口头）是否可能会理解困难？ __否__

您觉得您的健康问题对您的生活质量产生了怎样的影响？还行吧，就是老得吃药

请回答"是"或"否"，并尽量给予说明。

当您症状有所好转，疾病有所控制时，您是否会漏服药物？ __是__

您忘记服药的频率是？ __偶尔__

当您服药期间感觉疾病加重时，您有过减少服药或停止服药吗？ __否__

当您旅行或离家时，您有时会忘记携带药物吗？ __否__

您有过向他人借药或借给他人药的经历吗？ __否__

您上次住院的时间是？ __2009 年__

（大致的时间、住院原因、住院时长、出院返回地点）2009 年，心肌梗死住院，大约 5 天
左右，出院回家

请写下您日常就诊的诊所及医生（分类写出心血管医生、急诊医生、骨科医生等）

__XXX 医院 心血管医生 王医生__

营养状况

您现居住地在：□南方 ■北方（以长江分界），■城市 □农村

身高 __162cm__ 腰围 __78cm__ 体重 __83kg__ 骨架：□小 □中 ■大

您认为您的最佳体重应该是？ __60kg__ （您的最高体重是 __85kg__ ，最低体重是 __80kg__ ）

您 1 年前体重是？ __82kg__ 过去 1 年的体重变化为 __+1kg__

您平时不吃正餐的频率是？□3～4 次/周 □1 次/周 ■极少

您通常的进餐时间是：

早餐 __7__ am，午餐 __12__ am，晚餐 __7__ pm 加餐 __无__

1. 您每周吃快餐或加餐的频率是？

□4 次或更多 □1～3 次 ■极少

2. 您每日吃多少蔬菜或水果？

■2 份或更少 □3～4 份 □5 份或更多

3. 您每日摄入多少可乐、果汁、调味茶等含糖饮料（无糖饮料除外）？

□3 份或更多 □1～2 份 ■极少

请写出您昨天进食的所有食物和饮料

6am～6pm	6pm～6am
馒头, 大米粥, 咸菜	韭菜饺子
红烧鱼, 土豆炖肉, 米饭	

对于不应与食物同时服用的药物，您是如何与进食隔开的？ 都是早餐前吃

您是否食用葡萄柚？ __否__

请描述您日常的活动

1. 您一般几点起床？ __5 点半__

2. 您一般几点睡觉？ ___23点___

3. 您入睡困难吗？ ___否___ 夜间有睡眠不好吗？ ___否___

4. 您服用安眠药物吗？ ___不用___

您以下时间段的主要活动内容是：

    a 上午 ___买菜，做饭___

    b 下午 ___睡午觉，看电视，做饭___

    c 晚上 ___看电视___

您有过跌倒吗？ ___否___

您现在仍在开车吗？ ___否___

您在日常活动中和护理上有人照料吗？ ___否___

如果有人照料，请告知，照料人是_____

您愿意与您的照料人讨论您的药物治疗和医疗护理吗？_____

如果您许可由您的照料人协助完成药物治疗评估，请签字_____

照料人的姓名和电话（如果有）_____

签名 ___吴XX___

第二部分：药师访谈与干预

四、患者用药重整清单及不良反应记录

（一）患者用药重整清单

姓名：吴XX　　　出生日期：1958.2.16
包括所记录的所有药物：处方药、非处方药、中药和其他膳食补充剂
请随身携带这个记录，并交给医生、药师和其他医疗服务提供者看

药物		用于治疗什么？	什么时候服用？	开始日期	停止日期	医生	特殊说明
药物名称	剂量						
单硝酸异山梨酯片 /20mg	每次 1 片，每日 1 次	冠心病	早上	2009	至今	XXX	早上和下午各服 1 片
阿司匹林肠溶片 /100mg	每次 1 片，每日 1 次	冠心病二级预防	早餐前服用	2009	至今	XXX	早餐前服用
硫酸氢氯吡格雷片 / 75mg	每次 1 片，每日 1 次	冠心病二级预防	早餐前服用	2009	至今	XXX	
苯磺酸氨氯地平片 / 5mg	每次 1 片，每日 1 次	高血压	早餐前服用	2002	至今	XXX	
氯沙坦钾氢氯噻嗪片 / 50mg：12.5mg	每次 1 片，每日 1 次	高血压	早餐前服用	2009	至今	XXX	
阿托伐他汀钙片 /20mg	每次 1 片，每日 1 次	高脂血症	晚餐后睡觉前服用	2009	至今	XXX	
盐酸二甲双胍片 /0.5g	每次 1 片，每日 3 次	糖尿病	早、中、晚餐中服用	2014	至今	XXX	餐中服用

（二）患者既往用药不良反应记录

姓名：吴XX　　　出生日期：1958.2.16　　　电话：XXXXXX
请随身带着您这份记录，并交给医生、药师或其他医务人员看

紧急联系信息

姓名：XXX

关系：XXX

电话：XXXXXX

初级保健医师

姓名：XXX

电话：XXXXXX

药房 / 药师

姓名：药师 A

电话：XXXXXX

续表

过敏

我对什么过敏？（药物、食物和其他）	过敏或反应时的表现
无	

药物导致的其他问题

导致问题的药物名称	药物导致的问题有哪些
无	

当医生给你开了一种新的药物，请询问医生或药师如下问题：

我正在服用的是什么？

它是用来治疗什么的？

何时服用？

有副作用吗？

有什么特殊注意事项吗？

漏服会发生什么？

备注：

患者签名：吴XX	医务人员签名：药师A	上次更新的日期	2018.9.6
		上次医务人员评价的日期：2018.9.6	

五、实验室及影像学检查结果

姓名：吴XX　　　　出生日期：1958.2.16　　　　ID号：XXXXXX

性别：男　女√　　　填表日期：2018.9.5

化验检查结果

日期	检查项目	检查结果	高/低/正常	日期	检查项目	检查结果	高/低/正常
2018.8.29	糖化白蛋白	27.96%	高	2018.8.29	总胆固醇	3.22mmol/L	正常
2018.8.29	甘油三酯	1.68mmol/L	正常	2018.8.29	高密度脂蛋白胆固醇	0.79mmol/L	低
2018.8.29	低密度脂蛋白胆固醇	1.89mmol/L	高	2018.8.29	糖化血红蛋白	7.8%	高
2018.8.29	葡萄糖	9.05mmol/L	高	2018.8.29	肌酐	77.7μmol/L	正常

六、药物治疗相关问题（MRP）和权重排序

药师姓名：药师A　建档日期：2018.9.5

患者信息	姓名 吴XX	性别 □男 ■女	出生日期 1958.2.16

序号	疾病/医疗问题	药物	MRP类别（见编写说明附表）							实际/潜在MRP	权重（高/中/低）	MRP详细描述
			适应证			有效性	安全性		依从性			
			1.不必要的药物治疗	2.需要增加额外的治疗方案	3.无效的药物	4.药物剂量过低	5.药物不良事件	6.药物剂量过高	7.用药依从性问题			
1	冠心病	单硝酸异山梨酯片				4.2 给药间隔过长，难以获得预期的治疗效果				实际	高	单硝酸异山梨酯每天口服1次，自诉偶有胸痛症状
2	糖尿病	盐酸二甲双胍片							7.3 患者忘记服药	实际	高	未随餐服用二甲双胍，服用时间比较随意。糖化血红蛋白为7.8%，空腹血糖为9.05mmol/L，血糖控制不佳
3	高血压	苯磺酸氨氯地平片 氯沙坦钾氢氯噻嗪片							7.3 患者忘记服药	实际	高	偶尔会忘记服药，服用时间比较随意。门诊就诊测血压为146/76mmHg，血压控制不佳
4	高脂血症	阿托伐他汀钙片							7.3 患者忘记服药	实际	高	患者的总胆固醇322mmol/L，LDL 1.89mmol/L，稍高于目标值1.80mmol/L

续表

患者信息 姓名 吴XX 性别 □男 ■女 出生日期 1958.2.16

MRP类别（见编写说明附表）

序号	疾病/医疗问题	药物	有效性（适应证）1. 不必要药物治疗	2. 需要增加额外的治疗方案	3. 无效的药物	安全性 4. 药物剂量过低	5. 药物不良事件	6. 药物剂量过高	依从性 7. 用药依从性问题	实际/潜在MRP	权重（高/中/低）	MRP详细描述
5	冠心病二级预防	硫酸氢氯吡格雷片，阿司匹林肠溶片	1.2 能用单药治疗的疾病却使用了多种药物进行治疗							实际	高	患者PCI术后8年，一直联用阿司匹林及氯吡格雷进行双抗治疗
6	肥胖			2.1 因身体或疾病状况需要增加额外的治疗方案						实际	高	患者身高162cm，体重83kg，BMI 31.6kg/m²，属于超重，担心心绞痛发作，基本不锻炼
7	相互作用	阿司匹林、二甲双胍					5.3 药物相互作用引起的与剂量无关的不良反应			潜在	低	阿司匹林与二甲双胍合用可能增强降糖作用而造成低血糖
8	免疫接种			2.1 因身体或疾病状况需要增加额外的治疗方案						实际	低	患者为60岁女性，有糖尿病病史4年，从未接种过流感疫苗

随访计划：根据以上发现的8个药物治疗相关问题的权重排序，计划随访2~3次。

151

七、患者健康管理行动方案

患者姓名	吴XX
医生（电话）	XXX（XXXXXX）
药房/药师（电话）	XXX（XXXXXX）
制定日期	2018.9.6

为了帮助您获得最佳药物治疗效果，现将重要的执行计划列为下表；

该列表可以帮助您和您的药师或医生管理您服用的药物，您可以在每一项旁边的空格中记录您的完成情况。

	计划步骤→我需要做什么……	记录：我做了什么？什么时候做的？……
1	到心内科就诊，评估血压、血脂及抗血小板治疗问题	
2	使用特殊药盒服药或闹铃、手机提醒服药，减少漏服药的情况	
3	到减重门诊就诊	
4	接种疫苗	

药师与患者预约下次随访时间：2018.10.9

八、药师与医生沟通表

表-1

医生：　心内科李医生	日期：　2018.9.6
传真：　XXXXXX	电话：　XXXXXX

患者姓名：　吴XX	身份证号：　XXXXXX
出生日期：　1958.2.16	ID编号：　XXXXXX

药师建议

李医生：您好！

　　药师最近对上面提到的患者进行了用药审核，我们发现了一些关于药物治疗方面的相关问题，并给予您的建议如下，敬请考虑。

药物治疗问题：

　　1. 患者自2009年PCI术后一直服用阿司匹林及氯吡格雷双抗治疗。既往有冠心病、高血压、糖尿病、高脂血症病史。患者的Framingham评分为15分，10年心血管风险为3%。

　　2. 患者每天口服1次单硝酸异山梨酯用于冠心病的治疗，自诉偶有胸痛症状。考虑药物使用间隔过长。

药师推荐：

　　基于以上情况，将患者转诊至您的门诊，请您进一步评估患者的抗血小板治疗。

　　1. 建议停用氯吡格雷。

　　2. 建议单硝酸异山梨酯的给药频次调整为每日2次，早上和下午各1次。

续表

医生给药师的反馈

□建议被接受 _____

□部分接受，修改 _____

□拒绝，请说明 _____

□其他 _____

医生签名 _____

药房或医疗机构名称：XXXXXX

药师：药师A

传真：XXXXXX　　　电话：XXXXXX　　　邮箱：XXXXXX

地址：XXXXXX

感谢您对此事的重视！

表-2

医生：减重门诊李医生	日期：2018.9.6
传真：XXXXXX	电话：XXXXXX
患者姓名：吴XX	身份证号：XXXXXX
出生日期：1958.2.16	ID编号：XXXXXX

药师建议

李医生：您好！

　　药师最近对上面提到的患者进行了用药审核，我们发现了一些关于药物治疗方面的相关问题，并给予您的建议如下，敬请考虑。

药物治疗问题：

　　患者既往有不稳定型心绞痛、高血压、糖尿病、高脂血症病史。身高162cm，体重83kg，BMI 31.6kg/m²，因担心心绞痛发作，故日常生活中很少做运动。建议目标BMI为24kg/m²。

药师推荐：

　　基于以上情况，将患者转诊至您的门诊以获得进一步的评估和治疗。请考虑患者的心绞痛状态，评估其运动耐受量。请您给患者制订减重计划，建议3～6个月内减重3.9～7.8kg（5%～10%）。

医生给药师的反馈

□建议被接受 _____

□部分接受，修改 _____

□拒绝，请说明 _____

□其他 _____

医生签名 _____

药房或医疗机构名称：XXXXXX

药师：药师A

传真：XXXXXX　　　电话：XXXXXX　　　邮箱：XXXXXX

地址：XXXXXX

感谢您对此事的重视！

九、患者健康管理药历(SOAP)

患者姓名：吴XX	
患者编号：XXXXXX	保险公司：XXXXXX
出生日期：1958.2.16	年龄：60
性别：女	评估日期：2018.9.6

S(主观资料：患者自诉)

患者60岁，女性，肥胖、高血压、高脂血症、糖尿病、冠心病(不稳定型心绞痛)、PCI术后。自诉冠心病病史11年，间断出现不稳定型心绞痛，9年前急性心肌梗死行PCI术，目前长期口服单硝酸异山梨酯片。高脂血症9年，目前口服阿托伐他汀。高血压病史21年，目前服用氨氯地平及氯沙坦钾氢氯噻嗪，自诉血压控制在140/80mmHg，未规律监测。糖尿病病史4年，自诉血糖稍高，未行监测。患者希望了解她服用的药物，担心安全性问题。自诉服用药物过多，偶尔会忘记服药，未随餐服用二甲双胍，服用时间比较随意。患者偶有胸痛症状。运动较少。希望通过MTM服务了解自己服的药物中是否有可以停用的，这么多药一起吃是否有什么问题需要注意等问题。

O(客观资料：查体或实验室检查资料)

查体：BP 146/76mmHg，体重83kg，身高162cm，BMI 31.6kg/m²。

实验室检查：糖化白蛋白27.96%，糖化血红蛋白7.8%，空腹血糖9.05mmol/L，血压146/76mmHg，甘油三酯1.68mmol/L，低密度脂蛋白胆固醇1.89mmol/L，总胆固醇3.22mmol/L，高密度脂蛋白胆固醇0.79mmol/L，血肌酐77.7μmol/L，肌酐清除率58ml/min。

血常规：白细胞7.21×10⁹/L，中性粒细胞百分比55.84%，中性粒细胞计数4.03×10⁹/L，淋巴细胞百分比36.84%，淋巴细胞计数2.65×10⁹/L，红细胞计数5.17×10¹²/L，血红蛋白149.00g/L，血小板计数213.00×10⁹/L。

A(评估：药师发现的问题，按权重由高到低排序)

1. 药物剂量过低　患者每日口服1次单硝酸异山梨酯用于冠心病的治疗，自诉偶有胸痛症状。考虑药物使用间隔过长。

2. 不必要的药物——能用单药治疗的疾病却使用了多种药物进行治疗　患者诊断为不稳定型心绞痛，根据《冠心病合理用药指南(2018年版)》，UA患者常规抗血小板治疗的时间为1年，患者PCI术后9年，一直联合使用阿司匹林和氯吡格雷进行双抗治疗。

3. 用药依从性问题——患者忘记服药　患者目前使用苯磺酸氨氯地平片5mg qd和氯沙坦钾氢氯噻嗪片50mg/12.5mg qd控制血压，门诊就诊测血压为146/76mmHg，血压控制不佳。使用阿托伐他汀钙片20mg qn降血脂，门诊就诊测总胆固醇为3.22mmol/L、LDL为1.89mmol/L，稍高于目标值1.80mmol/L。使用盐酸二甲双胍片0.5g tid控制血糖，门诊就诊测糖化血红蛋白为7.8%、空腹血糖为9.05mmol/L，血糖控制不佳。患者使用的降压、降脂及降糖药物类型选择适宜、用法用量适宜，考虑应该与患者时有漏服的情况相关。

4. 药物不良事件——药物相互作用引起的与剂量无关的不良反应　阿司匹林与二甲双胍合用可能增强降糖作用，有潜在发生低血糖的风险。

5. 需要增加额外的治疗方案——患者因为体重超标，因此需要增加额外的治疗方案　患者的BMI为31.6kg/m²，属于肥胖，高血压、高脂血症、冠心病、糖尿病均要求患者控制体重，BMI应<24kg/m²。

6. 需要增加额外的治疗方案——患者因未接种疫苗，因此需要增加额外的治疗方案　患者为中年女性，合并糖尿病，未进行免疫接种。

P(计划：针对每个问题提出干预计划)

1. 药物使用间隔过长　转诊心内科，建议将单硝酸异山梨酯的给药频次调整为每日2次，早上和下午各1次。是□否□

2. 无须继续双抗治疗　转诊心内科，建议停用氯吡格雷。是□否□

3. 漏服药物　建议患者使用特殊药盒服药或闹铃、手机提醒服药。是□否□

4. 潜在低血糖风险　建议监测血糖，随身携带糖块，如发生低血糖情况，立即服用。是□否□

5. 肥胖　转诊减重门诊，在考虑患者的心绞痛状态的前提下，评估其运动耐受量。制订减重计划，建议3～6个月内减重4.2～8.3kg(5%～10%)。是□否□

6. 疫苗接种　根据《中国流感疫苗预防接种技术指南(2018-2019)》的建议，患有糖尿病的患者应每年进行流感疫苗、肺炎链球菌疫苗接种。是□否□

服务时长：30分钟　　　　　　　　　下次随访时间：2018.10.16

参考文献：

[1] 国家卫生计生委合理用药专家委员会，中国药师协会. 冠心病合理用药指南（2018 年版）[J]. 中国医学前沿杂志，2018，10（6）：1-130.

[2] 中国疾病预防控制中心国家免疫规划技术工作组流感疫苗工作组. 中国流感疫苗预防接种技术指南（2018-2019）[M]. 北京：中国疾病预防控制中心，2018：1-119.

案例提供者：刘慧　首都医科大学附属北京地坛医院
案例编审者：韩芙蓉　首都医科大学附属北京同仁医院

案例20:冠心病 + 高脂血症 + 高血压 + 糖尿病 + 睡眠障碍

案例简介

患者陈 X,男,45 岁。患有糖尿病、高血压、高脂血症和睡眠障碍,目前使用多种药物控制,无药物过敏史。他从 PCI 术后就经常咳嗽。患者希望药师能帮助解决咳嗽问题、了解是否可以减少服药种类,并咨询如何预防疾病复发等问题。

重点关注的药物治疗相关问题

1. 该患者发生咳嗽的主要原因需要考虑哪些?
2. 该患者目前的血压控制情况需要考虑使用哪些药物?
3. 该患者目前的心绞痛控制情况应该采用哪些评判依据?
4. 该患者有哪些心血管疾病危险因素?
5. 该患者的糖尿病控制生活方式还有哪些需要关注?

第一部分：要求患者提供的信息

一、授权许可文件

1. 药物治疗方案审查许可书

我特此许可 __药师 A__ 审核我的药物治疗方案。我知晓在未获得医生许可前，我的药物治疗方案不会被更改。

针对在审核过程中发现的药物治疗问题，我签字同意 __药师 A__ 或 __药师助理 B__ 就相关问题与我的医生联系。

我许可 __药师 A__ 留存我的健康信息资料和药物治疗建议的副本，以便日后的随访和药学监护。

我知晓我的个人健康档案会被妥善保密。在未获得我书面许可前，此次查阅内容将不会被泄露给法定代理人以外的第三者。

患者或法定代理人签字：__陈 X__ 　日期：__2017.9.1__

患者姓名（正楷）：__陈 X__

2. 医疗档案获取同意书

医院名称：__北京友谊医院__

医院地址：__北京市西城区永安路__

我了解药师可能需要与我的医生或其他医护人员讨论我的治疗问题，为了医疗费用报销，有时还可能包括保险公司。我特此许可以上医院药师通过医护人员获取我的医疗/健康档案。该档案将会以保密方式提供给我的药师并专门用于我的治疗。

我签名确认已获得此文件的副本，并同意将我的健康档案给药师和其他医护人员共享。我知晓我可以随时通过书面通知形式，联系以上医院药师撤回此同意书。我同样了解在我撤销同意书之前医院药师获得的医疗档案不侵犯我的隐私权。

患者或法定代理人签字：__陈 X__

日期：__2017.9.1__

联系电话：__XXXXXX__

药师：__药师 A__

日期：__2017.9.1__

联系电话：__XXXXXX__

3. 获取用药记录申请

尊敬的药师：

此申请表用于许可获得贵药房过去 6 个月内给以下客户发放药物的打印版清单。药物治疗管理服务的目的是优化患者药学服务质量以及减少不良事件风险。所申请的记录将会

被严格保密,并用于患者的用药教育及依从性监测。

患者姓名　陈 X	出生日期　1972.3.22
地址　北京市西城区白塔寺	社会保险号　XXXXXX

我,陈 X,许可将以上所申请的记录给予　药师 A　用于以上所述的目的。

患者或法定代理人签字　陈 X　　日期　2017.9.1　　联系电话　XXXXXX

药师　药师 A　　日期　2017.9.1　　联系电话　XXXXXX

二、患者健康管理信息表

姓名:陈 X　　　　日期:2017.9.1　　　出生日期:1972.3.22

性别(勾选一个):男 √　　女　　　婚姻状况:已婚

家庭住址:北京市海淀区中关村　　邮政编码:100080

你的主诊医生是谁? 李 XX

上一次全面体检是什么时候? 1年前

家族史(包括母亲、父亲、兄弟、姐妹、祖父母)

高血压	糖尿病 √	高脂血症
心脏病 √	卒中(脑梗死、脑出血)	肾脏病
抑郁症	癌症	其他

既往病史

哮喘	高血压 √
心律不齐(房颤)	心脏病 √
焦虑	失眠(睡眠困难) √
慢性阻塞性肺疾病	胃食管反流病(反酸)
糖尿病 √	溃疡(胃/肠)
抑郁症	甲状腺疾病
癌症	其他:高脂血症、空腹血糖受损

既往手术史

阑尾切除术

血管成形术(球囊手术)或支架 √

冠状动脉旁路移植术(搭桥)

髋关节置换术

子宫切除术

膝关节置换术

心脏起搏器和除颤器

生产手术

其他：

过敏史（药物和食物）__否认__

不能耐受的情况（包括既往用药的副作用：恶心、便秘、失眠、头晕、胃部不适等）__无__

当前症状描述

如果你正有以下列表中的症状，圈出所有选项，如果没有，选择"无"

体质上的

　体重减轻　盗汗　体重增加　疲劳　（✓）无　其他：_____

五官

　视力问题　重影　青光眼　白内障　（✓）无　其他：_____

　听力障碍　耳鸣　耳痛　眩晕　（✓）无　其他：_____

　鼻塞　流涕　鼻血　感染　（✓）无　其他：_____

　吞咽困难　声音嘶哑　喉咙痛　牙龈出血　（✓）无　其他：_____

内分泌

　腺体肿胀　甲状腺问题　糖尿病　（✓）无　其他：_____

呼吸系统

　咳嗽　呼吸急促✓　咳痰　哮喘　吸烟　（　）无　其他：_____

心血管

　心痛✓　高血压✓　心律失常　心悸　腿部水肿　平躺时呼吸困难　（　）无

　其他：_____

消化系统

　便秘　胃食管反流　胃灼热感　胃肠溃疡　肝炎　恶心/呕吐　（✓）无

　其他：_____

泌尿生殖系统

　尿频　尿痛　血尿　尿失禁　（✓）无　其他：_____

肌肉骨骼系统

　关节痛　肌无力　腿部无力　肌肉抽筋　（✓）无　其他：_____

神经系统

　头痛　偏头痛　癫痫　麻木　震颤　晕厥　（✓）无　其他：_____

血液淋巴系统

　出血　血栓　腺体肿胀　（✓）无　其他：_____

免疫系统

　过敏　皮疹　感染　（✓）无　其他：_____

心理

　抑郁　哭闹　焦虑　嗜睡　睡眠障碍✓　（　）无　其他：_____

生活状况与生活习惯

你同谁一起生活：__妻子、儿女__

是否有工作：是 √　否

工作单位：<u>个体经营</u>

职位：<u>老板</u>

是否吸烟或其他形式的烟草？是 √　否

　如果是，一天几包？ <u>1 包</u>

曾经吸烟吗？是 √　否

　如果是，一天几包？ ___ 持续了多久？ ___ 什么时候戒的？<u>吸烟史 15 年，20 支 / 日</u>

是否饮酒？是　否 √

　如果是，饮酒的一般量 _____ / 日　周　月

是否有酒精饮料？是　否 √

　如果是，一般量 _____ / 日　周　月

　持续了多少年？ _____ 什么时候戒的？ _____

每周锻炼几次？<u>不锻炼</u>

免疫接种

最后一次接种疫苗是什么时候？<u>未接种疫苗</u>

流感

百白破

带状疱疹

肺炎球菌

患者关注的医疗问题

1. 关于你的药物治疗有什么问题？

<u>PCI 术后的这 1 个月开始十咳，怎么办？</u>

2. 关于你的健康和治疗状况有什么关心的问题？

<u>大夫说要长期服药，我没什么症状，需要持续服药吗？</u>

3. 你希望从我们随访中得到什么？

<u>有时候忘了吃药，有什么好办法能够提醒我一下？</u>

三、患者生活信息采集表

姓名：陈 X		出生日期：1972.3.22
地址：北京市海淀区中关村		
城市：北京	省份：北京	邮编：100050
保险：XXXXXX		ID 号：XXXXXX
填表日期：2017.9.2		

病史（请列出您目前存在或曾经有过的任何疾病状况）	
高血压 5 年	高脂血症 5 年

空腹血糖升高 1 年	睡眠障碍 3 年

目前治疗药物（包括所有的处方药、非处方药、膳食补充剂及中药）

药物名称 / 规格	服用方法	治疗目的	使用时长
阿司匹林肠溶片 /100mg	每次 1 片，每日 1 次	冠心病二级预防	1 个月
氯吡格雷片 /75mg	每次 1 片，每日 1 次	冠心病二级预防	1 个月
阿托伐他汀钙片 /20mg	每次 1 片，每日 1 次	降脂	1 个月
福辛普利 /10mg	每次 1 片，每日 1 次	降血压	1 个月
艾司唑仑片 / 1mg	每次 1 片，睡前 1 次	睡眠障碍	1 个月

过敏史

药物名称	事件经过
无	

医生信息

医生姓名: 刘 XX	科别 / 专业: 心内科	电话: XXXXXX	
例: 马医生	心血管医生	XXXXXX	

药店名称

常用药店或者医院药房	电话
虎坊路药房	XXXXXX
其他药店或者医院药房	电话

日期 __2017.9.1__

姓名 __陈 X__　　出生日期 __1972.3.22__　　　年龄 __45__

患者就诊提醒: 请携带下列物品

医保卡

所有处方药及非处方药，包括非常规服用的药物

眼镜（如果需要）

助听器（如果需要）

您是否有视力问题？ __否__

您是否有听力问题？ __否__

您能自己完成表格填写吗？ __能__

您是否需要您的照料人协助完成 MTM 咨询？（如果需要，请在最后一页相应位置签

字）__否__

您觉得您对我们给予的用药指导（书面或口头）是否可能会理解困难？ __否__

您觉得您的健康问题对您的生活质量产生了怎样的影响？ 近期主要有干咳症状，影响睡眠

请回答"是"或"否"，并尽量给予说明。

当您症状有所好转，疾病有所控制时，您是否会漏服药物？ __是__

您忘记服药的频率是？ __1～2次/周__

当您服药期间感觉疾病加重时，您有过减少服药或停止服药吗？ __是__

当您旅行或离家时，您有时会忘记携带药物吗？ __是__

您有过向他人借药或借给他人药的经历吗？ __否__

您上次住院的时间是？ __2017.7__

（大致的时间、住院原因、住院时长、出院返回地点）因为胸痛入院，行冠状动脉造影检查并植入支架1枚

请写下您日常就诊的诊所及医生（分类写出心血管医生、急诊医生、骨科医生等）

心内科刘医生

内分泌科李医生

营养状况

您现居住地在：□南方 ■北方（以长江分界），■城市 □农村

身高 __171cm__ 体重 __80kg__ 腰围 __92cm__ 骨架：□小 ■中 □大

您认为您的最佳体重应该是？ __65kg__ （您的最高体重是 __80kg__ ，最低体重是 __70kg__ ）

您1年前体重是？ __79kg__ 过去1年的体重变化为 __+1kg__

您平时不吃正餐的频率是？ □3～4次/周 ■1次/周 □极少

您通常的进餐时间是：

早餐 __7__ am，午餐 __12__ am，晚餐 __8__ pm __有__ 加餐

1. 您每周吃快餐或加餐的频率是？

□4次或更多 ■1～3次 □极少

2. 您每日吃多少蔬菜或水果？

□2份或更少 ■3～4份 □5份或更多

3. 您每日摄入多少可乐、果汁、调味茶等含糖饮料（无糖饮料除外）？

■3份或更多 □1～2份 □极少

请写出您昨天进食的所有食物和饮料

6am～6pm

2个馒头，2两猪肉，2两牛肉，2瓶可乐，250g蔬菜

6pm～6am

1碗米饭，2两涮羊肉，2两蔬菜，1两花生米，2瓶啤酒，1个苹果

对于不应与食物同时服用的药物，您是如何与进食隔开的？ __不知道__

您是否食用葡萄柚？ __否__

请描述您日常的活动

1. 您一般几点起床？　　7：00

2. 您一般几点睡觉？　　23：00

3. 您入睡困难吗？　　经常　　夜间有睡眠不好吗？　　经常

4. 您服用安眠药物吗？　　有时使用

您以下时间段的主要活动内容是：

　　a 上午　　电脑前 2 小时

　　b 下午　　开会 5 小时

　　c 晚上　　应酬

您有过跌倒吗？　　否

您现在仍在开车吗？　　上、下班开车各 1 小时

您在日常活动中和护理上有人照料吗？　　不需要

如果有人照料，请告知，照料人是　　妻子：张 XX

您愿意与您的照料人讨论您的药物治疗和医疗护理吗？　　愿意

如果您许可由您的照料人协助完成药物治疗评估，请签字　　陈 X

照料人的姓名和电话（如果有）　　张 XX（XXXXXX）

签名　　陈 X

第二部分：药师访谈与干预

四、患者用药记录及不良反应记录

（一）患者用药清单

姓名：陈 X　　出生日期：1972.3.22

包括所记录的所有药物：处方药、非处方药、中药和其他膳食补充剂

请随身携带这个记录，并交给医生、药师和其他医疗服务提供者看

药物		用于治疗什么？	什么时候服用？	开始日期	停止日期	医生	特殊说明
药物名称	剂量						
阿司匹林肠溶片 /100mg	每次 1 片，每日 1 次	冠心病二级预防	早饭后	2017.7	至今	刘医生	
氯吡格雷片 /75mg	每次 1 片，每日 1 次	冠心病二级预防	晚饭后	2017.7	至今	刘医生	
阿托伐他汀钙片 /20mg	每次 1 片，每日 1 次	降脂	晚饭后	2017.7	至今	刘医生	
福辛普利 /10mg	每次 1 片，每日 1 次	降血压	早饭后	2017.7	至今	刘医生	
艾司唑仑片 / 1mg	每次 1 片，每日 1 次	睡眠障碍	睡前	2017.7	至今	刘医生	

（二）患者既往用药不良反应记录

姓名：陈 X　　出生日期：1972.3.22　　电话：XXXXXX

请随身带着您这份记录，并交给医生、药师或其他医务人员看

紧急联系信息

姓名：张 XX

关系：夫妻

电话：XXXXXX

初级保健医师

姓名：张医生

电话：XXXXXX

药房 / 药师

姓名：陈药师

电话：XXXXXX

过敏

我对什么过敏？（药物、食物和其他）	过敏或反应时的表现
无	

药物导致的其他问题

导致问题的药物名称	药物导致的问题有哪些
无	

当医生给你开了一种新的药物,请询问医生或药师如下问题:

我正在服用的是什么?

它是用来治疗什么的?

何时服用?

有副作用吗?

有什么特殊注意事项吗?

漏服会发生什么?

备注:

患者签名:陈X	医务人员签名:刘医生	上次更新的日期	2017.9.1
		上次医务人员评价的日期:XXXXXX	

五、实验室及影像学检查结果

姓名:陈X　　　　　　出生日期:1972.3.22　　　　ID号:XXXXXX

性别:男√　女　　　　填表日期:2017.9.1

化验检查结果

日期	检查项目	检查结果	高/低/正常
2017.8.30	总胆固醇	5.8mmol/L	高
2017.8.30	甘油三酯	2.37mmol/L	高
2017.8.30	高密度脂蛋白	1.06mmol/L	正常
2017.8.30	低密度脂蛋白	3.00mmol/L	高
2017.8.30	肌酐	76μmol/L	正常
2017.8.30	血钾	4.0mmol/L	正常
2017.8.30	谷丙转氨酶	42U/L	正常
2017.8.30	空腹血糖	6.8mmol/L	高
2017.8.30	白细胞	6×10^9/L	正常
2017.8.30	血红蛋白	135g/L	正常
2017.8.30	血小板	200×10^9/L	正常

六、药物治疗相关问题（MRP）和权重排序

药师姓名：药师A　　建档日期：2017.9.1

患者信息	姓名　陈X　　性别　■男　□女　　出生日期　1972.3.22

序号	疾病/医疗问题	药物	MRP类别（见编写说明附表）适应证	有效性	安全性	依从性	实际/潜在MRP	权重（高/中/低）	MRP详细描述
1	冠心病	阿司匹林肠溶片			5.7 使用了不适宜的剂型	7.2 患者更倾向于不使用药物	潜在	高	患者目前生活质量好，无心绞痛发作。有停药的愿望
2	高血压	福辛普利		3.3 对已确诊的疾病无有效作用			实际	中	患者目前阿司匹林肠溶片餐后服用
3	干咳	福辛普利			5.1 与药物剂量无关的药物不良反应		实际	高	患者的血压为150/100mmHg。患者有糖尿病、冠心病，属于极高危人群，目前血压尚未达标
4	高脂血症	阿托伐他汀		4.1 药物剂量过低，难以获得预期的治疗效果			实际	高	患者PCI术后开始服用福辛普利，出现干咳，考虑药物引起的可能性大
							实际	中	患者同时有颈动脉斑块，目前LDL-C 3.0mmol/L

MRP类别表头：1. 不必要的药物治疗　2. 需要增加额外的治疗方案　3. 无效的药物治疗　4. 药物剂量过低　5. 药物不良事件　6. 药物剂量过高　7. 用药依从性问题

续表

患者信息　姓名　陈X　性别　■男　□女　出生日期 1972.3.22

序号	疾病/医疗问题	药物	MRP 类别（见编写说明附表）							实际/潜在MRP	权重（高/中/低）	MRP详细描述
			适应证		有效性		安全性		依从性			
			1. 不必要的药物治疗	2. 需要增加额外的药物治疗方案	3. 无效的药物治疗	4. 药物剂量过低	5. 药物不良事件	6. 药物剂量过高	7. 用药依从性问题			
5	空腹血糖受损			2.1 因身体或疾病状况需要增加额外的治疗方案						实际	中	患者空腹血糖受损 1 年，近期未进行糖尿量及糖化血红蛋白检查
6	超重			2.1 因身体或疾病状况需要增加额外的治疗方案						实际	中	患者目前空腹血糖受损明确，BMI 27.4kg/m²，超重。经常饮用含糖饮料
7	吸烟			2.1 因身体或疾病状况需要增加额外的治疗方案						实际	中	患者目前仍在吸烟

随访计划：根据以上发现的药物治疗相关问题的权重排序，计划随访 2~3 次。

七、患者健康管理行动方案

患者姓名	陈 X
医生（电话）	XXX（XXXXXX）
药房 / 药师（电话）	XXX（XXXXXX）
制定日期	2017.9.1

为了帮助您获得最佳药物治疗效果，现将重要的执行计划列为下表；
该列表可以帮助您和您的药师或医生管理您服用的药物，您可以在每一项旁边的空格中记录您的完成情况。

序号	计划步骤→我需要做什么……	计划：我做了什么？什么时候做的？……
1	使用智能药盒等装置提醒服药，减少漏服药的情况	
2	到心内科就诊，调整降血压方案和降血脂方案	
3	到内分泌就诊，规范糖尿病诊疗	
4	制订减重计划	
5	戒烟	

下次与药师预约时间：2017.9.15

八、药师与医生沟通表

表 -1

医生：心内科　刘医生	日期：2017.9.1
传真：XXXXXX	电话：XXXXXX

患者姓名：陈 X	身份证号：XXXXXX
出生日期：1972.3.22	ID 编号：XXXXXX

药师建议

刘医生：您好！

药师最近对上面提到的患者进行了用药审核，我们发现了一些关于药物治疗方面的相关问题，并给予您的建议如下，敬请考虑。

药物治疗问题：

1. 患者使用近期治疗方案后出现干咳，考虑可能为 ACEI 的不良反应。

2. 患者为中年男性，有冠心病、空腹血糖受损，血压建议控制在 130/80mmHg 以下，患者目前降压未达标。且患者有冠心病史，根据既往用药情况，优先选择 β 受体拮抗剂 +ARB。

3. 患者冠心病诊断明确，LDL-C 应严格控制在 1.8mmol/L 以下，患者的血脂控制不达标。

4. 阿司匹林肠溶片为肠溶剂型，饭后服用可导致肠溶片大量在胃中溶释，增加胃部刺激性。

药师推荐：

1. 停用福辛普利。

2. 改用美托洛尔缓释片 47.5mg qd、替米沙坦 80mg qd 降压治疗，以及根据患者的血压、心率情况调整药物。

3. 给予阿托伐他汀 40mg qn，复查血脂指标。

4. 建议阿司匹林肠溶片的服药时间改为饭前服用。

医生给药师的反馈

□建议被接受＿＿＿＿＿＿＿＿＿＿＿＿＿＿＿＿

□部分接受,修改＿＿＿＿＿＿＿＿＿＿＿＿＿

□拒绝,请说明＿＿＿＿＿＿＿＿＿＿＿＿＿＿

□其他＿＿＿＿＿＿＿＿＿＿＿＿＿＿＿＿＿＿

医生签名＿＿＿＿＿＿＿＿＿＿＿＿＿＿＿＿＿＿＿＿

药房或医疗机构名称: <u>北京友谊医院</u>

药师: <u>药师 A</u>

传真: <u>XXXXXX</u>　　　电话: <u>XXXXXX</u>　　　邮箱: <u>XXXXXX</u>

地址: <u>北京市西城区永安路</u>

感谢您对此事的重视!

表 -2

医生: <u>内分泌科李医生</u>	日期: <u>2017.9.1</u>
传真: <u>XXXXXX</u>	电话: <u>XXXXXX</u>
患者姓名: <u>陈 X</u>	身份证号: <u>XXXXXX</u>
出生日期: <u>1972.3.22</u>	ID 编号: <u>XXXXXX</u>

药师建议

李医生: 您好!

　　药师最近对上面提到的患者进行了用药审核,我们发现了一些关于药物治疗方面的相关问题,并给予您的建议如下,敬请考虑。

药物治疗问题:

　　患者空腹血糖受损诊断 1 年,近期血生化示空腹血糖为 6.8mmol/L,建议完善诊断,以便于决定是否进行药物干预。

药师推荐:

　　复查糖耐量试验及糖化血红蛋白。

医生给药师的反馈

□建议被接受＿＿＿＿＿＿＿＿＿＿＿＿＿＿＿＿

□部分接受,修改＿＿＿＿＿＿＿＿＿＿＿＿＿

□拒绝,请说明＿＿＿＿＿＿＿＿＿＿＿＿＿＿

□其他＿＿＿＿＿＿＿＿＿＿＿＿＿＿＿＿＿＿

医生签名＿＿＿＿＿＿＿＿＿＿＿＿＿＿＿＿＿＿＿＿

药房或医疗机构名称: <u>北京友谊医院</u>

药师: <u>药师 A</u>

传真: <u>XXXXXX</u>　　　电话: <u>XXXXXX</u>　　　邮箱: <u>XXXXXX</u>

地址: <u>北京市西城区永安路</u>

感谢您对此事的重视!

九、患者健康管理药历（SOAP）

患者姓名：陈X	
患者编号：XXXXXX	保险公司：XXXXXX
出生日期：1972.3.22	年龄：45
性别：男	评估日期：2017.9.1

S（主观资料：患者自诉）

患者男性，45岁。半年前运动后出现胸痛症状，为心前区绞痛，呈压榨样，向背部放射，1个月前就诊于心内科，诊断为不稳定型心绞痛，行冠状动脉造影检查并在前降支置入药物洗脱支架1枚。术后药物治疗，近期出现干咳症状。对长期服用多种药物表示不解，有时漏服药物。

O（客观资料：查体或实验室检查资料）

体格检查：身高171cm，体重80kg，BMI 27.4kg/m^2。体温36.9℃，脉搏70次/min，呼吸19次/min，左上肢血压150/100mmHg。发育正常，营养中等。神志清楚，表情自然，自主体位，查体配合。

实验室检验：空腹血糖6.8mmol/L；Na$^+$ 140mmol/L，K$^+$ 4.0mmol/L，Cl$^-$ 103mmol/L；GOT 40U/L，GPT 42U/L；UA 130μmol/L，Scr 76μmol/L，CHOL 5.80mmol/L，TG 2.37mmol/L，HDL-C 1.06mmol/L，LDL-C 3.00mmol/L；WBC 6×10^9/L，HGB 135g/L，PLT 200×10^9/L。

辅助检查：心电图示窦性心律；前列腺超声示前列腺增生；颈动脉超声示颈动脉内-中膜增厚伴斑块形成。

A（评估：药师发现的问题，按权重由高到低排序）

1．药物不良事件——与药物剂量无关的药物不良反应　患者1个月前因高血压、PCI术后开始使用福辛普利降压，之后无明显诱因出现干咳，考虑药物引起的可能性大。

2．无效的药物治疗治疗　患者有糖尿病、冠心病，属于高血压极高危人群，现使用福辛普利控制血压，血压仍150/100mmHg，未达标。

3．需要增加额外的治疗方案——因空腹血糖受损1年需要额外的治疗　患者近期未进行糖尿量及糖化血红蛋白检查，应确定糖尿病诊断是否成立，及早进行干预。

4．药物剂量过低　患者血脂高，同时有颈动脉斑块，应强化降脂治疗，LDL-C降至1.8mmol/L以下。患者目前服用阿托伐他汀20mg qn，LDL-C 3.0mmol/L，未达标。降脂药的剂量不够。

5．用药依从性问题　患者目前生活质量好，无心绞痛发作，主观认为服药麻烦，有停药的愿望。

6．药物不良事件——用法用量使用不当　阿司匹林肠溶片为肠溶剂型，饭后服用可导致肠溶片大量在胃中溶释，增加胃部刺激性。

7．需要增加额外的治疗方案——患者因为体重超标，因此需要增加额外的治疗方案　患者的BMI 27.4kg/m^2，腰围92cm，属于超重。

8．需要增加额外的治疗方案——患者需要戒烟，因此需要增加额外的治疗方案　患者吸烟有15年的吸烟史，每日抽烟1包。

9．药物不良事件——与药物剂量无关的药物不良反应　患者服用艾司唑仑的第2日清晨仍会有困倦感。

P（计划：针对每个问题提出干预计划）

1．干咳　转诊心内科，建议停用福辛普利观察。是□否□

2．血压不达标　转诊心内科，建议加强降压治疗，增加β受体拮抗剂和ARB。血压控制目标为130/80mmHg。是□否□

3．血脂不达标　转诊心内科，建议加强降脂治疗，考虑增加阿托伐他汀的剂量为40mg qd，1个月后复查。血脂控制目标为LDL-C 1.8mmol/L以下。是□否□

4．空腹血糖受损　转诊内分泌科，确认是否需要开始药物干预。是□否□

5．阿司匹林肠溶片的服药时间不当　建议阿司匹林肠溶片的服药时间改为饭前服用。是□否□

6．超重　制订减重计划。鼓励患者增加运动量，可以从快走或慢跑开始。每周至少3次，每次至少半小时。建议3～6个月内减重3.9～7.8kg（5%～10%）。是□否□

7．吸烟　制订戒烟计划，建议患者逐步戒烟。是□否□

8．安全性　服用镇静催眠药的第2日尽量避免进行危险性操作。

服务时长：30分钟　　　　　　　　下次随访时间：2017.9.20

参考文献：

[1] MARATHE P H, GAO H X, CLOSE K L, et al. Standards of medical care in diabetes 2017[J]. J Diabetes，2017，9（4）：320-324.

[2] 国家卫生计生委合理用药专家委员会. 冠心病合理用药指南[J]. 中国医学前沿杂志，2016，8（6）：19-107.

[3] GUYATT G H，AKL E A，CROWTHER M，et al. Executive Summary：Antithrombotic Therapy and Prevention of Thrombosis，9th ed：American College of Chest Physicians Evidence-Based Clinical Practice Guidelines[J]. Chest，2012，141（Suppl 2）：7-47.

案例提供者：程晟　首都医科大学附属北京友谊医院
案例编审者：向倩　北京大学第一医院

电子版案例

案例名称	案例提供者	案例编审者
案例 21：冠心病＋糖尿病＋高脂血症	刘治军（首都医科大学附属北京安贞医院）	韩芙蓉（首都医科大学附属北京同仁医院）
案例 22：房颤＋高血压＋胃食管反流＋睡眠障碍	康怡（首都医科大学附属北京朝阳医院）	向倩（北京大学第一医院）
案例 23：冠心病＋高血压＋高脂血症＋糖尿病	韩丽娟（首都医科大学附属北京中医医院）	向倩（北京大学第一医院）

案例 21～案例 23

第五章 脑血管疾病

案例24:脑梗死+高脂血症+高血压+糖尿病

案 例 简 介

患者张XX,男,71岁。患有高血压、心动过速、2型糖尿病、脑梗死、高脂血症。平时使用药物控制,偶有忘记服药的情况,1~2次/周。最近出现头晕。实验室检查发现尿酸水平升高。有吸烟、饮酒史。每天能够坚持散步1小时左右。平时与妻子生活在一起。既往无药物不良反应史。未有疫苗接种。患者咨询阿司匹林是否需要继续服用,如何进行预防脑梗死复发;经常忘记停用药物,是否有有效的办法等问题。

重点关注的药物治疗相关问题

1. 针对该患者有哪些因素可以干预,从而降低脑梗死复发?
2. 该患者经常忘记服药,有哪些有效方法可以提高患者的用药依从性?
3. 二级预防用药阿司匹林对该患者是否需要长期服用?
4. 该患者的尿酸水平升高,如何进行干预?
5. 针对该患者的糖尿病治疗方案,如何进行调整?

第一部分：要求患者提供的信息

一、授权许可文件

1. 药物治疗方案审查许可书

我特此许可 __XXX 药师__ 审核我的药物治疗方案。我知晓在未获得医生许可前，我的药物治疗方案不会被更改。

针对在药师审核过程中发现的药物治疗问题，我签字同意 __XXX 药师__ 就药物治疗相关问题与我的医生联系。

我许可 __XXX 药师__ 留存我的健康信息资料和药物治疗建议的副本，以便日后的随访和药学监护使用。

我知晓我的个人健康档案会被妥善保密。在未获得我书面许可前，此次档案查阅内容将不会被泄露给法定代理人以外的第三者。

患者或法定代理人签字：__张 XX__   日期：__2018.8.3__
患者姓名（正楷）：__张 XX__

2. 医疗档案获取同意书

医院名称：__XXXXXX__
医院地址：__XXXXXX__

我了解药师可能需要与我的医生或其他医护人员讨论我的治疗问题，为了医疗费用报销，有时还可能包括保险公司。我特此许可以上医院药师获取我的医疗健康档案。该档案将会以保密方式提供给我的药师并专门用于我的治疗。

我签名确认已获得此文件的副本，并同意将我的健康档案给药师和其他医护人员共享。我知晓我可以随时通过书面通知形式，联系以上医院药师撤回此授权书。我同样了解在我撤销授权书之前医院药师获得的医疗档案不侵犯我的隐私权。

患者或法定代理人签字：__张 XX__
日期：__2018.8.3__
联系电话：__XXXXXX__
药师：__XXX 药师__
日期：__2018.8.3__
联系电话：__XXXXXX__

3. 获取用药记录申请

尊敬的药师：

此申请表用于许可获得贵药房过去 6 个月内给以下客户发放药品的打印版清单。药物治疗管理服务的目的是优化患者药学服务质量以及减少不良事件风险。所申请的记录将会被严格保密，并用于患者的用药教育及依从性监测。

患者姓名　张XX	出生日期　1947.3.12
地址　XXXXXX	社会保险号　XXXXXX

我，张XX，许可将以上所申请的记录给予　XXX 药师　用于以上所述的目的。

患者或法定代理人签字　张XX　　日期　2018.8.3　　联系电话　XXXXXX

药师　xxx 药师　　日期　2018.8.3　　联系电话　XXXXXX

二、患者健康管理信息表

姓名：张XX　　　　　日期：2018.8.3　　　出生日期：1947.3.12

性别（勾选一个）：男√　　女　　　　婚姻状况：已婚

家庭住址：北京市丰台区　　　　　　　邮政编码：XXXXXX

你的主诊医生是谁？李医生

上一次全面体检是什么时候？2017.6

家族史（包括母亲、父亲、兄弟、姐妹、祖父母）

高血压　　　　　　　　糖尿病　　　　　　　　　高脂血症

心脏病　　　　　　　　卒中（脑梗死、脑出血）　肾脏病

抑郁症　　　　　　　　癌症　　　　　　　　　　其他

既往病史

哮喘　　　　　　　　　　高血压 √

心律不齐（房颤）　　　　心脏病

焦虑　　　　　　　　　　失眠（睡眠困难）

慢性阻塞性肺疾病　　　　胃食管反流（反酸）

糖尿病 √　　　　　　　　溃疡（胃/肠）

抑郁症　　　　　　　　　甲状腺疾病

癌症　　　　　　　　　　其他：脑梗死、高血脂、心动过速

既往手术史

阑尾切除术

血管成形术（球囊手术）或支架

冠状动脉旁路移植术（搭桥）

髋关节置换术

子宫切除术

膝关节置换术

心脏起搏器和除颤器

生产手术

其他：
过敏史（药物和食物）__无__
不能耐受的情况（包括既往用药的副作用，恶心，便秘，失眠，头晕，胃部不适等）__无__

当前症状描述
如果你正有以下列表中的症状，圈出所有选项，如果没有，选择"无"
体质上的
　体重减轻　盗汗　体重增加　疲劳　（✓）无　其他：_____
五官
　视力问题　重影　青光眼　白内障　（✓）无　其他：_____
　听力障碍　耳鸣　耳痛　眩晕　（✓）无　其他：头晕
　鼻塞　流涕　鼻血　感染　（✓）无　其他：_____
　吞咽困难　声音嘶哑　喉咙痛　牙龈出血✓　（　）无　其他：_____
内分泌
　腺体肿胀　甲状腺问题　糖尿病✓　（　）无　其他：_____
呼吸系统
　咳嗽　呼吸急促　咳痰　哮喘　吸烟✓　（　）无　其他：_____
心血管
　心痛　高血压✓　心律失常　心悸　腿部水肿　平躺时呼吸困难　（　）无
　其他：_____
消化系统
　便秘　胃食管反流　胃灼热感　胃肠溃疡　肝炎　恶心/呕吐　（✓）无
　其他：_____
泌尿生殖系统
　尿频　尿痛　血尿　尿失禁　（✓）无　其他：_____
肌肉骨骼系统
　关节痛　肌无力　腿部无力　肌肉抽筋　（✓）无　其他_____
神经系统
　头痛　偏头痛　癫痫　麻木　震颤　晕厥　（　）无　其他：头晕
血液淋巴系统
　出血　血栓　腺体肿胀　（✓）无　其他：_____
免疫系统
　过敏　皮疹　感染　（✓）无　其他：_____
心理
　抑郁　哭闹　焦虑✓　嗜睡　睡眠障碍　（　）无　其他：_____

生活状况与生活习惯
你同谁一起生活：妻子

是否有工作：是　否 √

工作单位：＿＿＿＿＿＿

职位：＿＿＿＿＿＿＿

是否吸烟或其他形式的烟草？是 √　否

　　如果是，一天几包？ 0.5～1 包

曾经吸烟吗？是 √　否

　　如果是，一天几包？ 一天 0.5～1 包　持续了多久？ 吸烟 50 余年　什么时候戒的？ 未戒

是否饮酒？是 √　否

　　如果是，饮酒的一般量＿ 100ml ＿/日 √　周　月

是否有酒精饮料？是　否 √

　　如果是，一般量＿＿＿＿＿/日　周　月

　　持续了多少年？＿＿＿＿＿什么时候戒的？＿＿＿＿＿

每周锻炼几次？＿ 7 ＿次，主要活动＿ 每天散步 1 小时 ＿

免疫接种

最后一次接种疫苗是什么时候？ 未接种疫苗

流感

百白破

带状疱疹

肺炎球菌

患者关注的医疗问题

1. 关于你的药物治疗有什么问题？

我的阿司匹林还用继续吃吗？如果不吃脑梗死会复发吗？

2. 关于你的健康和治疗状况有什么关心的问题？

我的头晕一直不好，有什么好办法治疗吗？

3. 你希望从我们随访中得到什么？

我经常忘记吃降压药，应该怎么办？

三、患者生活信息采集表

姓名：张XX		出生日期：1947.3.12
地址：北京丰台		
城市：北京	省份：北京	邮编：XXXXXX
保险：基本医疗保险		ID 号：XXXXXX
填表日期：2018.8.3		

病史（请列出您目前存在或曾经有过的任何疾病状况）	
脑梗死	2 型糖尿病
高血压	高血脂

阵发性室上性心动过速

目前治疗药物（包括所有的处方药、非处方药、膳食补充剂及中药）

药物名称/规格	服用方法	治疗目的	使用时长
精蛋白生物合成人胰岛素注射液（预混30R）/3ml：300IU	早餐前20IU、晚餐前16IU，皮下注射	糖尿病	1年
阿卡波糖片/50mg	每次2片，口服，每日3次	糖尿病	15年
替米沙坦片/80mg	每次半片，口服，每日1次	高血压	10年
琥珀酸美托洛尔缓释片/47.5mg	每次1片，口服，每日1次	高血压	10年
阿托伐他汀钙片/20mg	每次半片，口服，每日1次	高血脂	1个月
倍他司汀片/6mg	每次1片，口服，每日3次	头晕	1个月

过敏史　无

药物名称	事件经过

医生信息

医生姓名	科别/专业	电话	
李医生	神经内科	XXXXXX	

药店名称

常用药店或者医院药房	电话
XXXXXX	XXXXXX
其他药店或者医院药房	电话
XXXXXX	XXXXXX

日期　　2018.8.3

姓名　　张XX　　　出生日期　　1947.3.12　　　年龄　　71

患者就诊提醒：请携带下列物品

医保卡

所有处方药及非处方药，包括非常规服用的药物

眼镜（如果需要）

助听器（如果需要）

您是否有视力问题？　是

您是否有听力问题？　否

您能自己完成表格填写吗？　能

您是否需要您的照料人协助完成MTM咨询？（如果需要，请在最后一页相应位置签字）　是

您觉得您对我们给予的用药指导（书面或口头）是否可能会理解困难？　不会

您觉得您的健康问题对您的生活质量产生了怎样的影响？头晕，担心脑梗死复发，心情不好，对生活的影响很大

请回答"是"或"否"，并尽量给予说明。

当您症状有所好转，疾病有所控制时，您是否会漏服药物？　是

您忘记服药的频率是？　每周1～2次

当您服药期间感觉疾病加重时，您有过减少服药或停止服药吗？　否

当您旅行或离家时，您有时会忘记携带药物吗？　是

您有过向他人借药或借给他人药的经历吗？　否

您上次住院的时间是？　2017.6.30

（大致的时间、住院原因、住院时长、出院返回地点）2017.6.30 因急性脑梗死住院 1 周，出院后回家休养

请写下您日常就诊的诊所及医生（分类写出心血管医生、急诊医生、骨科医生等）

心脏科、内分泌科，无固定医生

营养状况

您现居住地在：□南方　■北方　以长江分界），■城市　□农村

身高　170cm　　体重　73kg　　腰围　55cm　　骨架：□小　■中　□大

您认为您的最佳体重应该是？　70kg　（您的最高体重是　75kg，最低体重是　70kg　）

您 1 年前体重是？　72kg　　过去 1 年的体重变化为　+1kg

您平时不吃正餐的频率是？□3～4次/周　□1次/周　■极少

您通常的进餐时间是：

早餐　7　am，午餐　12　am，晚餐　6　pm　加餐　无

1. 您每周吃快餐或加餐的频率是？

□4 次或更多　□1～3 次　■极少

2. 您每日吃多少蔬菜或水果？

■2 份或更多　□3～4 份　□5 份或更多

3. 您每日摄入多少可乐、果汁、调味茶等含糖饮料（无糖饮料除外）？

□3 份或更多　□1～2 份　■极少

请写出您昨天进食的所有食物和饮料

6am～6pm　6pm～6am

早餐：1 根油条，1 碗豆腐脑，1 个鸡蛋

午餐：2 两米饭，1 斤蔬菜，3 两猪肉，白酒 1 两，1 个苹果

晚餐：3 两面条，炸鸡翅 2 个，蔬菜 250g，白酒 1 两，牛奶 250ml，西瓜 500g

下午：_____

对于不应与食物同时服用的药物，您是如何与进食隔开的？隔开 1 小时

您是否食用葡萄柚？　否

请描述您日常的活动

1. 您一般几点起床？ 　6点　

2. 您一般几点睡觉？ 　22点　

3. 您入睡困难吗？ 　否　 夜间有睡眠不好吗？ 　否　

4. 您服用安眠药物吗？ 　否　

您以下时间段的主要活动内容是：

　　a 上午 　准备早饭，送孙女上学，买菜，收拾屋子　

　　b 下午 　午睡 1 小时，看电视，接孙女放学　

　　c 晚上 　家附近散步 1 小时，看电视　

您有过跌倒吗？ 　有　

您现在仍在开车吗？ 　否　

您在日常活动中和护理上有人照料吗？ 　有　

如果有人照料，请告知，照料人是 　妻子　

您愿意与您的照料人讨论您的药物治疗和医疗护理吗？ 　是　

如果您许可由您的照料人协助完成药物治疗评估，请签字 　张 XX　

照料人的姓名和电话（如果有） 　魏 XX（XXXXXX）　

签名 　张 XX

第二部分：药师访谈与干预

四、患者用药重整清单及不良反应记录

（一）患者用药重整清单

姓名：张XX　　出生日期：1947.3.12

记录所有药品：包括处方药、非处方药、中药和其他膳食补充剂

请随身携带这个记录，并交给医生、药师和其他医疗服务提供者看

药物		用于治疗什么？	什么时候服用？	开始日期	停止日期	医生	特殊说明
药物名称	剂量						
倍他司汀片 /6mg	每次 1 片，每日 3 次	头晕	早上、中午、晚上餐后	2018.7.1	至今	李XX	
精蛋白生物合成人胰岛素注射液（预混30R）/3ml：300IU	早餐前 20IU、晚餐前 16IU，每日 2 次	糖尿病	早餐前半小时，晚餐前半小时	2017.5	至今	XXX	
阿卡波糖片 /50mg	每次 2 片，每日 3 次	糖尿病	三餐前即刻	2003	至今	XXX	
替米沙坦片 / 80mg	每次半片，每日 1 次	高血压	早晨	2008	至今	XXX	
琥珀酸美托洛尔缓释片 / 47.5mg	每次 1 片，每日 1 次	高血压	早晨	2008	至今	XXX	
阿托伐他汀钙片 /20mg	每次半片，每日 1 次	高血脂	睡前	2018.7.1	至今	李XX	

（二）患者既往用药不良反应记录

姓名：张XX　　出生日期：1947.3.12　　电话：XXXXXX

请随身带着您这份记录，并交给医生、药师或其他医务人员看

紧急联系信息

姓名：魏XX

关系：配偶

电话：XXXXXX

初级保健医师

姓名：XXX

电话：XXXXXX

药房 / 药师

姓名：XXX

电话：XXXXXX

续表

过敏

我对什么过敏?(药物、食物和其他)	过敏或反应时的表现
无	

药品导致的其他问题

导致问题的药品名称	药品导致的问题有哪些
无	无

当医生给你开了一种新的药品,请询问医生或药师如下问题:

我正在服用的是什么?
它是用来治疗什么的?
何时服用?
有副作用吗?
有什么特殊注意事项吗?
漏服会发生什么?
备注:

患者签名: 张XX	医务人员签名: XXX	上次更新的日期	2018.8.3
		上次医务人员评价的日期:2018.8.3	

五、实验室及影像学检查结果

姓名:<u>张XX</u>　　　　出生日期:<u>1947.3.12</u>　　　ID 号:<u>XXXXXX</u>

性别:男√　女　　　　填表日期:<u>2018.8.3</u>

化验检查结果

日期	检查项目	检查结果	高/低/ 正常	日期	检查项目	检查结果	高/低/ 正常
2018.7.20	GPT	28IU/L	正常	2018.7.20	GOT	25IU/L	正常
2018.7.20	GLU	6.79mmol/L	高	2018.7.20	HbA1c	8.5%	高
2018.7.20	Scr	56μmol/L	正常	2018.7.20	BUN	3.76mmol/L	正常
2018.7.20	UA	456μmol/L	高	2018.7.20	TC	3.31mmol/L	正常
2018.7.20	TG	1.44mmol/L	正常	2018.7.20	LDL-C	2.64mmol/L	高
2018.7.20	K^+	3.65mmol/L	正常	2018.7.20	Na^+	138mmol/L	正常
2018.7.20	HCY	15μmol/L	高	2018.7.20	WBC	$7.41×10^9$/L	正常
2018.7.20	HGB	153g/L	正常	2018.7.20	PLT	$142×10^9$/L	正常
2018.7.20	尿蛋白	±		2018.7.20	尿糖	+	
2018.7.20	血压	150/85mmHg	高				

六、药物治疗相关问题（MRP）和权重排序

药师姓名：__XXX__　建档日期：__2018.9.5__

患者信息　姓名 __张XX__　性别 ■男 □女　出生日期 __1947.3.12__

序号	疾病/医疗问题	药物	MRP类别（见编写说明附表）				实际/潜在MRP	权重（高/中/低）	MRP详细描述
			适应证 1.不必要的药物治疗 2.需要增加额外的药物治疗方案	有效性 3.无效的药物治疗 4.药物剂量过低	安全性 5.药物不良事件 6.药物剂量过高	依从性 7.用药依从性问题			
1	脑梗死	阿司匹林				7.1 患者对药物信息了解不足	实际	高	患者1周前因牙龈出血，自行停用阿司匹林肠溶片
2	糖尿病	精蛋白生物合成人胰岛素注射液（预混30R）、阿卡波糖片		4.1 药物剂量过低，难以获得预期的治疗效果			实际	高	患者的空腹血糖达标，但HbA1c为8.5%，未达标。尿糖＋
3	高血压	替米沙坦片、琥珀酸美托洛尔缓释片				7.3 患者忘记服药	实际	高	患者经常忘记服用降压药，1~2次/周，目前BP为150/85mmHg，未达标
4	高血脂	阿托伐他汀钙片		4.1 药物剂量过低，难以获得预期的治疗效果			实际	高	阿托伐他汀10mg/d，剂量偏小。患者目前LDL-C为2.64mmol/L，未达标
5	高尿酸		2.1 因身体或疾病状况需要增加额外的治疗方案				实际	低	患者的尿酸为456μmol/L，未服用药物治疗

患者信息　姓名 张XX　性别 ■男 □女　出生日期 1947.3.12

序号	疾病/医疗问题	药物	MRP 类别（见编写说明附表）							实际/潜在 MRP	权重（高/中/低）	MRP 详细描述
			适应证		有效性		安全性		依从性			
			1. 不必要的药物治疗	2. 需要增加额外的药物治疗	3. 无效的药物治疗	4. 药物剂量过低	5. 药物不良事件	6. 药物剂量过高	7. 用药依从性问题			
6	焦虑			2.1 因身体或疾病状况需要增加额外的治疗方案						实际	低	患者近 2 日头晕加重，轻度焦虑，担心脑梗死复发，未服用药物治疗
7	吸烟			2.1 因身体或疾病状况需要增加额外的治疗方案						实际	中	患者每天吸烟 10~20 支
8	饮酒			2.1 因身体或疾病状况需要增加额外的治疗方案						实际	中	患者每天喝白酒 2~3 两
9	超重			2.1 因身体或疾病状况需要增加额外的治疗方案						实际	低	患者的 BMI 为 $25.3kg/m^2$
10	无疫苗接种			2.1 因身体或疾病状况需要增加额外的治疗方案						潜在	低	患者未进行疫苗接种

随访计划：根据以上发现的 10 个药物治疗相关问题的权重排序，计划随访 2~3 次。

七、患者健康管理执行方案

患者姓名	张XX
医生（电话）	李XX（XXXXXX）
药房/药师（电话）	XXX（XXXXXX）
制订日期	2018.8.7

为了帮助您获得最佳药物治疗效果，现将重要的执行计划列为下表；
该列表可以帮助您和您的药师或医生管理您服用的药物，您可以在每一项旁边的空格中记录您的完成情况。

序号	计划步骤→我需要做什么……	记录：我做了什么？什么时候做的？……
1	到神经内科就诊，明确是否可以继续服用阿司匹林	
2	到心血管科就诊，进行调整降脂治疗方案	
3	参加糖尿病教育项目	
4	使用手机闹铃提示自己按时服用降压药	

药师与患者预约下次随访时间：2018.9.7

八、药师与医生沟通表

表-1

医生：	神经内科李医生	日期：	2018.8.7
传真：	XXXXXX	电话：	XXXXXX

患者姓名：	张XX	身份证号：	XXXXXX
出生日期：	1947.3.12	ID编号：	XXXXXX

药师建议

李医生：您好！

药师最近对上面提到的患者进行了用药审核，我们发现了一些关于药物治疗方面的相关问题，并给予您的建议如下，敬请考虑。

药物治疗问题：

患者1个月前因脑梗死住院，出院时仅有轻度头晕。1周余前因牙龈出血自行停用阿司匹林肠溶片后头晕加重。血常规结果为HGB 153g/L，PLT $142×10^9$/L。

药师推荐：

1. 根据《中国缺血性脑卒中和短暂性脑缺血发作二级预防指南（2014年版）》，对于非心源性栓塞性脑梗死患者，建议给予抗血小板药物预防脑梗死复发及其他心血管事件的发生（ⅠA）。

2. 建议进行凝血功能检查，明确患者牙龈出血是否与抗血小板药物有关。

3. 若凝血功能正常，牙龈出血停止后建议恢复服用阿司匹林肠溶片100mg qd或氯吡格雷75mg/d。

续表

医生给药师的反馈

☐建议被接受＿＿＿＿＿＿＿＿＿＿＿＿＿＿＿＿＿＿

☐部分接受，修改＿＿＿＿＿＿＿＿＿＿＿＿＿＿＿

☐拒绝，请说明＿＿＿＿＿＿＿＿＿＿＿＿＿＿＿＿

☐其他＿＿＿＿＿＿＿＿＿＿＿＿＿＿＿＿＿＿＿＿

医生签名＿＿＿＿＿＿＿＿＿＿＿＿＿＿＿＿＿＿＿

药房或医疗机构名称：　XXXXXX

药师：　XXX 药师

传真：　XXXXXX　　电话：　XXXXXX　　邮箱：　XXXXXX

地址：　XXXXXX

感谢您对此事的重视！

表 -2

医生：　心血管科郝医生	日期：　2018.8.7
传真：　XXXXXX	电话：　XXXXXX
患者姓名：　张 XX	身份证号：　XXXXXX
出生日期：　1947.3.12	ID 编号：　XXXXXX

药师建议

郝医生：您好！

药师最近对上面提到的患者进行了用药审核，我们发现了一些关于药物治疗方面的相关问题，并给予您的建议如下，敬请考虑。

药物治疗问题：

患者既往有高脂血症病史，1 个月前因脑梗死住院，给予阿托伐他汀钙片 10mg/d。目前 TC 3.31mmol/L，TG 1.44mmol/L，LDL-C 2.64mmol/L。根据《中国缺血性脑卒中和短暂性脑缺血发作二级预防指南（2014 年版）》，对于非心源性栓塞性脑梗死患者，建议长期给予高强度他汀治疗，减少脑梗死和其他心血管疾病风险（ⅠA）；当 LDL-C 下降≥50% 或 LDL-C≤1.8mmol/L 时，二级预防更有效（ⅡB）。

药师推荐：

建议增加阿托伐他汀钙的剂量，改为 40mg qd。

医生给药师的反馈

☐建议被接受＿＿＿＿＿＿＿＿＿＿＿＿＿＿＿＿＿＿

☐部分接受，修改＿＿＿＿＿＿＿＿＿＿＿＿＿＿＿

☐拒绝，请说明＿＿＿＿＿＿＿＿＿＿＿＿＿＿＿＿

☐其他＿＿＿＿＿＿＿＿＿＿＿＿＿＿＿＿＿＿＿＿

医生签名＿＿＿＿＿＿＿＿＿＿＿＿＿＿＿＿＿＿＿

药房或医疗机构名称：　XXXXXX

药师：　XXX 药师

传真：　XXXXXX　　电话：　XXXXXX　　邮箱：　XXXXXX

地址：　XXXXXX

感谢您对此事的重视！

九、患者健康管理药历（SOAP）

患者姓名：张XX	
患者编号：XXXXXX	保险公司：无
出生日期：1947.3.12	年龄：71
性别：男	评估日期：2018.8.7

S（主观资料：患者自诉）

患者男性，70岁，既往有高血压、糖尿病、高血脂、阵发性室上性心动过速病史，有吸烟史和饮酒史，目前未戒。患者1个月前因脑梗死住院，治疗1周后出院。出院时仅有轻度头晕，无其他不适。1周前因牙龈出血，患者自行停用阿司匹林肠溶片，近2日头晕加重，轻度焦虑，担心脑梗死复发。

O（客观资料：查体或实验室检查资料）

患者否认药物、食物过敏史。

生命体征：T 36.2℃，P 70次/min，R 18次/min，BP 150/85mmHg，身高170cm，体重73kg，BMI 25.3kg/m^2，理想体重65.9kg。

GPT 28IU/L，GOT 25IU/L；空腹血糖6.79mmol/L，HbA1c 8.5%；Scr 56μmol/L，BUN 3.76mmol/L，计算肌酐清除率为101.1ml/min；TC 3.31mmol/L，TG 1.44mmol/L，LDL-C 2.64mmol/L；UA 456μmol/L，HCY 15μmol/L；尿蛋白±，尿糖+；WBC 7.41×10^9/L，HGB 153g/L，PLT 142×10^9/L。

A（评估：阐述药师发现的MRP问题，写明问题分类，并详细描述。同时评估分析MRP产生的原因，并按照关注程度进行排序）

1. 用药依从性问题　患者1周前因牙龈出血，自行停用阿司匹林肠溶片。

2. 药物剂量过低　患者的空腹血糖达标，但HbA1c为8.5%，未达标。根据《中国2型糖尿病防治指南（2017年版）》和《中国缺血性脑卒中和短暂性脑缺血发作二级预防指南（2014年版）》，HbA1c的目标值应<7%。

3. 用药依从性问题　患者经常忘记服用降压药美托洛尔和替米沙坦，1～2次/周，目前BP为150/85mmHg。根据《中国2型糖尿病防治指南（2017年版）》，BP的目标值应<140/80mmHg。该患者的血压未达标。

4. 药物剂量过低　阿托伐他汀10mg/d，剂量偏小。患者目前LDL-C为2.64mmol/L，未达标。根据《中国缺血性脑卒中和短暂性脑缺血发作二级预防指南（2014年版）》，对于非心源性栓塞性脑梗死患者，建议长期给予高强度他汀治疗，减少脑梗死和其他心血管疾病风险（ⅠA）；当LDL-C下降≥50%或LDL-C≤1.8mmol/L时，二级预防更有效（ⅡB）。

5. 需要额外增加的治疗——因吸烟需要额外的治疗　吸烟与老年人的脑梗死复发风险增加显著相关，建议有吸烟史的脑梗死患者戒烟（ⅠA）。

6. 需要额外增加的治疗——因饮酒需要额外的治疗　根据《2014年中国胆固醇教育计划血脂异常防治专家建议》，生活方式干预应包括限制饮酒，酒精摄入量男性<25g/d（高度白酒1两）。因此，目前患者应限酒。

7. 需要额外增加的治疗——因高同型半胱氨酸血症需要额外的治疗　高同型半胱氨酸血症可使脑梗死的风险增加2倍左右。对近期发生缺血性脑梗死且血同型半胱氨酸轻至中度增高的患者，可补充叶酸、维生素B$_6$和维生素B$_{12}$。

8. 需要额外增加的治疗——因高尿酸血症需要额外的治疗　评估患者是否有痛风症状，从而启动降尿酸治疗。

9. 需要额外增加的治疗——因焦虑抑郁需要额外的治疗　患者有轻度焦虑情绪。

10. 需要额外增加的治疗——因超重需要额外的治疗　患者的BMI为25.3kg/m^2，属于超重，应控制在<24kg/m^{2}或体重减少5%～10%。

11. 需要额外增加的治疗——因未接种疫苗需要额外的治疗　未定期进行疫苗的免疫接种。

P(计划：针对每个MRP制订干预计划，包括针对患者的行动计划和针对医生的干预计划)

1. 自行停用阿司匹林　患者因牙龈出血自行停服阿司匹林，根据《中国缺血性脑卒中和短暂性脑缺血发作二级预防指南（2014年版）》，对于非心源性栓塞性脑梗死患者，建议给予抗血小板药物预防脑梗死复发及其他心血管事件的发生（ⅠA），阿司匹林（75mg～325mg/d）或氯吡格雷（75mg/d）单药治疗均可作为首选（ⅠA）。建议进行凝血功能检查，若凝血功能正常，牙龈出血停止后是否可以恢复服用阿司匹林肠溶片100mg qd。是□否□

2. 糖尿病　与患者讨论糖尿病的饮食控制和血糖监测指标。参加糖尿病教育课程有助于患者治疗。是□否□

3. 高血压　患者服用降压药的依从性不好，与患者探讨增加依从性的方法，如使用手机闹铃提醒用药。是□否□

4. 高血脂　根据指南，患者可能需要增加阿托伐他汀钙的剂量，是否可以改为40mgqd。是□否□

5. 吸烟　已和患者沟通吸烟对于血压、血糖、血脂控制和预防脑梗死复发的不利影响，建议患者戒烟。是□否□

6. 饮酒　已和患者沟通乙醇对于血压、血糖、血脂控制和预防脑梗死复发的不利影响，建议患者戒酒或者减少乙醇摄入量，每日饮高度白酒不超过1两。是□否□

7. 高同型半胱氨酸血症　是否可以给予叶酸片1.25mg qd、维生素B$_6$片10mg tid、甲钴胺片0.5mg tid，降低同型半胱氨酸。是□否□

8. 高尿酸　患者无痛风症状，定期监测尿酸水平。是□否□

9. 焦虑　患者有轻度焦虑情绪，推荐精神专科医生进行评估。是□否□

10. 超重　根据自己的爱好，每周有5天须每天30分钟中等以上强度的有氧运动，如游泳、步行、打太极拳、骑自行车等。是□否□

11. 未进行疫苗接种　患者没有接受过疫苗接种，建议每年接种流感疫苗、肺炎疫苗。是□否□

服务时长：30分钟　　　　　　　　下次随访时间：2018.9.7

参考文献：

[1] 高尿酸血症相关疾病诊疗多学科共识专家组. 中国高尿酸血症相关疾病诊疗多学科专家共识[J]. 中华内科杂志, 2017, 56(3): 235-248.

[2] 中华医学会神经病学分会, 中华医学会神经病学分会脑血管病学组. 中国缺血性脑卒中和短暂性脑缺血发作二级预防指南2014[J]. 中华神经科杂志, 2015, 48(04): 258-273.

[3] 中华医学会糖尿病学分会. 中国2型糖尿病防治指南（2017年版）[J]. 中华糖尿病杂志, 2018, 10(1): 4-67.

[4] 2014年中国胆固醇教育计划血脂异常防治建议专家组, 中华心血管病杂志编辑委员会, 血脂与动脉粥样硬化循证工作组, 等. 2014年中国胆固醇教育计划血脂异常防治专家建议[J]. 中华心血管病杂志, 2014, 42(8): 633-636.

案例提供者：唐静　首都医科大学宣武医院
案例编审者：白向荣　首都医科大学宣武医院

电子版案例

案例名称	案例提供者	案例编审者
案例25: 脑梗死 + 高血压 + 高脂血症 + 高尿酸血症	刘亚妹（首都医科大学附属北京地坛医院）	白向荣（首都医科大学宣武医院）
案例26: 脑梗死 + 高血压 + 高脂血症 + 高同型半胱氨酸血症	王海莲（首都医科大学宣武医院）	白向荣（首都医科大学宣武医院）

案例25~案例26

第六章　呼吸系统疾病

案例27：哮喘 + 过敏性鼻炎 + 高血压 + 睡眠障碍

案 例 简 介

患者崔 XX，男，55 岁。近期哮喘控制不佳，入睡困难，长期夜尿频繁未予治疗。既往哮喘、高血压、过敏性鼻炎、低钾血症、睡眠障碍病史。担心长期吸入激素会引起不良反应而自行停药。长期间断使用麻黄碱滴鼻剂。3 个月前服用氯化钾缓释片，自行停药 3 天。最近血脂、血压均不达标，平时几乎不运动。经常忘记服药。患者需要了解如何控制好哮喘。

重点关注的药物治疗相关问题

1. 该患者近期哮喘控制不佳的原因有哪些？
2. 如何解决该患者对长期吸入激素的担忧？
3. 该患者自行停药或忘记服药会有哪些影响？如何解决？
4. 该患者的高血压治疗是否合适？
5. 该患者使用治疗过敏性鼻炎的药物是否合适？
6. 如何帮助该患者解决夜尿频繁、失眠的症状？
7. 如何帮助该患者解决血脂不达标的问题？

第一部分：要求患者提供的信息

一、授权许可文件

1. 药物治疗方案审查许可书

我特此许可　商XX药师　审核我的药物治疗方案。我知晓在未获得医生许可前，我的药物治疗方案不会被更改。

针对在药师审核过程中发现的药物治疗问题，我签字同意　商XX药师　就药物治疗相关问题与我的医生联系。

我许可　商XX药师　留存我的健康信息资料和药物治疗建议的副本，以便日后的随访和药学监护使用。

我知晓我的个人健康档案会被妥善保密。在未获得我书面许可前，此次档案查阅内容将不会被泄露给法定代理人以外的第三者。

患者或法定代理人签字：崔XX　　　日期：2017.8.7
患者姓名（正楷）：崔XX

2. 医疗档案获取同意书

医院名称：<u>XXXXXX</u>
医院地址：<u>XXXXXX</u>

我了解药师可能需要与我的医生或其他医护人员讨论我的治疗问题，为了医疗费用报销，有时还可能包括保险公司。我特此许可以上医院药师获取我的医疗/健康档案。该档案将会以保密方式提供给我的药师并专门用于我的治疗。

我签名确认已获得此文件的副本，并同意将我的健康档案给药师和其他医护人员共享。我知晓我可以随时通过书面通知形式，联系以上医院药师撤回此授权书。我同样了解在我撤销授权书之前医院药师获得的医疗档案不侵犯我的隐私权。

患者或法定代理人签字：崔XX
日期：2017.8.7
联系电话：<u>XXXXXX</u>
药师：商XX药师
日期：2017.8.7
联系电话：<u>XXXXXX</u>

3. 获取用药记录申请

尊敬的药师：

此申请表用于许可获得贵药房过去6个月内给以下客户发放药物的打印版清单。药物治疗管理服务的目的是优化患者药学服务质量以及减少不良事件风险。所申请的记录将会

被严格保密，并用于患者的用药教育及依从性监测。

患者姓名　崔XX	出生日期　1962.10.7
地址　北京东城区XXX街道XXX号	社会保险号　XXXXXX

　　我，崔XX，许可将以上所申请的记录给予＿＿商XX药师＿＿用于以上所述的目的。

患者或法定代理人签字＿＿崔XX＿＿　日期＿＿2017.8.7＿＿　联系电话＿＿XXXXXX＿＿

药师＿＿商XX药师＿＿　日期＿＿2017.8.7＿＿　联系电话＿＿XXXXXX＿＿

二、患者健康管理信息表

姓名：崔XX　　　　　日期：2017.8.6　　　　出生日期：1962.10.7

性别（勾选一个）：男√　女　　　　　　　　婚姻状况：已婚

家庭住址：北京东城区XXX街道XXX号　　　邮政编码：XXXXXX

你的主诊医生是谁？王医生

上一次全面体检是什么时候？2016.3.21

家族史（包括母亲、父亲、兄弟、姐妹、祖父母）

高血压√　　　　　　糖尿病　　　　　　　高脂血症

心脏病　　　　　　　卒中（脑梗死、脑出血）　肾脏病

抑郁症　　　　　　　癌症　　　　　　　　其他

既往病史

哮喘√　　　　　　　　　　　　高血压√

心律不齐（房颤）　　　　　　　心脏病

焦虑　　　　　　　　　　　　　失眠（睡眠困难）√

慢性阻塞性肺疾病　　　　　　　胃食管反流病（反酸）

糖尿病　　　　　　　　　　　　溃疡（胃/肠）

抑郁症　　　　　　　　　　　　甲状腺疾病

癌症　　　　　　　　　　　　　其他：过敏性鼻炎、低钾血症

既往手术史

阑尾切除术

血管成形术（球囊手术）或支架

冠状动脉旁路移植术（搭桥）

髋关节置换术

子宫切除术

膝关节置换术

心脏起搏器和除颤器
生产手术

其他：

过敏史（药物和食物）　阿司匹林泡腾片

不能耐受的情况（包括既往用药的副作用：恶心、便秘、失眠、头晕、胃部不适等）服药后出现咳嗽、喘憋明显，后来急诊就诊，治疗后好转。

当前症状描述

如果你正有以下列表中的症状，圈出所有选项，如果没有，选择"无"

体质上的

　　体重减轻　盗汗　体重增加　疲劳　（√）无　其他：＿＿＿＿＿＿

五官

　　视力问题　重影　青光眼　白内障　（√）无　其他：＿＿＿＿＿＿

　　听力障碍　耳鸣　耳痛　眩晕　（　）无　其他：＿＿＿＿＿＿

　　鼻塞√　流涕√　鼻血　感染　（　）无　其他：＿＿＿＿＿＿

　　吞咽困难　声音嘶哑　喉咙痛　牙龈出血　（√）无　其他：＿＿＿＿＿＿

内分泌

　　腺体肿胀　甲状腺问题　糖尿病　（√）无　其他：＿＿＿＿＿＿

呼吸系统

　　咳嗽　呼吸急促　咳痰　哮喘√　吸烟　（　）无　其他：＿＿＿＿＿＿

心血管

　　心痛　高血压√　心律失常　心悸　腿部水肿　平躺时呼吸困难　（　）无
　　其他：＿＿＿＿＿＿

消化系统

　　便秘　胃食管反流　胃灼热感　胃肠溃疡　肝炎　恶心／呕吐　（√）无
　　其他：＿＿＿＿＿＿

泌尿生殖系统

　　尿频　尿痛　血尿　尿失禁　（√）无　其他：＿＿＿＿＿＿

肌肉骨骼系统

　　关节痛　肌无力　腿部无力　肌肉抽筋　（√）无　其他：＿＿＿＿＿＿

神经系统

　　头痛　偏头痛　癫痫　麻木　震颤　晕厥　（√）无　其他：＿＿＿＿＿＿

血液淋巴系统

　　出血　血栓　腺体肿胀　（√）无　其他：＿＿＿＿＿＿

免疫系统

　　过敏　皮疹　感染　（√）无　其他：＿＿＿＿＿＿

心理

　　抑郁　哭闹　焦虑　嗜睡　睡眠障碍√　（　）无　其他：＿＿＿＿＿＿

生活状况与生活习惯

你同谁一起生活：<u>妻子</u>

是否有工作：是　否 √

工作单位：_____

职位：_____

是否吸烟或其他形式的烟草？是　否 √

　如果是，一天几包？_____

曾经吸烟吗？是 √　否

　如果是，一天几包？<u>20 支 /d</u>　持续了多久？<u>持续了 20 年</u>　什么时候戒的？<u>10 年前</u>
<u>戒掉的</u>

是否饮酒？是　否 √

　如果是，饮酒的一般量_____/日　周　月

是否有酒精饮料？是　否 √

　如果是，一般量_____/日　周　月

　持续了多少年？_____什么时候戒的？_____

每周锻炼几次？<u>无</u>

免疫接种

最后一次接种疫苗是什么时候？<u>不记得</u>

流感

百白破

带状疱疹

肺炎球菌

患者关注的医疗问题

1. 关于你的药物治疗有什么问题？

<u>哮喘药物需要长期使用吗？</u>

2. 关于你的健康和治疗状况有什么关心的问题？

<u>如何才能控制住哮喘？</u>

3. 你希望从我们随访中得到什么？

<u>长期吸入激素会产生很多不良反应吗？</u>

三、患者生活信息采集表

姓名：崔 XX		出生日期：1962.10.7	
地址：北京东城区 XXX 街道 XXX 号			
城市：北京	省份：北京	邮编：XXXXXX	
保险：XXXXXX		ID 号：XXXXXX	
填表日期：2017.8.6			

续表

病史（请列出您目前存在或曾经有过的任何疾病状况）

支气管哮喘	失眠
过敏性鼻炎	高血压
低钾血症	

目前治疗药物（包括所有的处方药、非处方药、膳食补充剂及中药）

药物名称/规格	服用方法	治疗目的	使用时长
硝苯地平控释片/30mg	每次1片，每日1次，晨起	高血压	10年
氢氯噻嗪片/25mg	每次1片，每日1次，晚间	高血压	10年
氯化钾缓释片/500mg	每次2片，每日2次	低血钾	3个月，子女建议自行停药3天
沙美特罗替卡松粉吸入剂/50μg∶250μg	每次1吸，每日2次	哮喘	2年
硫酸沙丁胺醇气雾剂/（100μg/揿）	每次1揿，急性发作时	哮喘	5年
孟鲁司特钠片/10mg	每次1片，每晚1次	哮喘	5年
氯雷他定片/10mg	每次1片，每日1次	过敏性鼻炎	5年前开始间断使用
麻黄碱滴鼻剂/2滴	每次2滴，每日3次	过敏性鼻炎	5年
艾司唑仑片/1mg	睡前1片	睡眠障碍	2年

过敏史　阿司匹林

药物名称	事件经过
阿司匹林泡腾片	服药后出现咳嗽、喘憋明显，后来急诊就诊，治疗后好转

医生信息

医生姓名	科别/专业	电话	
例：王医生	呼吸内科	XXXXXX	

药店名称

常用药店或者医院药房	电话
XXXXXX	XXXXXX
其他药店或者医院药房	电话
XXXXXX	XXXXXX

日期　　2017.8.6

姓名　　崔XX　　　　出生日期　　1962.10.7　　　　年龄　　55

患者就诊提醒：请携带下列物品

医保卡

所有处方药及非处方药，包括非常规服用的药物

眼镜（如果需要）

助听器（如果需要）

您是否有视力问题？　　否　　

您是否有听力问题？　　否　　

您能自己完成表格填写吗？　　能　　

您是否需要您的照料人协助完成 MTM 咨询？（如果需要，请在最后一页相应位置签字）　不需要　

您觉得您对我们给予的用药指导（书面或口头）是否可能会理解困难？　　否　　

您觉得您的健康问题对您的生活质量产生了怎样的影响？　失眠、哮喘发作时什么都做不了　

请回答"是"或"否"，并尽量给予说明。

当您症状有所好转，疾病有所控制时，您是否会漏服药物？　　是　　

您忘记服药的频率是？　　每周4～5次　　

当您服药期间感觉疾病加重时，您有过减少服药或停止服药吗？　　是　　

当您旅行或离家时，您有时会忘记携带药物吗？　　否　　

您有过向他人借药或借给他人药的经历吗？　　否　　

您上次住院的时间是？　　3个月前　　

（大致的时间、住院原因、住院时长、出院返回地点）2017 年 5 月因为哮喘发作住院，住院 2 周后返家

请写下您日常就诊的诊所及医生（分类写出心血管医生、急诊医生、骨科医生等）

心内科王医生

呼吸科张医生

耳鼻喉科赵医生

精神卫生科刘医生

营养状况

您现居住地在：□南方　■北方（以长江分界），■城市　□农村

身高　175cm　　体重　72kg　　腰围　88cm　　骨架：□小　□中　■大

您认为您的最佳体重应该是？　　70kg　（您的最高体重是　75kg　，最低体重是　68kg　）

您 1 年前体重是？　　和现在差不多　　过去 1 年的体重变化为　+2.5kg　

您平时不吃正餐的频率是？□3～4 次 / 周　□1 次 / 周　■极少

您通常的进餐时间是：

早餐　8am　　午餐　12am　　晚餐　5pm　　加餐　无　

1. 您每周吃快餐或加餐的频率是？

□4 次或更多　□1～3 次　■极少

2. 您每日吃多少蔬菜或水果？

■2 份或更少　□3～4 份　□5 份或更多

3. 您每日摄入多少可乐、果汁、调味茶等含糖饮料（无糖饮料除外）？

□3 份或更多　□1～2 份　■极少

请写出您昨天进食的所有食物和饮料

6am～6pm　　6pm～6am

早饭：鸡蛋，馒头，咸菜，粥
午饭：米饭，西红柿炒鸡蛋，熘肝尖，红烧带鱼
晚饭：粥，馒头，咸菜，红烧带鱼，清炒西葫芦

对于不应与食物同时服用的药物，您是如何与进食隔开的？ 没注意过
您是否食用葡萄柚？ 不知道什么是葡萄柚

请描述您日常的活动

1. 您一般几点起床？ 7点
2. 您一般几点睡觉？ 21点
3. 您入睡困难吗？ 喘不上气时有 夜间有睡眠不好吗？ 有
4. 您服用安眠药物吗？ 服用艾司唑仑片
您以下时间段的主要活动内容是：

  a 上午 送孩子上学，遛弯，看电视
  b 下午 午睡，看电视，接孩子放学
  c 晚上 看电视

您有过跌倒吗？ 无
您现在仍在开车吗？ 是
您在日常活动中和护理上有人照料吗？ 妻子
如果有人照料，请告知，照料人是 妻子
您愿意与您的照料人讨论您的药物治疗和医疗护理吗？ 愿意
如果您许可由您的照料人协助完成药物治疗评估，请签字 崔XX
照料人的姓名和电话（如果有） 王XX（XXXXXX）

签名 崔XX

第二部分：药师访谈与干预

四、患者用药重整清单及不良反应记录

（一）患者用药重整清单

姓名：崔XX   出生日期：1962.10.7

记录所有药物：包括处方药、非处方药、中药和其他膳食补充剂

请随身携带这个记录，并交给医生、药师和其他医疗服务提供者看

药物		用于治疗什么？	什么时候服用？	开始日期	停止日期	医生	特殊说明
药物名称	剂量						
硝苯地平控释片 / 30mg	每次 1 片，每日 1 次	高血压	早晨	2007	至今	王医生	
氢氯噻嗪片 /25mg	每次 1 片，每日 1 次	高血压	早晨服	2007	至今	王医生	
氯化钾缓释片 /500mg	每次 2 片，每日 2 次	低钾血症	早、晚服	2017.5	至今	王医生	
沙美特罗替卡松粉吸入剂 /50μg: 250μg	每次 1 吸，每日 2 次	哮喘	早、晚吸	2015	2017.5	张医生	
硫酸沙丁胺醇气雾剂 / （100μg/ 揿）	每次 1 揿	哮喘	必要时吸	2012	至今	张医生	哮喘发作时用
孟鲁司特钠片 /10mg	每次 1 片，每日 1 次	哮喘	睡前	2012	至今	张医生	
氯雷他定片 /10mg	每次 1 片，每日 1 次	过敏性鼻炎	睡前	2007	至今	赵医生	
麻黄碱滴鼻剂 /2 滴	每次 2 滴，每日 3 次	过敏性鼻炎	必要时滴鼻	2007	至今	赵医生	鼻炎发作时用
艾司唑仑片 /1mg	每次 1 片，每日 1 次	睡眠障碍	睡前	2015	至今	刘医生	失眠时服用

（二）患者既往用药不良反应记录

姓名：崔XX   出生日期：1962.10.7   电话：XXXXXX

请随身带着您这份记录，并交给医生、药师或其他医务人员看

紧急联系信息

姓名：王XX

关系：妻子

电话：XXXXXX

初级保健医师

姓名：无

电话：

药房 / 药师

姓名：无

电话：

续表

过敏	
我对什么过敏？（药物、食物和其他）	过敏或反应时的表现
阿司匹林	喘憋、呼吸困难

药物导致的其他问题	
导致问题的药物名称	药物导致的问题有哪些
氢氯噻嗪片	夜尿增多

当医生给你开了一种新的药物，请询问医生或药师如下问题：

我正在服用的是什么？

它是用来治疗什么的？

何时服用？

有副作用吗？

有什么特殊注意事项吗？

漏服会发生什么？

备注：

患者签名：崔XX	医务人员签名：商XX	上次更新的日期	2017.8.6
		上次医务人员评价的日期：2017.8.6	

五、实验室及影像学检查结果

姓名：崔XX　　　　　出生日期：1962.10.7　　　　ID 号：XXXXXX

性别：男 √　女　　　填表日期：2017.8.6

化验检查结果

日期	检查项目	检查结果	高/低/正常	日期	检查项目	检查结果	高/低/正常
2017.7.16	WBC	$5.9×10^9$/L	正常	2017.7.16	Na$^+$	136mmol/L	正常
2017.7.16	N%	70.5%	正常	2017.7.16	K$^+$	3.5mmol/L	正常
2017.7.16	Hb	13.7g/dl	正常	2017.7.16	Cl$^-$	107mmol/L	正常
2017.7.16	PLT	$187×10^9$/L	正常	2017.7.16	Scr	1.0mg/dl	正常
2017.7.16	RBC	$4.39×10^9$/L	正常	2017.7.16	BUN	14mg/dl	正常
2017.7.16	GOT	24IU/L	正常	2017.7.16	TG	2.8mmol/L	偏高
2017.7.16	GPT	23IU/L	正常	2017.7.16	LDL	3.2mmol/L	偏高
2017.7.16	N%	70.5%	正常	2017.7.16	HDL	0.9mmol/L	正常
2017.7.16	TC	6.5mmol/L	偏高	2017.7.16	肺功能	中度阻塞性通气功能障碍，残气/肺总量增高，支气管舒张试验阳性	
2017.7.16	血压	160/90mmHg	偏高				

六、药物治疗相关问题（MRP）和权重排序

药师姓名：商XX　　建档日期：2017.8.6

患者信息　姓名　崔XX　　性别　■男　□女　　出生日期 1962.10.7

序号	疾病/医疗问题	药物	1. 不必要的药物治疗	2. 需要增加额外的治疗方案	3. 无效的药物治疗	4. 药物剂量过低	5. 药物不良事件	6. 药物剂量过高	7. 用药依从性问题	实际/潜在MRP	权重（高/中/低）	MRP详细描述
			适应证		有效性		安全性		依从性			
1	哮喘	沙美特罗替卡松粉吸入剂							7.1 患者对药物信息了解不足	实际	高	患者因恐惧糖皮质激素的不良反应而自行停药，目前患者出现接触诱因后哮喘发作次数明显增加
2	依从性								7.3 患者忘记服药	实际	高	患者自诉 1 周有 4～5 次忘记服药
3	过敏性鼻炎发作	麻黄碱滴鼻剂						6.3 用药疗程太长				患者长期使用麻黄碱滴鼻剂
4	过敏性鼻炎发作	氯雷他定 麻黄碱滴鼻剂			3.3 所用药物对其治疗适应证效果不佳					实际	高	目前患者哮喘急性发作时伴有过敏性鼻炎急性发作
5	高血压	氢氯噻嗪片					5.1 与药物剂量无关的药物不良反应			实际	高	患者睡前服用氢氯噻嗪，夜间尿频繁，影响睡眠。同时会引起电解质紊乱，如低血钾
6	高血压	氢氯噻嗪片 硝苯地平缓释片			3.3 所用药物对其治疗适应证效果不佳					实际	中	患者的血压在 160/90mmHg 左右浮动

MRP 类别（见编写说明附表）

续表

患者信息　姓名　崔XX　　性别　■男　□女　　出生日期 1962.10.7

序号	疾病/医疗问题	药物	适应证		有效性		安全性		依从性	实际/潜在MRP	权重(高/中/低)	MRP详细描述
			1. 不必要的药物治疗	2. 需要增加额外的治疗方案	3. 无效的药物治疗	4. 药物剂量过低	5. 药物不良事件	6. 药物剂量过高	7. 用药依从性问题			
7	依从性不佳	氯化钾缓释片							7.2 患者更倾向于不使用药物	实际	高	患者生化检查血钾水平正常，患者子女建议其停用氯化钾释片，患者已停用3天
											中	
8	睡眠障碍	艾司唑仑				4.1 药物剂量过低，难以表得预期的治疗效果				实际	低	患者长期服用艾司唑仑后依然入睡困难
9	血脂异常			2.1 因身体或疾病状况需要增加额外的治疗方案						实际	高	2017-7-1 查血脂水平偏高，TG 2.8mmol/L, TC 6.5mmol/L, LDL-C 3.2mmol/L。未使用降血脂药物

随访建议：1周后随访患者，了解用药依从性情况。

七、患者健康管理行动方案

患者姓名	崔XX
医生（电话）	XXX（XXXXXX）
药房／药师（电话）	商XX药师（XXXXXX）
制订日期	2017.8.7

为了帮助您获得最佳药物治疗效果，现将重要的执行计划列为下表；
该列表可以帮助您和您的药师或医生管理您服用的药物，您可以在每一项旁边的空格中记录您的完成情况。

序号	计划步骤→我需要做什么……	记录：我做了什么？什么时候做的？……
1	按时规律吸入沙美特罗替卡松粉吸入剂	
2	制定服药时间表，准备带时间提醒功能的分装药盒	
3	停用麻黄碱滴鼻剂，转诊耳鼻喉科讨论治疗方案	
4	氢氯噻嗪片早晨服用	
5	到心内科就诊，调整降压治疗方案	
6	请继续服用氯化钾缓释片	

药师与患者预约下次随访时间：2017.8.15

八、药师与医生沟通表

表-1

医生：耳鼻喉科赵医生	日期：2017.8.7
传真：XXXXXX	电话：XXXXXX

患者姓名：崔XX	身份证号：XXXXXX
出生日期：1962.10.7	ID编号：XXXXXX

药师建议

赵医生：您好！

药师最近对上面提到的患者进行了用药审核，我们发现了一些关于药物治疗方面的相关问题，并给予您的建议如下，敬请考虑。

药物治疗问题：

中老年男性患者，患过敏性鼻炎10年，长期使用氯雷他定片及麻黄碱滴鼻剂。近1周哮喘和过敏性鼻炎发作，鼻塞严重。患者目前高血压控制不佳，夜间入睡困难。

药师推荐：

1. 麻黄碱滴鼻液缓解鼻塞症状，不能连续使用3天，长期使用会引起血压升高和失眠，建议停用麻黄碱滴鼻剂。

2. 鼻用糖皮质激素可以控制大多数间歇性或持续性过敏性鼻炎的鼻部症状，对支气管症状也有一定的缓解，是改善鼻塞症状的一线用药。根据《变应性鼻炎诊断和治疗指南》，可以考虑加用糠酸莫米松鼻喷剂。

续表

医生给药师的反馈

　　□建议被接受＿＿＿＿＿＿＿＿＿＿＿＿＿＿＿

　　□部分接受，修改＿＿＿＿＿＿＿＿＿＿＿＿

　　□拒绝，请说明＿＿＿＿＿＿＿＿＿＿＿＿＿

　　□其他＿＿＿＿＿＿＿＿＿＿＿＿＿＿＿＿＿＿

医生签名＿＿＿＿＿＿＿＿＿＿＿＿＿＿＿＿＿

药房或医疗机构名称：__XXXXXX__

药师：__商 XX 药师__

传真：__XXXXXX__　　　电话：__XXXXXX__　　　邮箱：__XXXXXX__

地址：__XXXXXX__

感谢您对此事的重视！

表 -2

医生：__心内科王医生__　　　　　　日期：__XXXXXX__

传真：__XXXXXX__　　　　　　　　电话：__XXXXXX__

患者姓名：__崔 XX__　　　　　　　身份证号：__XXXXXX__

出生日期：__1962.10.7__　　　　　ID 编号：__XXXXXX__

药师建议

王医生：您好！

　　药师最近对上面提到的患者进行了用药审核，我们发现了一些关于药物治疗方面的相关问题，并给予您的建议如下，敬请考虑。

药物治疗问题：

　　患者为中老年男性，患高血压 10 年，未规律监测血压，3 个月前因哮喘急性发作入急诊，当时血压为 160/90mmHg，1 周前入组哮喘药物治疗管理小组，当时测血压为 155/90mmHg。血压控制欠佳。目前降压服用硝苯地平控释片 30mg qd 联合氢氯噻嗪片 25mg bid。患者有过敏性鼻炎，长时间应用麻黄碱滴鼻剂会影响血压。已建议停用麻黄碱滴鼻剂，积极控制哮喘。患者自觉血钾水平正常，停用氯化钾缓释片 3 天，药师已告知继续服用氯化钾缓释片。

药师推荐：

　　1. 患者目前血压控制不佳，使用降压药物氢氯噻嗪片，出现低血钾的不良反应。同时由于患者晚上服用氢氯噻嗪，夜尿多影响其睡眠。建议考虑停用氢氯噻嗪片，更换治疗方案。

　　2. CCB+ACEI/ARB 联合用药有协同作用，可明显提高高血压控制率。CCB 的常见不良反应为踝部水肿，可被 ACEI 或 ARB 抵消，同时 ACEI/ARB 可部分阻断 CCB 所致的反射交感神经张力增加和心率加快的不良反应。ARB 较 ACEI 引起咳嗽的不良反应小，建议考虑在硝苯地平控释片 30mg qd 的基础上加用 ARB 类的药物缬沙坦胶囊 80mg qd。

　　3. 复查血钾水平。如停用氢氯噻嗪片，加用缬沙坦胶囊，且血钾正常，建议考虑停用氯化钾缓释片。

医生给药师的反馈

□建议被接受 _____

□部分接受,修改 _____

□拒绝,请说明 _____

□其他 _____

医生签名 _____

药房或医疗机构名称: **XXXXXX**

药师: 　商 XX 药师

传真: **XXXXXX**　　电话: **XXXXXX**　　邮箱: **XXXXXX**

地址: **XXXXXX**

感谢您对此事的重视!

九、患者健康管理药历(SOAP)

患者姓名: 崔 XX	
患者编号: XXXXXX	保险公司: XXXXXX
出生日期: 1962.10.7	年龄: 55
性别: 男	评估日期: 2017.8.15

S(主观资料: 患者自诉)

患者,男,55 岁。1 周前闻到刺激性气味后出现鼻塞、打喷嚏、呼吸急促症状,夜间加重,使用硫酸沙丁胺醇气雾剂可以缓解,症状控制后,仍感觉活动后喘憋。需使用药物缓解次数增加。既往史:哮喘 5 年,硫酸沙丁胺醇气雾剂和孟鲁司特钠片,发作时用;沙美特罗替松粉吸入剂间断使用 2 年,患者害怕不良反应而自行停药,3 个月前因哮喘急性发作入急诊治疗;高血压 10 年,一直服用硝苯地平缓释片、氢氯噻嗪片;过敏性鼻炎 10 年,长期间断使用麻黄碱滴鼻剂、氯雷他定片;低钾血症 3 个月,服用氯化钾缓释片,自行停药 3 日;长期夜尿频繁,时常失眠,失眠时睡前服 1 片艾司唑仑。近期仍然入睡困难。曾经吸烟,20 支 /d,持续 20 年,已戒 10 年。不饮酒。平时几乎不运动。对目前哮喘不能很好控制担忧,并担心长期吸入激素会引起不良反应。经常忘记服药。

O(客观资料: 查体或实验室检查资料)

3 个月前的血压为 160/90mmHg;1 周前的血压为 155/90mmHg。

体格检查:体温 36.7℃,血压 160/90mmHg,心率 115 次 /min,身高 175cm,体重 72kg,BMI 23.5kg/m^2。听诊双侧呼吸音减弱,呼气相哮鸣音,气流受阻。

实验室检查:血脂 TG 2.8mmol/L, TC 6.5mmol/L, LDL 3.2mmol/L, HDL 0.9mmol/L。

肺功能:中度阻塞性通气功能障碍,残气 /肺总量增高,支气管舒张试验阳性。

A(评估: 药师发现的问题,从最重要到最不重要进行排序)

1. 患者对药物信息了解不足——不了解糖皮质激素药物而自行停药　患者自觉好转,恐惧糖皮质激素可能引起的不良反应,3 个月前自行停用沙美特罗替松粉吸入剂。根据《支气管哮喘诊疗指南》,沙美特罗替松粉吸入剂为治疗哮喘的控制用药,需要长期使用,患者近期哮喘急性发作次数增加,可能和药物停用有关。

2. 患者忘记服药　患者自诉每周忘记服药 4～5 次,比较频繁。药物使用剂量不足,导致哮喘和高血压控制不佳。

3. 用药疗程太长——麻黄碱滴鼻剂 患者既往过敏性鼻炎 10 年，长期使用麻黄碱滴鼻剂。麻黄碱滴鼻剂是缩血管药物，连续使用不能超过 3 日，否则可产生反跳现象，出现更严重的鼻塞。长期使用可引起失眠和血压升高。患者为中老年人，合并高血压，易诱发心脑血管疾病。

4. 所用药物对其治疗的适应证效果不佳——鼻炎急性发作 目前患者哮喘急性发作时伴有过敏性鼻炎急性发作，哮喘控制不佳和过敏性鼻炎控制不佳有密切关系。

5. 与药物剂量无关的药物不良反应——氢氯噻嗪引起夜尿频繁 患者睡前服用氢氯噻嗪，夜间尿频繁，影响睡眠。同时会引起电解质紊乱，如低血钾。

6. 所用药物对其治疗的适应证效果不佳——高血压控制不佳 患者既往高血压 10 年，一直服用硝苯地平控释片 30mg qd、氢氯噻嗪 20mg bid，血压控制尚可。2 个月前开始测血压在 160/90mmHg 左右浮动。根据《中国高血压防治指南（2018 年修订版）》，应将血压降至 140/90mmHg 以下。除外哮喘急性发作引起的应激性血压升高外，患者长期使用麻黄碱滴鼻剂也会升高血压。目前降血压治疗方案不能有效控制血压。

7. 患者更倾向于不使用药物——自行停氯化钾 患者及其家属自觉血钾正常，停用氯化钾缓释片 3 日。

8. 药物剂量过低，难以获得预期的治疗效果——入睡困难 患者长期间断服用艾司唑仑，近期服药后仍然入睡困难。考虑影响因素可能是睡前服用氢氯噻嗪引起夜尿频繁，近期夜间哮喘急性发作，长期使用麻黄碱滴鼻剂和服用艾司唑仑的剂量不足。

9. 因身体或疾病状况需要增加额外的治疗方案——血脂不达标 患者的身高 175cm，体重 72kg，BMI 23.5kg/m², 属于正常。血脂水平偏高，TG 2.8mmol/L，TC 6.5mmol/L，LDL-C 3.2mmol/L。未使用降血脂药物。患者 China-PAR 评估心脑血管病 10 年发病风险为 9.2%，属于中危。LDL-C 水平应<3.4mmol/L，TG<1.7mmol/L。

P（计划：针对每个问题的干预计划）

1. 哮喘 建议患者规律规范使用沙美特罗替卡松粉吸入剂，强调长期坚持使用控制用药的重要性。达到并维持哮喘控制至少 3 个月转诊呼吸科评估考虑降级治疗，不能自行减量和停药。并向其介绍正确的使用方法及注意事项。是□否□

2. 依从性不佳 患者容易忘记服药，强调按时服药的重要性，为患者制订服药时间表，建议使用带时间提醒功能的分装药盒，定时随访了解患者的用药情况。是□否□

3. 过敏性鼻炎 建议停止长期使用麻黄碱滴鼻剂，指导患者在过敏性鼻炎急性发作时使用麻黄碱滴鼻剂暂时缓解症状，并且每次使用不能超过 3 日。是□否□

4. 过敏性鼻炎 建议患者转诊耳鼻喉科，建议医生是否可以加用糖皮质激素类鼻喷剂，如糠酸莫米松鼻喷剂。是□否□

5. 高血压 患者正在服用氢氯噻嗪片，出现低血钾和夜尿频繁，建议患者转诊心内科，是否可以考虑停用氢氯噻嗪片。是□否□

6. 高血压 停用麻黄碱滴鼻剂，控制好哮喘后，建议患者转诊心内科，建议医生在硝苯地平控释片 30mg qd 的基础上加用 ARB 类的药物缬沙坦胶囊 80mg qd。是□否□

7. 依从性不佳 建议患者继续服用氯化钾缓释片，建议患者转诊心内科，建议医生根据调整后的降压药物方案和血钾水平考虑停用。是□否□

8. 睡眠障碍 针对患者夜尿增多影响睡眠，建议患者如果心内科医生没有更改降压方案，将氢氯噻嗪片晚上服用改为早晨服用。积极控制哮喘和高血压，在采用以上措施后若还不能改善睡眠情况可以转诊神经内科，调整艾司唑仑的剂量。是□否□

9. 血脂异常 根据《中国成人血脂异常防治指南（2016 年修订版）》，患者的 TG>1.7mmol/L，建议首先通过生活方式干预进行调整，建议每日烹调油少于 30g，增加蔬菜、水果、粗纤维食物、富含 n-3 脂肪酸的鱼类的摄入，食盐摄入量控制在<6g/d。增加体力运动，每日坚持 30~60 分钟的有氧运动，每周至少 5 日。维持合理的体重，体质量指数维持在 20~23.9kg/m²。控制血清 TG~1.7mmol/L。3 个月后复查血脂。是□否□

服务时长：30 分钟　　　　　　下次随访时间：2017.8.15

参考文献：

[1] 中华医学会呼吸病学分会哮喘学组. 支气管哮喘防治指南（2016 年版）[J]. 中华结核和呼吸杂志，2016，39（9）：1-24.

[2] 中国高血压防治指南修订委员会. 中国高血压防治指南 2018 年修订版[J]. 心脑血管病防治，2019，19（1）：1-44.

[3] 中华耳鼻喉头颈外科杂志编委会鼻科组，中华医学会耳鼻喉头颈外科学分会鼻科学组. 变应性鼻炎诊断和治疗指南（2009）[J]. 中华耳鼻喉头颈外科杂志，2009，44：77-978.

[4] 中国成人血脂异常防治指南修订联合委员会. 中国成人血脂异常防治指南（2016 年修订版）[J]. 中国循环杂志，2016，31（10）：937-952.

案例提供者：商红建　首都医科大学附属北京同仁医院
案例编审者：韦元元　首都医科大学附属北京世纪坛医院

案例 28：哮喘 + 高血压 + 糖尿病 + 鼻炎 + 前列腺增生

案 例 简 介

患者王XX，男，82岁。哮喘反复发作，晨起再次发作就诊。排尿不畅，有尿频症状。近1个月明显消瘦，体重减轻，之前到肿瘤医院就诊，考虑肺癌的可能性大。既往有高血压、冠心病后壁心肌梗死、支气管哮喘、前列腺增生、糖尿病、白内障手术及阑尾炎手术病史。对含碘造影剂、真菌、潮湿、某些中药成分过敏，均表现为哮喘发作。吸烟20年，6支/d，已戒15年。否认饮酒史。未接种过疫苗。一周有2～3次漏服药。患者希望能控制好哮喘和尿频的症状。

重点关注的药物治疗相关问题

1. 该患者支气管哮喘控制不佳的原因有哪些？
2. 该患者的高血压控制如何？
3. 该患者目前使用的治疗哮喘的药物是否正确？
4. 如何帮助该患者解决漏服药的问题？
5. 该患者治疗糖尿病的药物是否适宜？
6. 如何帮助该患者解决尿频症状？
7. 该患者使用2种中成药物治疗鼻炎是否适宜？

第一部分：要求患者提供的信息

一、授权许可文件

1. 药物治疗方案审查许可书

我特此许可＿＿刘XX 药师＿＿审核我的药物治疗方案。我知晓在未获得医生许可前，我的药物治疗方案不会被更改。

针对在药师审核过程中发现的药物治疗问题，我签字同意＿＿刘XX 药师＿＿就药物治疗相关问题与我的医生联系。

我许可＿＿刘XX 药师＿＿留存我的健康信息资料和药物治疗建议的副本，以便日后的随访和药学监护使用。

我知晓我的个人健康档案会被妥善保密。在未获得我书面许可前，此次档案查阅内容将不会被泄露给法定代理人以外的第三者。

患者或法定代理人签字：王XX　　　日期：2017.8.3
患者姓名（正楷）：王XX

2. 医疗档案获取同意书

医院名称：＿＿XXXXXX＿＿
医院地址：＿＿XXXXXX＿＿

我了解药师可能需要与我的医生或其他医护人员讨论我的治疗问题，为了医疗费用报销，有时还可能包括保险公司。我特此许可以上医院药师获取我的医疗/健康档案。该档案将会以保密方式提供给我的药师并专门用于我的治疗。

我签名确认已获得此文件的副本，并同意将我的健康档案给药师和其他医护人员共享。我知晓我可以随时通过书面通知形式，联系以上医院药师撤回此授权书。我同样了解在我撤销授权书之前医院药师获得的医疗档案不侵犯我的隐私权。

患者或法定代理人签字：王XX
日期：2017.8.3
联系电话：XXXXXX
药师：刘XX 药师
日期：2017.8.3
联系电话：XXXXXX

3. 获取用药记录申请

尊敬的药师：

此申请表用于许可获得贵药房过去 6 个月内给以下客户发放药品的打印版清单。药物治疗管理服务的目的是优化患者药学服务质量以及减少不良事件风险。所申请的记录将会被严格保密，并用于患者的用药教育及依从性监测。

患者姓名　王XX	出生日期　1935.6.13
地址　北京市海淀区西土城路	社会保险号　XXXXXX

我，王XX，许可将以上所申请的记录给予　刘XX药师　用于以上所述的目的。

患者或法定代理人签字　王XX　　日期　2017.8.3　　联系电话　XXXXXX

药师　刘XX药师　　日期　2017.8.3　　联系电话　XXXXXX

二、患者健康管理信息表

姓名：王XX　　　　日期：2017.8.3　　　　出生日期：1935.6.13

性别（勾选一个）：男 √　　女　　　　　婚姻状况：已婚

家庭住址：北京市海淀区XXX街道XXX号　　邮政编码：XXXXXX

你的主诊医生是谁？宋医生

上一次全面体检是什么时候？2017.1

家族史（包括母亲、父亲 √、兄弟、姐妹、祖父母）

高血压 √	糖尿病	高脂血症
心脏病	卒中（脑梗死、脑出血）	肾脏病
抑郁症	癌症	其他

既往病史

哮喘 √	高血压 √
心律不齐（房颤）	心脏病 √
冠心病	失眠（睡眠困难）
焦虑	胃食管反流病（反酸）
慢性阻塞性肺疾病	溃疡（胃/肠）
糖尿病 √	甲状腺疾病
抑郁症	其他：前列腺增生、鼻炎
癌症	

既往手术史

阑尾切除术 √

血管成形术（球囊手术）或支架

冠状动脉旁路移植术（搭桥）

髋关节置换术

子宫切除术

膝关节置换术
心脏起搏器和除颤器
生产手术

其他：白内障手术
过敏史（药物和食物）<u>含碘造影剂、真菌、潮湿、通心络胶囊，引起哮喘发作</u>
不能耐受的情况（包括既往用药的副作用：恶心、便秘、失眠、头晕、胃部不适等）　<u>　无　</u>

当前症状描述
如果你正有以下列表中的症状，圈出所有选项，如果没有，选择"无"
体质上的
　体重减轻√　盗汗　体重增加　疲劳　（　）无　其他：_____
五官
　视力问题　重影　青光眼　白内障　（√）无　其他：_____
　听力障碍　耳鸣　耳痛　眩晕　（√）无　其他：_____
　鼻塞√　流涕√　鼻血　感染　（　）无　其他：_____
　吞咽困难　声音嘶哑　喉咙痛　牙龈出血　（√）无　其他：_____
内分泌
　腺体肿胀　甲状腺问题　糖尿病　（√）无　其他：_____
呼吸系统
　咳嗽√　呼吸急促√　咳痰√　哮喘√　吸烟　（　）无　其他：_____
心血管
　心痛　高血压√　心律失常　心悸　腿部水肿　平躺时呼吸困难　（　）无
　其他：_____
消化系统
　便秘　胃食管反流　胃灼热感　胃肠溃疡　肝炎　恶心/呕吐　（√）无
　其他：_____
泌尿生殖系统
　尿频√　尿痛　血尿　尿失禁　（　）无　其他：_____
肌肉骨骼系统
　关节痛　肌无力　腿部无力　肌肉抽筋　（√）无　其他：_____
神经系统
　头痛　偏头痛　癫痫　麻木　震颤　晕厥　（√）无　其他：_____
血液淋巴系统
　出血　血栓　腺体肿胀　（√）无　其他：_____
免疫系统
　过敏　皮疹　感染　（√）无　其他：_____
心理
　抑郁　哭闹　焦虑　嗜睡　睡眠障碍　（√）无　其他：_____

生活状况与生活习惯

你同谁一起生活：<u>妻子</u>

是否有工作：是 否√

工作单位：<u>已退休</u>

职位：<u>无</u>

是否吸烟或其他形式的烟草？是 否√

  如果是，一天几包？<u>   </u>

曾经吸烟吗？是√ 否

  如果是，一天几包？<u>6支/d</u> 持续了多久？<u>20年</u> 什么时候戒的？<u>已戒15年</u>

是否饮酒？是 否√

  如果是，饮酒的一般量<u>   </u>/日 周 月

是否有酒精饮料？是 否√

  如果是，一般量<u>   </u>/日 周 月

  持续了多少年？<u>   </u>什么时候戒的？<u>   </u>

每周锻炼几次？<u>1～2次</u>

免疫接种

最后一次接种疫苗是什么时候？<u>未接种疫苗</u>

流感

百白破

带状疱疹

肺炎球菌

患者关注的医疗问题

1. 关于你的药物治疗有什么问题？

<u>以往哮喘可以控制，但这次用再多药也总是控制不好，为什么？</u>

2. 关于你的健康和治疗状况有什么关心的问题？

<u>一周2～3次会有忘记服药的情况，如何解决？</u>

3. 你希望从我们随访中得到什么？

<u>希望能控制好哮喘和尿频的症状，并且胸闷、气短、咳嗽能得到解决。</u>

三、患者生活信息采集表

姓名：王XX		出生日期：1935.6.13
地址：北京市海淀区XXX街道XXX号		
城市：北京	省份：北京	邮编：XXXXXX
保险：XXXXXX		ID号：XXXXXX
填表日期：2017.8.3		

病史（请列出您目前存在或曾经有过的任何疾病状况）	
支气管哮喘	冠心病

续表

高血压	糖尿病
白内障术后	前列腺增生
鼻炎	阑尾炎术后

目前治疗药物（包括所有的处方药、非处方药、膳食补充剂及中药）

药物名称 / 规格	服用方法	治疗目的	使用时长
酒石酸美托洛尔片 /25mg	每次 2 片，每日 1 次	高血压	3 个月
盐酸二甲双胍片 /500mg	每次 1 片，每日 2 次	糖尿病	8 年
非那雄胺片 /5mg	每次 1 片，每日 1 次	前列腺增生	5 年
硫酸沙丁胺醇气雾剂 /（100μg/ 揿）	发作时，每日可达 5～6 次，每次 2 吸	支气管哮喘	33 年
鼻炎康片 /370mg	每次 4 片，每日 3 次	鼻炎	2 年
鼻渊舒口服液 /10ml	每次 1 支，每日 3 次	鼻炎	2 年

过敏史

药物名称	事件经过
碘造影剂、某些中药成分	哮喘
真菌、潮湿	哮喘

医生信息

医生姓名	科别 / 专业	电话	
宋医生	心血管内科	XXXXXX	

药店名称

常用药店或者医院药房		电话
XXXXXX		XXXXXX
其他药店或者医院药房		电话
XXXXXX		XXXXXX

日期　　2017.8.3

姓名　　王 XX　　　　出生日期　　1935.6.13　　　年龄　　82

患者就诊提醒：请携带下列物品

医保卡

所有处方药及非处方药，包括非常规服用的药物

眼镜（如果需要）

助听器（如果需要）

您是否有视力问题？　　老视

您是否有听力问题？　<u>否</u>

您能自己完成表格填写吗？　<u>能</u>

您是否需要您的照料人协助完成 MTM 咨询？（如果需要，请在最后一页相应位置签字）　<u>否</u>

您觉得您对我们给予的用药指导（书面或口头）是否可能会理解困难？　<u>否</u>

您觉得您的健康问题对您的生活质量产生了怎样的影响？　<u>是</u>

请回答"是"或"否"，并尽量给予说明。

当您症状有所好转，疾病有所控制时，您是否会漏服药物？　<u>是</u>

您忘记服药的频率是？　<u>一周 2～3 次</u>

当您服药期间感觉疾病加重时，您有过减少服药或停止服药吗？　<u>否</u>

当您旅行或离家时，您有时会忘记携带药物吗？　<u>是</u>

您有过向他人借药或借给他人药的经历吗？　<u>否</u>

您上次住院的时间是？　<u>2016 年</u>

（大致的时间、住院原因、住院时长、出院返回地点）<u>2016 年 5 月 4 日因行白内障手术入院，住院 3 日后出院返家。2016 年 5 月 16 日因行阑尾炎手术再次入院，住院 8 日后出院返家。</u>

请写下您日常就诊的诊所及医生（分类写出心血管医生、急诊医生、骨科医生等）

<u>全科医生宋医生</u>

营养状况

您现居住地在：□南方　■北方（以长江分界），■城市　□农村

身高 <u>171cm</u>　　体重 <u>48kg</u>　　腰围 <u>80cm</u>　　骨架：□小　■中　□大

您认为您的最佳体重应该是？　<u>55kg</u>（您的最高体重是 <u>60kg</u>，最低体重是 <u>47kg</u>）

您 1 年前体重是？　<u>50kg</u>　过去 1 年的体重变化为 <u>-2kg</u>

您平时不吃正餐的频率是？□3～4 次/周　□1 次/周　■极少

您通常的进餐时间是：

早餐 <u>7：00</u> am，午餐 <u>12：00</u> am，晚餐 <u>5：30</u> pm　加餐 <u>无</u>

1. 您每周吃快餐或加餐的频率是？

□4 次或更多　□1～3 次　■极少

2. 您每日吃多少蔬菜或水果？

□2 份或更少　■3～4 份　□5 份或更多

3. 您每日摄入多少可乐、果汁、调味茶等含糖饮料（无糖饮料除外）？

□3 份或更多　□1～2 份　■极少

请写出您昨天进食的所有食物和饮料

6am～6pm　6pm～6am

<u>小米粥，白菜，豆腐，鱼</u>

对于不应与食物同时服用的药物，您是如何与进食隔开的 <u>饭后半小时</u>

您是否食用葡萄柚？　<u>否</u>

请描述您日常的活动

1．您一般几点起床？　　6 点

2．您一般几点睡觉？　　22 点

3．您入睡困难吗？　　否　　夜间有睡眠不好吗？　　无

4．您服用安眠药物吗？　　否

您以下时间段的主要活动内容是：

　　　a 上午　　散步

　　　b 下午　　看报纸

　　　c 晚上　　看电视

您有过跌倒吗？　　无

您现在仍在开车吗？　　否

您在日常活动中和护理上有人照料吗？　　有

如果有人照料，请告知，照料人是　　爱人

您愿意与您的照料人讨论您的药物治疗和医疗护理吗？　　愿意

如果您许可由您的照料人协助完成药物治疗评估，请签字　　王 XX

照料人的姓名和电话（如果有）　　文 XX（XXXXXX）

签名　　王 XX

第二部分：药师访谈与干预

四、患者用药记录及不良反应记录

（一）患者用药清单

姓名：王XX　　出生日期：1935.6.13

记录的所有药品：包括处方药、非处方药、中药和其他膳食补充剂

请随身携带这个记录，并交给医生、药师和其他医疗服务提供者看

药物		用于治疗什么？	什么时候服用？	开始日期	停止日期	医生	特殊说明
药物名称	剂量						
酒石酸美托洛尔片 /25mg	每次 2 片，每日 1 次	高血压	早餐前	2017.4.29	至今	宋医生	
非那雄胺片 /5mg	每次 1 片，每日 1 次	前列腺增生	睡前服	2012.7	至今	宋医生	
硫酸沙丁胺醇气雾剂 /（100μg/揿）	每次 2 吸	支气管哮喘	发作时吸入	1984	至今	宋医生	每日不超过 4 次
盐酸二甲双胍片 /500mg	每次 1 片，每日 2 次	糖尿病	早晚餐时	2009.8	至今	宋医生	
鼻炎康片 /370mg	每次 4 片，每日 3 次	鼻炎	早、中、晚餐后	2015.8	至今	宋医生	
鼻渊舒口服液 /10ml	每次 10ml，每日 3 次	鼻炎	早、中、晚餐后	2015.8	至今	宋医生	

（二）患者既往用药不良反应记录

姓名：王XX　　出生日期：1935.6.13　　电话：XXXXXX

请随身带着您这份记录，并交给医生、药师或其他医务人员看

紧急联系信息

姓名：王XX

关系：女儿

电话：XXXXXX

初级保健医师

姓名：宋XX

电话：XXXXXX

药房 / 药师

姓名：刘XX

电话：XXXXXX

过敏

我对什么过敏？（药物、食物和其他）	过敏或反应时的表现
碘造影剂、真菌、潮湿、某些中药成分	哮喘

药品导致的其他问题

导致问题的药品名称	药品导致的问题有哪些
无	无

当医生给你开了一种新的药品，请询问医生或药师如下问题：

我正在服用的是什么？
它是用来治疗什么的？
何时服用？
有副作用吗？
有什么特殊注意事项吗？
漏服会发生什么？

备注：	

患者签名：王XX	医务人员签名：刘XX	上次更新的日期	2017.8.3
		上次医务人员评价的日期：2017.8.3	

五、实验室及影像学检查结果

姓名：王XX　　　　　出生日期：1935.6.13　　　　　ID号：XXXXXX

性别：男√　女　　　填表日期：2017.8.3

化验检查结果

日期	检查项目	检查结果	高/低/正常	日期	检查项目	检查结果	高/低/正常
2017.8.1	T	37.2℃	高	2017.8.1	CEA	10.75ng/ml	高
2017.8.1	BP	160/95mmHg	高	2017.8.1	CA199	43.78U/ml	高
2017.8.1	RP	22次/min	高	2017.8.1	CA125	48.99U/ml	高
2017.8.1	WBC	$6.9×10^9/L$	正常	2017.8.1	GOT	21IU/L	正常
2017.8.1	N%	49.1%	低	2017.8.1	GPT	8IU/L	正常
2017.8.1	HGB	11.7g/dl	低	2017.8.1	T-BIL	13.2μmol/L	正常
2017.8.1	HCT	36.6%	低	2017.8.1	Alb	37.6g/L	正常
2017.8.1	RBC	$3.89×10^{12}/L$	正常	2017.8.1	Crea	68μmol/L	正常
2017.8.1	PLT	$292×10^9/L$	正常	2017.8.1	UA	329μmol/L	正常
2017.8.1	Na^+	142mmol/L	正常	2017.8.1	TC	3.99mmol/L	正常
2017.8.1	K^+	2.9mmol/L	低	2017.8.1	TG	0.46mmol/L	低
2017.8.1	Cl^-	103mmol/L	正常	2017.8.1	HDL	1.59mmol/L	正常
2017.8.1	Ca^{2+}	2.20mmol/L	正常	2017.8.1	LDL	2.23mmol/L	正常
2017.8.1	Mg^{2+}	0.55mmol/L	低	2017.8.1	GLU	5.5mmol/L	正常
2017.7.5	胸CT	左肺下叶肿块较前明显增大。右肺下叶斑片灶较前增大，双肺下叶多发新发小结节，考虑肺癌转移。左肺上叶舌段多发片状实变及小结节					

六、药物治疗相关问题（MRP）和权重排序

药师姓名：刘XX　建档日期：2017.8.3

患者信息　姓名 王XX　性别 ■男 □女　出生日期 1935.6.13

序号	疾病/医疗问题	药物	MRP类别（见编写说明附表）							实际/潜在MRP	权重（高/中/低）	MRP详细描述
			适应证		有效性		安全性		依从性			
			1. 不必要的药物治疗	2. 需要增加额外的治疗方案	3. 无效的药物治疗	4. 药物剂量过低	5. 药物不良事件	6. 药物剂量过高	7. 用药依从性问题			
1	高血压	酒石酸美托洛尔片					5.2 由于风险因素，需要更安全的药物			实际	高	患者测血压为160/95mmHg，高血压病服用酒石酸美托洛尔片3个月；患者支气管哮喘病史34年，沙丁胺醇气雾剂发作时吸入，控制较好，近期哮喘发作次数增加
2	哮喘	沙丁胺醇气雾剂						6.1 剂量过高		实际	高	有时用5～6次，每次2吸，K⁺为2.9mmol/L
3	依从性	二甲双胍、非那雄胺片							7.3 患者忘记服药	实际	高	一周有2～3次漏服药
4	糖尿病	盐酸二甲双胍片					5.1 与药物剂量无关的药物不良反应			实际	中	患者的年龄>80岁，服用二甲双胍，虽然肌酐值正常，但肌酐清除率为50.27ml/min，为轻度肾功能损害
5	前列腺增生	非那雄胺片		2.3 因身体状况或疾病的状况需要增加额外的治疗药物，以产生协同或叠加的作用						实际	高	患者服用非那雄胺片5mg qd，目前排尿不畅，有尿频症状，患者比较担忧

续表

患者信息　姓名　王XX　性别　■男　□女　出生日期　1935.6.13

序号	疾病/医疗问题	药物	MRP类别（见编写说明附表）							实际/潜在MRP	权重（高/中/低）	MRP详细描述
			适应证		有效性		安全性		依从性			
			1. 不必要的药物治疗 / 2. 需要增加额外的治疗方案		3. 无效的药物治疗 / 4. 药物剂量过低		5. 药物不良事件 / 6. 药物剂量过高		7. 用药依从性问题			
6	鼻炎	鼻渊舒口服液、鼻炎康	1.2 能用单药治疗的疾病却使用了多种药物进行治疗							实际	中	鼻渊舒口服液与鼻炎康的成分有所重复，两药均有苍耳子
7	肺癌		2.1 因身体或疾病状况需要增加额外的治疗方案							实际	低	患者的肺癌检查还没有完善，已经肿瘤科医生预约了一次就诊，还没有相关治疗
8	接种疫苗		2.1 因身体或疾病状况需要增加额外的治疗方案							潜在	低	患者为老年男性，未接种流感疫苗和肺炎疫苗

随访建议：根据以上发现的8个药物治疗相关问题，计划随访2～3次。

七、患者健康管理行动方案

患者姓名	王XX
医生（电话）	XXX（XXXXXX）
药房/药师（电话）	XXX（XXXXXX）
制订日期	2017.8.3

为了帮助您获得最佳药物治疗效果，现将重要的执行计划列为下表；

该列表可以帮助您和您的药师或医生管理您服用的药物，您可以在每一项旁边的空格中记录您的完成情况。

序号	计划步骤→我需要做什么……	记录：我做了什么？什么时候做的？……
1.	到心内科就诊，调整降压治疗方案，监测血压并做好记录	
2	指导患者使用沙丁胺醇气雾剂的正确用法用量、注意事项	
3	到内分泌科就诊，检查肾功能	
4	到泌尿科就诊，讨论前列腺增生的治疗方案	
5	指导患者正确服用鼻炎的治疗药物	
6	嘱咐患者按时就诊肿瘤科医生之前预约门诊，完善相关检查	
7	每年接种流感疫苗和肺炎疫苗，减少哮喘诱发因素	

药师与患者预约下次随访时间：2017.9.3, am：10:00

八、药师与医生沟通表

表-1

医生：　心内科医生	日期：　2017.8.3
传真：　XXXXXX	电话：　XXXXXX
患者姓名：　王XX	身份证号：　XXXXXX
出生日期：　1935.6.13	ID编号：　XXXXXX

药师建议

医生：您好！

　　药师最近对上面提到的患者进行了用药审核，我们发现了一些关于药物治疗方面的相关问题，并给予您的建议如下，敬请考虑。

药物治疗问题：

　　患者的血压为160/90mmHg，现服用美托洛尔50mg bid。患者有支气管哮喘病史，近期哮喘控制不佳，发作次数增加。虽然美托洛尔是 β_1 受体的选择性拮抗剂，但支气管哮喘患者可以同时加用 β_2 受体激动剂，剂量根据美托洛尔的用量调整。但患者在大剂量使用 β_2 受体激动剂的情况下，哮喘的症状没有得到控制，且已出现低镁、低钾症状。

药师推荐：

　　根据《冠心病合理用药指南》，冠心病合并高血压的患者可以选择ACEI或ARB，此类药物有升高血钾的作用。患者有咳嗽、咳痰症状，肌酐清除率为50.27ml/min，为轻度肾功能损害，建议应用干咳的不良反应和对肾功能影响更小的ARB，是否可以考虑将美托洛尔换成缬沙坦80mg qd。

医生给药师的反馈

□建议被接受 _____

□部分接受，修改 _____

□拒绝，请说明 _____

□其他 _____

医生签名 _____

药房或医疗机构名称：　XXXXXX

药师：　刘XX药师

传真：　XXXXXX　　　电话：　XXXXXX　　　邮箱：　XXXXXX

地址：　XXXXXX

感谢您对此事的重视！

表-2

医生：　内分泌科医生		日期：　2017.8.3	
传真：　XXXXXX		电话：　XXXXXX	
患者姓名：　王XX		身份证号：　XXXXXX	
出生日期：　1935.6.13		ID编号：　XXXXXX	

药师建议

医生：您好！

　　药师最近对上面提到的患者进行了用药审核，我们发现了一些关于药物治疗方面的相关问题，并给予您的建议如下，敬请考虑。

药物治疗问题：

　　患者的年龄>80岁，且虽然肌酐值正常，但肌酐清除率为50.27ml/min，为轻度肾功能损害。

药师推荐：

　　建议密切监测肾功能。

医生给药师的反馈

□建议被接受 _____

□部分接受，修改 _____

□拒绝，请说明 _____

□其他 _____

医生签名 _____

药房或医疗机构名称：　XXXXXX

药师：　刘XX药师

传真：　XXXXXX　　　电话：　XXXXXX　　　邮箱：　XXXXXX

地址：　XXXXXX

感谢您对此事的重视！

表 -3

医生：泌尿科医生	日期：2017.8.3
传真：XXXXXX	电话：XXXXXX

患者姓名：王XX	身份证号：XXXXXX
出生日期：1935.6.13	ID 编号：XXXXXX

药师建议

医生：您好！

　　药师最近对上面提到的患者进行了用药审核，我们发现了一些关于药物治疗方面的相关问题，并给予您的建议如下，敬请考虑。

药物治疗问题：

　　患者患有前列腺增生，服用非那雄胺片 5mg qd，目前排尿不畅，有尿频症状。目前的单药治疗方案不能有效控制症状。

药师推荐：

　　根据《老年人良性前列腺增生症 / 下尿路症状药物治疗共识（2015）》，α_1 受体拮抗剂和 5α- 还原酶抑制剂联合应用，不同的机制达到协同作用并且可以预防疾病进展，联合治疗适用于有中、重度 LUTS 并且有 BPH 进展风险患者的长期治疗。建议非那雄胺片联用 α_1 受体拮抗剂坦索罗辛 0.2mg qd。

医生给药师的反馈

□建议被接受_____

□部分接受，修改_____

□拒绝，请说明_____

□其他_____

医生签名_____

药房或医疗机构名称：XXXXXX

药师：刘XX 药师

传真：XXXXXX　　电话：XXXXXX　　邮箱：XXXXXX

地址：XXXXXX

感谢您对此事的重视！

九、患者健康管理药历（SOAP）

患者姓名：王XX

患者编号：XXXXXX	保险公司：XXXXXX
出生日期：1935.6.13	年龄：82
性别：男	评估日期：2017.8.3

S（主观资料：患者自诉）

患者，男，82 岁。现晨起有少许咳嗽、咳黄白色黏痰，流涕，打喷嚏，自觉轻度胸闷、呼吸急促、乏力。近 1 个月明显消瘦，体重减轻情况不详。排尿不畅，有尿频症状。哮喘反复发作。发作时吸入沙丁胺醇气雾剂 2 吸，有时一日吸 5～6 次。

既往史：高血压病史 1 年，服用美托洛尔 3 个月。13 年前诊断为冠心病后壁心肌梗死，治疗后好转，具体不详。1984 年患支气管哮喘至今，初期西药治疗无明显好转，之后在外自购药物（不详）口服能控制，每年夏季仍有发作，使用沙丁胺醇气雾剂好转。有前列腺增生病史，长期服用非那雄胺片控制。糖尿病病史 8 年，一直服用二甲双胍。7 年前因右眼白内障行"白内障手术"。去年行左眼白内障手术及阑尾炎手术。对含碘造影剂、真菌、潮湿、某些中药成分过敏，均表现为哮喘发作。

吸烟 20 年，6 支 /d，已戒 15 年。否认饮酒史。未接种过疫苗。一周有 2～3 次漏服药。

O（客观资料：查体或实验室检查资料）

T 37.2℃，BP 160/95mmHg，RP 22 次 /min。

2017.8.1 实验室检查：

肿瘤标志物：CEA 10.75ng/ml，CA125 48.99U/ml，CA199 43.78U/ml。

血常规：WBC $6.9×10^9$/L，N% 49.1%。

血生化：GOT 21IU/L，GPT 8IU/L，HGB 11.7g/dl，HCT 36.6%，T-BIL 13.2μmol/L，Alb 37.6g/L，Crea 68μmol/L。

电解质：K^+ 2.9mmol/L，Mg^{2+} 0.55mmol/L。

2017.7 复查胸 CT：左肺下叶肿块较前明显增大。右肺下叶斑片灶较前增大，双肺下叶多发新发小结节，考虑肺癌转移。左肺上叶舌段多发片状实变及小结节。

患者已 2017.7.25 于肿瘤医院就诊，并已预约 8.10 再次就诊完善检查和治疗。

A（评估：药师发现的问题，按权重由高到低排序）

1. 由于风险因素，需要使用更安全的药物——美托洛尔慎用于支气管哮喘 服用美托洛尔 50mg bid，血压控制不好。一般高血压患者应将血压降至 140/90mmHg 以下，65 岁及 65 岁以上的老年人的收缩压应控制在 150/90mmHg 以下。虽然美托洛尔对患者陈旧性心肌梗死有益，但患者有支气管哮喘，在 2017 年卫生计生委发布的《高血压合理用药指南（第 2 版）》中，β 受体拮抗剂禁用于合并支气管哮喘的高血压患者。结合美托洛尔说明书中未将支气管哮喘列为绝对禁忌证，级别为慎用，建议对支气管哮喘的患者应同时加用 $β_2$ 受体激动剂，剂量根据美托洛尔的用量调整。但患者在大剂量使用 $β_2$ 受体激动剂的情况下哮喘的症状没有得到控制，且已出现低镁、低钾的症状。β 受体拮抗剂（美托洛尔）可导致低血糖时交感神经反应减弱，因而掩盖因服用二甲双胍出现的低血糖症状。

2. 剂量过高——沙丁胺醇气雾剂用药频繁 间断使用沙丁胺醇气雾剂，最大剂量为每日给药 4 次，每次 2 揿。患者支气管哮喘有多年病史，且在夏季容易发作。由于患者近 3 个月开始服用 β 受体拮抗剂降压治疗，是诱发哮喘发作的原因之一。另外，因沙丁胺醇气雾剂与 β 受体拮抗剂有相互作用，可能导致以往能够控制哮喘症状的沙丁胺醇气雾剂不能完全控制疾病，此次发作时每日可达 5～6 次，每次 2 吸，用药剂量过大，超出说明书中规定的最大剂量。大剂量连续吸入 β 受体激动剂可导致低钾血症及镁、磷的减低，已导致患者血钾、血镁的降低。

3. 患者忘记服药 患者高龄，一周有 2～3 次漏服药，依从性差，这可能是疾病不能有效控制的原因之一。

4. 与药物剂量无关的药物不良反应——二甲双胍引起肾功能损害 患者的年龄>80 岁，不推荐 80 岁以上的患者使用二甲双胍；且虽然肌酐值正常，但肌酐清除率为 50.27ml/min，为轻度肾功能损害。

5. 因身体或疾病的状况需要增加额外的治疗药物，以产生协同或叠加的作用——前列腺增生 服用非那雄胺 5mg qd，目前排尿不畅，有尿频症状。

6. 能用单药治疗的疾病却使用了多种药物进行治疗 鼻渊舒口服液与鼻炎康的成分有所重复，其中均有苍耳子，可使毒性叠加。

7. 因身体或疾病状况需要增加额外的治疗方案 患者为老年男性，未接种流感疫苗和肺炎疫苗。

8. 因身体或疾病状况需要增加额外的治疗方案 患者已初步诊断为肺癌转移，还有相关检查没有完成。

续表

P(计划：针对每个问题提出干预计划)：

1．高血压 根据《冠心病合理用药指南》，冠心病合并高血压患者，还可以选择 ACEI 或 ARB，此类药物有升高血钾的作用。患者有咳嗽咳痰症状，肌酐清除率为 50.27ml/min，为轻度肾功能损害，建议用对干咳不良反应和肾功能影响更小的 ARB，是否可以考虑将美托洛尔换成缬沙坦 80mg qd。是□否□ 应密切监测血压，记录血压日志。是□否□

2．哮喘 指导患者每日最大剂量不能超过说明书用量，每日 4 次，每次 2 揿。并观察哮喘症状是否能够控制，如不能控制请及时就诊呼吸科。沙丁胺醇与降血糖药合用，尤其是加用或停用拟交感类药时应密切监测血糖水平变化。是□否□

3．依从性 帮助患者设置手机闹铃按时服药。是□否□

4．糖尿病 糖尿病患者的血糖控制情况尚可，由于患者已出现轻度肾功能异常，建议密切监测血肌酐水平。是□否□

5．前列腺增生 根据《老年人良性前列腺增生症/下尿路症状药物治疗共识(2015)》，α_1 受体拮抗剂和 5α-还原酶抑制剂联合应用产生协同作用，从而改善症状，预防疾病进展。目前患者单用非那雄胺不能完全控制前列腺增生症状，建议联用 α_1 受体拮抗剂坦索罗辛 0.2mg qd。是□否□

6．鼻炎 建议停用鼻渊舒口服液。告知患者在就诊时请将用药清单给医生，防止出现重复用药的情况。是□否□

7．肺癌 嘱咐患者按时就诊肿瘤科医生之前预约门诊评估和治疗肺部占位性病变。是□否□

8．疫苗接种 每年接种流感疫苗和肺炎疫苗，减少哮喘诱发因素。是□否□

服务时长：30 分钟　　　　　　　　　下次随访时间：2017.9.10

参考文献：

[1] 国家卫生计生委合理用药专家委员会，中国医师协会高血压专业委员会. 高血压合理用药指南(第 2 版)[J]. 中国医学前沿杂志(电子版)，2017，9(7)：28-126.

[2] 国家卫生计生委合理用药专家委员会中国药师协会. 冠心病合理用药指南[J]. 中国医学前沿杂志(电子版)，2016，8(6)：19-107.

[3] 中华医学会老年医学分会，中华老年医学杂志编辑委员会. 老年人良性前列腺增生症/下尿路症状药物治疗共识(2015)[J]. 中华老年医学杂志，2015，34(12)：1380-1387.

案例提供者：刘红 北京大学肿瘤医院

案例编审者：韦元元 首都医科大学附属北京世纪坛医院

案例 29：哮喘 + 高血压 + 高脂血症 + 高尿酸血症 + 睡眠障碍

案 例 简 介

患者关 XX，女，61 岁。近来哮喘发作次数增加。自述有二手烟吸入情况。既往哮喘、高血压、血脂异常、高尿酸血症和睡眠障碍病史。患者目前血脂和尿酸高。每年秋天接种流感疫苗。自诉经常忘记服药。患者对自己哮喘控制不好表示担忧。

重点关注的药物治疗相关问题

1. 该患者支气管哮喘控制不佳的原因有哪些？
2. 该患者服药依从性不佳导致的不良后果有哪些？
3. 如何帮助该患者解决用药依从性？
4. 如何指导该患者自我监测血压、血脂和尿酸指标？
5. 如何指导该患者合理规范服用药物？

第一部分：要求患者提供的信息

一、授权许可文件

1. 药物治疗方案审查许可书

我特此许可 __张 XX 药师__ 审核我的药物治疗方案。我知晓在未获得医生许可前，我的药物治疗方案不会被更改。

针对在药物审核过程中发现的药物治疗问题，我签字同意 __张 XX 药师__ 就药物治疗相关问题与我的医生联系。

我许可张 __XX 药师__ 留存我的健康信息资料和药物治疗建议的副本，以便日后的随访和药学监护使用。

我知晓我的个人健康档案会被妥善保密。在未获得我书面许可前，此次档案查阅内容将不会被泄露给法定代理人以外的第三者。

患者或法定代理人签字：__关 XX__ 日期：__2018.8.30__
患者姓名（正楷）：__关 XX__

2. 医疗档案获取同意书

医院名称：__XXXXXX__
医院地址：__XXXXXX__

我了解药师可能需要与我的医生或其他医护人员讨论我的治疗问题，为了医疗费用报销，有时还可能包括保险公司。我特此许可以上医院药师获取我的医疗 / 健康档案。该档案将会以保密方式提供给我的药师并专门用于我的治疗。

我签名确认已获得此文件的副本，并同意将我的健康档案给药师和其他医护人员共享。我知晓我可以随时通过书面通知形式，联系以上医院药师撤回此授权书。我同样了解在我撤销授权书之前医院药师获得的医疗档案不侵犯我的隐私权。

患者或法定代理人签字：__关 XX__
日期：__2018.8.30__
联系电话：__XXXXXX__
药师：__张 XX 药师__
日期：__2018.8.30__
联系电话：__XXXXXX__

3. 获取用药记录申请

尊敬的药师：

此申请表用于许可获得贵药房过去 6 个月内给以下客户发放药物的打印版清单。药物治疗管理服务的目的是优化患者药学服务质量以及减少不良事件风险。所申请的记录将会

被严格保密，并用于患者的用药教育及依从性监测。

患者姓名　关XX	出生日期　1957.8.10
地址　XXXXXX	社会保险号　XXXXXX

　　我，<u>关XX</u>，许可将以上所申请的记录给予　<u>张XX 药师</u>　用于以上所述的目的。

患者或法定代理人签字　<u>关XX</u>　　日期　<u>2018.8.30</u>　　联系电话　<u>XXXXXX</u>

药师　<u>张XX 药师</u>　　日期　<u>2018.8.30</u>　　联系电话　<u>XXXXXX</u>

二、患者健康管理信息表

姓名：<u>关XX</u>　　　　日期：<u>2018.8.30</u>　　　　出生日期：<u>1957.8.10</u>

性别（勾选一个）：男　　女 √　　　　　　　婚姻状况：已婚

家庭住址：<u>北京东城区 XXX 街道 XXX 号</u>　　　邮政编码：<u>XXXXXX</u>

你的主诊医生是谁？<u>没有</u>

上一次全面体检是什么时候？<u>2 年前</u>

家族史（包括母亲、父亲、兄弟、姐妹、祖父母）

高血压 √	糖尿病 √	高脂血症 √
心脏病	卒中（脑梗死、脑出血）	肾脏病
抑郁症	癌症	其他

既往病史

哮喘 √	高血压 √
心律不齐（房颤）	心脏病
焦虑	失眠（睡眠困难）√
慢性阻塞性肺疾病	胃食管反流（反酸）
糖尿病	溃疡（胃 / 肠）
抑郁症	甲状腺疾病
癌症	其他：高血脂、高尿酸

既往手术史

阑尾切除术

血管成形术（球囊手术）或支架

冠状动脉旁路移植术（搭桥）

髋关节置换术

子宫切除术

膝关节置换术

心脏起搏器和除颤器
生产手术

其他：
过敏史（药物和食物）　无
不能耐受的情况（包括既往用药的副作用：恶心、便秘、失眠、头晕、胃部不适等）马来酸依那普利片，干咳

当前症状描述

如果你正有以下列表中的症状，圈出所有选项，如果没有，选择"无"

体质上的
　　体重减轻　盗汗　体重增加　疲劳　（√）无　其他：＿＿＿＿＿

五官
　　视力问题　重影　青光眼　白内障　（√）无　其他：＿＿＿＿＿
　　听力障碍　耳鸣　耳痛　眩晕　（√）无　其他：＿＿＿＿＿
　　鼻塞　流涕　鼻血　感染　（√）无　其他：＿＿＿＿＿
　　吞咽困难　声音　嘶哑　喉咙痛　牙龈出血　（√）无　其他：＿＿＿＿＿

内分泌
　　腺体肿胀　甲状腺问题　糖尿病　（√）无　其他：＿＿＿＿＿

呼吸系统
　　咳嗽　呼吸急促　咳痰　哮喘√吸烟　（　）无　其他：＿＿＿＿＿

心血管
　　心痛　高血压√　心律失常　心悸　腿部水肿　平躺时呼吸困难　（　）无
　　其他：＿＿＿＿＿

消化系统
　　便秘　胃食管反流　胃灼热感　胃肠溃疡　肝炎　恶心／呕吐　（√）无
　　其他：＿＿＿＿＿

泌尿生殖系统
　　尿频　尿痛　血尿　尿失禁　（√）无　其他：＿＿＿＿＿

肌肉骨骼系统
　　关节痛　肌无力　腿部无力　肌肉抽筋　（√）无　其他：＿＿＿＿＿

神经系统
　　头痛　偏头痛　癫痫　麻木　震颤　晕厥　（√）无　其他：＿＿＿＿＿

血液淋巴系统
　　出血　血栓　腺体肿胀　（√）无　其他：＿＿＿＿＿

免疫系统
　　过敏　皮疹　感染　（√）无　其他：＿＿＿＿＿

心理
　　抑郁　哭闹　焦虑　嗜睡　睡眠障碍√　（　）无　其他：＿＿＿＿＿

生活状况与生活习惯

你同谁一起生活：<u>丈夫</u>

是否有工作：是　否 √

工作单位：<u>退休</u>

职位：<u>无</u>

是否吸烟或其他形式的烟草？是　否 √

　　如果是，一天几包？ _____

曾经吸烟吗？是　否 √

　　如果是，一天几包？ _____ 持续了多久？ _____ 什么时候戒的？ _____

是否饮酒？是　否 √

　　如果是，饮酒的一般量 _____ /日　周　月

是否有酒精饮料？是　否 √

　　如果是，一般量 _____ /日　周　月

　　持续了多少年？ _____ 什么时候戒的？ _____

每周锻炼几次？ <u>3～5 次</u>

免疫接种

最后一次接种疫苗是什么时候？ <u>去年秋天接种流感疫苗</u>

流感 √

百白破

带状疱疹

肺炎球菌

患者关注的医疗问题

1. 关于你的药物治疗有什么问题？

<u>哮喘总不能很好控制，需要额外治疗吗？降脂药需要一直吃吗？</u>

2. 关于你的健康和治疗状况有什么关心的问题？

<u>尿酸高需要严格控制吗？我没什么症状，也需要长期服药吗？</u>

3. 你希望从我们随访中得到什么？

<u>我的哮喘控制不好，太影响我的生活了，我该怎么控制？</u>

三、患者生活信息采集表

姓名：关XX		出生日期：1957.8.10	
地址：北京东城区 XXX 街道 XXX 号			
城市：北京	省份：北京	邮编：XXXXXX	
保险：XXXXXX		ID 号：XXXXXX	
填表日期：2018.8.30			

病史（请列出您目前存在或曾经有过的任何疾病状况）	
哮喘	高血压

续表

高血脂	高尿酸
失眠	

目前治疗药物（包括所有的处方药、非处方药、膳食补充剂及中药）

药物名称 / 规格	服用方法	治疗目的	使用时长
沙美特罗替卡松粉吸入剂 / （50μg 沙美特罗 /100μg 丙酸氟替卡松）	每日 2 次，每次 1 喷	哮喘	3 年
硫酸沙丁胺醇气雾剂 /100μg	必要时，每次 2 喷	哮喘	3 年
氯沙坦钾片 /100mg	每日早 1 片	高血压	11 年
硝苯地平控释片 /30mg	每日晚 1 片	高血压	11 年
阿托伐他汀钙片 /20mg	每日晚 1 片，间断服用	高脂血症	6 年
苯溴马隆片 /50mg	每日 1 片，早餐后，间断服用	高尿酸血症	6 年
艾司唑仑片 /1mg	每日 1 片，睡前	失眠	3 年

过敏史 无

药物名称	事件经过
无	无

医生信息

医生姓名	科别 / 专业	电话	
张医生	呼吸内科	XXXXXX	
李医生	心血管内科	XXXXXX	

药店名称			
常用药店或者医院药房		电话	
XXXXXX		XXXXXX	
其他药店或者医院药房		电话	
XXXXXX		XXXXXX	

日期：　2018.8.30

姓名：　关 XX　　出生日期　1957.8.10　　年龄　61

患者就诊提醒：请携带下列物品

医保卡

所有处方药及非处方药，包括非常规服用的药物

眼镜（如果需要）

助听器（如果需要）

您是否有视力问题？　否

您是否有听力问题？　否

您能自己完成表格填写吗？___能___

您是否需要您的照料人协助完成 MTM 咨询？（如果需要，请在最后一页相应位置签字）___不需要___

您觉得您对我们给予的用药指导（书面或口头）是否可能会理解困难？___否___

您觉得您的健康问题对您的生活质量产生了怎样的影响？___运动受影响___

请回答"是"或"否"，并尽量给予说明。

当您症状有所好转，疾病有所控制时，您是否会漏服药物？___是___

您忘记服药的频率是？___经常___

当您服药期间感觉疾病加重时，您有过减少服药或停止服药吗？___否___

当您旅行或离家时，您有时会忘记携带药物吗？___否___

您有过向他人借药或借给他人药的经历吗？___否___

您上次住院的时间是？___不记得___

（大致的时间、住院原因、住院时长、出院返回地点）___不记得___

请写下您日常就诊的诊所及医生（分类写出心血管医生、急诊医生、骨科医生等）
没有固定医生，能挂到谁的号就是谁

营养状况

您现居住地在：□南方 ■北方（以长江分界），■城市 □农村

身高___168cm___ 体重___70kg___ 腰围___84cm___ 骨架：□小 □中 ■大

您认为您的最佳体重应该是？___60kg___（您的最高体重是___75kg___，最低体重是___68kg___）

您1年前体重是？___72kg___ 过去1年的体重变化为___-2kg___

您平时不吃正餐的频率是？□3～4次/周 □1次/周 ■极少

您通常的进餐时间是：

早餐___7___am，午餐___12___am，晚餐___6___pm 加餐___下午、晚上___

1. 您每周吃快餐或加餐的频率是？

□4次或更多 □1～3次 ■极少

2. 您每日吃多少蔬菜或水果？

□2份或更少 □3～4份 ■5份或更多

3. 您每日摄入多少可乐、果汁、调味茶等含糖饮料（无糖饮料除外）？

□3份或更多 □1～2份 ■极少

请写出您昨天进食的所有食物和饮料

6am～6pm 6pm～6am

米饭，榨菜，馒头，茄子，山药，花生，土豆，生菜，鸡翅，炸虾，紫菜，鸡蛋，西红柿，香蕉，西瓜，桃

苹果，瓜子

对于不应与食物同时服用的药物，您是如何与进食隔开的？___隔开2小时___

您是否食用葡萄柚？___否___

请描述您日常的活动

1. 您一般几点起床？　6点

2. 您一般几点睡觉？　22点

3. 您入睡困难吗？　有时　夜间有睡眠不好吗？　有时

4. 您服用安眠药物吗？　服用艾司唑仑

您以下时间段的主要活动内容是：

　　　a 上午　做早饭,散步,看电视

　　　b 下午　做午饭,午睡,看电视

　　　c 晚上　做晚饭,看电视

您有过跌倒吗？　没有

您现在仍在开车吗？　没有

您在日常活动中和护理上有人照料吗？　不需要

如果有人照料,请告知,照料人是　没有

您愿意与您的照料人讨论您的药物治疗和医疗护理吗？　没有

如果您许可由您的照料人协助完成药物治疗评估,请签字　没有

照料人的姓名和电话(如果有)　没有

签名　关XX

第二部分：药师访谈与干预

四、患者用药重整清单及不良反应记录

（一）患者用药重整清单

姓名：关XX　　出生日期：1957.8.10

记录的所有药物：包括处方药、非处方药、中药和其他膳食补充剂

请随身携带这个记录，并交给医生、药师和其他医疗服务提供者看

药物		用于治疗什么？	什么时候服用？	开始日期	停止日期	医生	特殊说明
药物名称	剂量						
沙美特罗替卡松粉吸入剂 /（50μg 沙美特罗 /100μg 丙酸氟替卡松）	每次 1 喷，每日 2 次	哮喘	每日早、晚各 1 次	2015.3	至今	张医生	
硫酸沙丁胺醇气雾剂 /100μg	每次 2 喷	哮喘	需要时	2015.3	至今	张医生	
氯沙坦钾片 /100mg	每次 1 片，每日 1 次	高血压	早上 1 次	2007.5	至今	李医生	
硝苯地平控释片 /30mg	每次 1 片，每日 1 次	高血压	晚 1 次	2012.5	至今	李医生	
艾司唑仑片 /1mg	每次 1 片，每日 1 次	失眠	晚 1 次	2015.3	至今	李医生	间断服用
阿托伐他汀钙片 /20mg	每次 1 片，每日 1 次	高血脂	晚 1 次	2012.5	至今	李医生	
苯溴马隆片 /50mg	每次 1 片，每日 1 次	高尿酸血症	早上 1 次	2012.5	至今	李医生	

（二）患者既往用药不良反应记录

姓名：关XX　　出生日期：1957.8.10　　电话：XXXXXX

请随身带着您这份记录，并交给医生、药师或其他医务人员看

紧急联系信息

姓名：XXX

关系：夫妻

电话：XXXXXX

初级保健医师

姓名：XXX

电话：XXXXXX

药房 / 药师

姓名：张XX

电话：XXXXXX

续表

过敏

我对什么过敏?（药物、食物和其他）	过敏或反应时的表现
无	无

药物导致的其他问题

导致问题的药物名称	药物导致的问题有哪些
无	无

当医生给你开了一种新的药物,请询问医生或药师如下问题:

我正在服用的是什么?
它是用来治疗什么的?
何时服用?
有副作用吗?
有什么特殊注意事项吗?
漏服会发生什么?

备注:

患者签名:关XX	医务人员签名:张XX	上次更新的日期	2018.8.30
		上次医务人员评价的日期: 2018.8.30	

五、实验室及影像学检查结果

姓名:关XX　　　　　出生日期:1957.8.10　　　　　ID 号:XXXXXX

性别:男　女√　　　　填表日期:2018.8.30

化验检查结果

日期	检查项目	检查结果	高/低/正常	日期	检查项目	检查结果	高/低/正常
2018.5	血尿酸 UA	815μmol/L	高	2018.5	GPT	20IU/L	正常
2018.5	血糖	5.7mmol/L	正常	2018.5	HDL	0.9mmol/L	正常
2018.5	TG	3.2mmol/L	高	2018.8.30	血压	130/80mmHg	正常
2018.5	TC	7.0mmol/L	高				
2018.5	LDL	4.6mmol/L	高				
2018.5	GOT	26IU/L	正常				

六、药物治疗相关问题（MRP）和权重排序

药师姓名：张XX　　建档日期：2018.8.30

姓名　关XX　　性别　□男　■女　　出生日期　1957.8.10

序号	患者信息		MRP类别（见编写说明附表）							实际/潜在MRP	权重（高/中/低）	MRP详细描述
	疾病/医疗问题	药物	适应证		有效性		安全性		依从性			
			1. 不必要的药物治疗	2. 需要增加额外的药物治疗方案	3. 无效的药物治疗	4. 药物剂量过低	5. 药物不良事件	6. 药物剂量过高	7. 用药依从性问题			
1	哮喘	沙美特罗替卡松粉吸入剂				4.1 药物剂量过低，难以获得预期的治疗效果				实际	高	患者患哮喘2年，近来主诉出现呼吸急促症状，发生频率增加
2	高血脂	阿托伐他汀钙片							7.3 患者忘记服药	实际	高	患者的血脂 TG 3.2mmol/L，TC 7.0mmol/L，LDL 4.6mmol/L。医生开具阿托伐他汀钙片，但患者自觉血脂对自身的影响不大，经常忘记服药
3	高尿酸血症	苯溴马隆片							7.3 患者忘记服药	实际	高	患者患高尿酸血症5年，血尿酸为815μmol/L，因未重视规律服药轻制尿酸性发作，不重视规律服药的重要性，经常忘记服药
4	失眠	艾司唑仑片			3.3 所用药物对其治疗的适应证效果不佳					实际	中	患者有失眠问题，睡前服用艾司唑仑，但晚间入睡效果不佳，不能马上入睡。入睡后睡眠质量好

随访建议：初期每月随访1次，了解患者的用药依从性改善情况。

七、患者健康管理行动方案

患者姓名	关XX
医生（电话）	XXX（XXXXXX）
药房/药师（电话）	XXX（XXXXXX）
制订日期	2018.8.30

为了帮助您获得最佳药物治疗效果，现将重要的执行计划列为下表；

该列表可以帮助您和您的药师或医生管理您服用的药物，您可以在每一项旁边的空格中记录您的完成情况。

序号	计划步骤→我需要做什么……	记录：我做了什么？什么时候做的？……
1	到呼吸科就诊，调整哮喘治疗方案	
2	避免接触粉尘、二手烟环境	
3	规律服用阿托伐他汀钙片 20mg，每晚 1 次	
4	规律服用苯溴马隆 50mg，每日早餐后	

药师与患者预约下次随访时间：2018.10.16

八、药师与医生沟通表

表 -1

医生： XXX	日期： 2018.9.1
传真： XXXXXX	电话： XXXXXX

患者姓名： 关XX	身份证号： XXXXXX
出生日期： 1957.8.10	ID 编号： XXXXXX

药师建议

XXX：您好！

药师最近对上面提到的患者进行了用药审核，我们发现了一些关于药物治疗方面的相关问题，并给予您的建议如下，敬请考虑。

药物治疗问题：

患者女性，61 岁。使用沙美特罗替卡松粉吸入剂（50μg/100μg）1 喷 bid，哮喘控制不佳，经常哮喘发作，偶有夜间憋醒，硫酸沙丁胺醇气雾剂的使用频率增加。

药师推荐：

根据《支气管哮喘诊疗指南》，基于患者低剂量 ICS/LABA 的控制较差，应该升级治疗，是否可以考虑增加 ICS/LABA 的剂量为沙美特罗替卡松粉吸入剂（50μg/250μg）1 喷 bid。

医生给药师的反馈

☐建议被接受 _____
☐部分接受，修改 _____
☐拒绝，请说明 _____
☐其他 _____

医生签名 _____

药房或医疗机构名称：XXXXXX
药师：张XX药师
传真：XXXXXX　　电话：XXXXXX　　邮箱：XXXXXX
地址：XXXXXX
感谢您对此事的重视！

表-2

医生：XXX	日期：2018.9.1
传真：XXXXXX	电话：XXXXXX
患者姓名：关XX	身份证号：XXXXXX
出生日期：1957.8.10	ID编号：XXXXXX

药师建议

XXXXXX：您好！

药师最近对上面提到的患者进行了用药审核，我们发现了一些关于药物治疗方面的相关问题，并给予您的建议如下，敬请考虑。

药物治疗问题：

患者女性，61岁。2015年开始长期失眠，间断服用艾司唑仑，近期出现入睡困难，入睡后睡眠质量好。

药师推荐：

请您评估患者的睡眠情况，根据《中国成人失眠诊断与治疗指南（2017版）》，由于患者近期支气管哮喘发作控制不佳，选用不良反应相对较小、快速起效、能够诱导睡眠始发的非BZDs右佐匹克隆1mg睡前服用。

医生给药师的反馈

☐建议被接受 _____
☐部分接受，修改 _____
☐拒绝，请说明 _____
☐其他 _____

医生签名 _____

药房或医疗机构名称：XXXXXX
药师：张XX药师
传真：XXXXXX　　电话：XXXXXX　　邮箱：XXXXXX
地址：XXXXXX
感谢您对此事的重视！

九、患者健康管理药历（SOAP）

患者姓名：关XX	
患者编号：XXXXXX	保险公司：XXXXXX
出生日期：1957.8.10	年龄：61
性别：女	评估日期：2018.9.1

S（主观资料：患者自诉）

患者女性，61岁。近来出现呼吸急促症状，硫酸沙丁胺醇气雾剂的使用频率增加，最近几个月哮喘发作次数增加，偶有夜间憋醒。自述近来家里亲朋往来多，有二手烟吸入情况。哮喘2年，服用沙美特罗替卡松粉吸入剂控制。

高血压10年，最初血压为160/100mmHg，服用过马来酸依那普利，因不耐受干咳症状，换服用氯沙坦钾片控制，血压控制良好。5年前体检发现血压升高，加用硝苯地平控释片，血压控制在130/80mmHg。

血脂异常5年，间断服用阿托伐他汀钙片20mg晚1次，血脂控制不佳。

高尿酸血症5年，间断服用苯溴马隆片50mg早1次，没有痛风发作过，一直未积极控制尿酸水平。

睡眠障碍2年，晚饭后服艾司唑仑片，入睡困难，入睡后睡眠质量较好。

每年秋天接种流感疫苗。

O（客观资料：查体或实验室检查资料）

身高168cm，体重70kg，BMI 24.8kg/m²，血压130/80mmHg。

血尿酸UA 815μmol/L，血糖5.7mmol/L。

血脂：TG 3.2mmol/L，TC 7.0mmol/L，LDL 4.6mmol/L，HDL 0.9mmol/L。

肝功能：GOT 26IU/L，GPT 20IU/L。

A（评估：药师发现的问题，按权重由高到低排序）

1. 药物剂量过低，难以获得预期的治疗效果——哮喘控制不佳　哮喘患者患哮喘2年，近来主诉出现呼吸急促症状，硫酸沙丁胺醇气雾剂的使用频率增加。最近几个月哮喘发作次数增加，偶有夜间憋醒。目前治疗方案哮喘控制不佳，进行性加重。

2. 用药依从性问题——患者忘记服药，导致血脂控制不佳　患者实验室检查TG 3.2mmol/L，TC 7.0mmol/L，LDL 4.6mmol/L，HDL 0.9mmol/L。医生给予阿托伐他汀钙片降脂治疗，但由于患者不重视，经常忘记服药。患者的依从性差可能是血脂控制不佳的原因。

3. 用药依从性问题——患者忘记服药，导致尿酸控制不佳　患者患高尿酸血症5年，给予苯溴马隆片治疗，因未发生痛风急性发作，不重视规律服药控制尿酸的重要性，经常忘记服药。近期查血尿酸为815μmol/L，尿酸控制不佳。

4. 所用药物对其治疗的适应证效果不佳　患者经常性失眠，上床睡觉前服用艾司唑仑，但入睡时间较长，睡眠治疗尚可，艾司唑仑3小时达峰，考虑服用药物的时间不适宜。

P（计划：针对每个问题提出干预计划）

1. 哮喘　建议转诊呼吸科门诊，重新评估哮喘症状，是否可以考虑增加ICS/LABA的剂量为沙美特罗替卡松粉吸入剂（50μg/250μg）1喷bid。是□否□　教育患者规避粉尘及烟雾环境，必要时可佩戴口罩。是□否□

2. 血脂不达标　教育患者规律服用阿托伐他汀钙片。教育患者控制血脂的重要性。China-PAR评估心脑血管病10年发病风险为15.7%，属于高危。控制目标为LDL<1.8mmol/L。根据《中国成人血脂异常防治指南（2016年修订版）》，告知患者6周内复查血脂及转氨酶和肌酸激酶。如血脂能达到目标值且无药物不良反应，逐步改为每6~12个月复查1次。如治疗3~6个月后血脂仍未达到目标值，需要及时就诊调整调脂药的剂量或种类，或联合应用不同作用机制的调脂药进行治疗。患者的体重指数为24.8kg/m²，应低盐、低脂饮食，适量运动，控制体重。患者晚饭后喜欢看电视、嗑瓜子，告知患者在哮喘有效控制后可以每晚饭后散步30分钟，减少看电视过程中瓜子类干果的摄入，利于体重和腰围控制，维持健康体重（BMI 20.0~23.9kg/m²）。

续表

3. 高尿酸血症　教育患者规律服用苯溴马隆 50mg，早餐后 1 次。教育患者控制高尿酸血症的重要性。告知患者尿酸控制目标为 360μmol/L。定期监测尿液 pH，维持在 6.2～6.9，评估是否需要碱化尿液。每日多饮水，维持尿量在 2 000ml 以上。

4. 失眠　建议患者到精神科就诊，评估患者的睡眠情况，根据《中国成人失眠诊断与治疗指南（2017版）》，选用不良反应相对较小、快速起效、能够诱导睡眠始发的非 BZDs 类右佐匹克隆 1mg 睡前服用。是□否□　连续治疗超过 4 周需重新评估，必要时变更干预方案或者根据患者的睡眠改善状况适时采用间歇治疗。同时可以找专业医师联合心理治疗。是□否□

服务时长：45 分钟	下次随访时间：2018.10.12

参考文献：

[1] 中国成人血脂异常防治指南修订联合委员会. 中国成人血脂异常防治指南（2016 年修订版）[J]. 中国循环杂志, 2016, 31（10）: 937-952.

[2] 高尿酸血症相关疾病诊疗多学科共识专家组. 中国高尿酸血症相关疾病诊疗多学科专家共识[J]. 中华内科杂志, 2017, 56（3）: 235-244.

[3] 中华医学会神经病学分会. 中国成人失眠诊断与治疗指南（2017 版）[J]. 中华神经科杂志, 2018, 51（5）: 324-335.

案例提供者：张彦波　首都医科大学附属北京同仁医院
案例编审者：韦元元　首都医科大学附属北京世纪坛医院

电子版案例

案例名称	案例提供者	案例编审者
案例 30：哮喘＋慢性阻塞性肺炎＋糖尿病＋高脂血症＋冠心病	韩丽娟（首都医科大学附属北京中医医院）	韦元元（首都医科大学附属北京世纪坛医院）
案例 31：哮喘＋高血压＋高脂血症＋糖尿病	卫红涛（首都医科大学附属北京友谊医院）	韦元元（首都医科大学附属北京世纪坛医院）

案例 30～案例 31

第七章 神经系统与精神疾病

案例32：抑郁症＋糖尿病＋前列腺增生＋胃食管反流

案 例 简 介

患者张 X，男，71 岁。既往患有焦虑、抑郁症、糖尿病、胃食管反流、前列腺增生病史，服用多种药物控制疾病，无过敏史。在药物控制下，患者的抑郁症状较前好转，逐渐减少抗抑郁药物的服用剂量，近期患者开始出现烦躁、焦虑症状，血糖波动幅度较大，空腹血糖波动在最低 3.1mmol/L，餐后 2 小时血糖最高 11.4mmol/L，日间还常常出现排尿困难的症状。医生建议住院治疗，患者拒绝住院治疗，本次就诊是想了解为什么自己会出现以上症状、是否还需要服用这么多药物、这些药物之间是否存在冲突等问题。

重点关注的药物治疗相关问题

1. 哪些因素可能导致该患者抑郁症控制不佳？
2. 抗抑郁症药物减量，该患者应注意什么？
3. 该患者的血糖波动可能与哪些因素有关？
4. 什么原因导致该患者出现排尿困难症状？应如何治疗？

第一部分：要求患者提供的信息

一、授权许可文件

1. 药物治疗方案审查许可书

我特此许可 <u>果 XX 药师</u> 审核我的药物治疗方案。我知晓在未获得医生许可前，我的药物治疗方案不会被更改。

针对在药师审核过程中发现的药物治疗问题，我签字同意 <u>果 XX 药师</u> 就药物治疗相关问题与我的医生联系。

我许可 <u>果 XX 药师</u> 留存我的健康信息资料和药物治疗建议的副本，以便日后的随访和药学监护使用。

我知晓我的个人健康档案会被妥善保密。在未获得我书面许可前，此次档案查阅内容将不会被泄露给法定代理人以外的第三者。

患者或法定代理人签字：<u>张 X</u>　　日期：<u>2018.8.4</u>
患者姓名（正楷）：<u>张 X</u>

2. 医疗档案获取同意书

医院名称：<u>XXXXXX</u>
医院地址：<u>XXXXXX</u>

我了解药师可能需要与我的医生或其他医护人员讨论我的治疗问题，为了医疗费用报销，有时还可能包括保险公司。我特此许可以上医院药师获取我的医疗健康档案。该档案将会以保密方式提供给我的药师并专门用于我的治疗。

我签名确认已获得此文件的副本，并同意将我的健康档案给药师和其他医护人员共享。我知晓我可以随时通过书面通知形式，联系以上医院药师撤回此授权书。我同样了解在我撤销授权书之前医院药师获得的医疗档案不侵犯我的隐私权。

患者或法定代理人签字：<u>张 X</u>
日期：<u>2018.8.4</u>
联系电话：<u>XXXXXX</u>
药师：<u>果 XX 药师</u>
日期：<u>2018.8.4</u>
联系电话：<u>XXXXXX</u>

3. 获取用药记录申请

尊敬的药师：

此申请表用于许可获得贵药房过去 6 个月内给以下客户发放药物的打印版清单。药物治疗管理服务的目的是优化患者药学服务质量以及减少不良事件风险。所申请的记录将会

被严格保密,并用于患者的用药教育及依从性监测。

患者姓名　张X	出生日期　1947.3.7
地址　北京市海淀区XXX	社会保险号XXXXXX

我,张X,许可将以上所申请的记录给予　果XX药师　用于以上所述的目的。

患者或法定代理人签字　张X　日期　2018.8.4　联系电话　XXXXXX

药师　果XX药师　日期　2018.8.4　联系电话　XXXXXX

二、患者健康管理信息表

姓名:张X　　　　日期:2018.8.4　　　　出生日期:1947.3.7

性别(勾选一个):男√　女　　　　婚姻状况:已婚

家庭住址:北京市海淀区花园路街道XXX号　　邮政编码:100088

你的主诊医生是谁? 张医生

上一次全面体检是什么时候? 2014年住院时

家族史(包括母亲、父亲、兄弟、姐妹、祖父母)

高血压	糖尿病	高脂血症
心脏病 √	卒中(脑梗死、脑出血)	肾脏病
抑郁症	癌症 √	其他

既往病史

哮喘	高血压
心律不齐(房颤)	心脏病
焦虑 √	失眠(睡眠困难)
慢性阻塞性肺疾病	胃食管反流(反酸) √
糖尿病 √	溃疡(胃/肠)
抑郁症 √	甲状腺疾病
癌症	其他:前列腺增生

既往手术史

阑尾切除术

血管成形术(球囊手术)或支架

冠状动脉旁路移植术(搭桥)

髋关节置换术

子宫切除术

膝关节置换术

心脏起搏器和除颤器

生产手术

其他：

过敏史（药物和食物）　__无__

不能耐受的情况（包括既往用药的副作用：恶心、便秘、失眠、头晕、胃部不适等）　__无__

当前症状描述

如果你正有以下列表中的症状，圈出所有选项，如果没有，选择"无"

体质上的

　体重减轻　盗汗　体重增加　疲劳　（√）无　其他：_____

五官

　视力问题　重影　青光眼　白内障　（√）无　其他：_____

　听力障碍　耳鸣　耳痛　眩晕　（√）无　其他：_____

　鼻塞　流涕　鼻血　感染　（√）无　其他：_____

　吞咽困难　声音嘶哑　喉咙痛　牙龈出血　（√）无　其他：_____

内分泌

　腺体肿胀　甲状腺问题　糖尿病√　（　）无　其他：_____

呼吸系统

　咳嗽　呼吸急促　咳痰　哮喘　吸烟　（√）无　其他：_____

心血管

　心痛　高血压　心律失常　心悸　腿部水肿　平躺时呼吸困难　（√）无

　其他：_____

消化系统

　便秘　胃食管反流√　胃灼热感　胃肠溃疡　肝炎　恶心/呕吐　（　）无

　其他：_____

泌尿生殖系统

　尿频　尿痛　血尿　尿失禁　（　）无　其他：排尿困难

肌肉骨骼系统

　关节痛　肌无力　腿部无力　肌肉抽筋　（√）无　其他_____

神经系统

　头痛　偏头痛　癫痫　麻木　震颤　晕厥　（√）无　其他：_____

血液淋巴系统

　出血　血栓　腺体肿胀　（√）无　其他：_____

免疫系统

　过敏　皮疹　感染　（√）无　其他：_____

心理

　抑郁√　哭闹　焦虑√　嗜睡　睡眠障碍　（　）无　其他：_____

生活状况与生活习惯

你同谁一起生活：妻子

是否有工作: 是　否√

工作单位: _____

职位: _____

是否吸烟或其他形式的烟草？ 是　否√

　如果是，一天几包？ _____

曾经吸烟吗？ 是√　否

　如果是，一天几包？ <u>半包</u> 持续了多久？ <u>5年</u>　什么时候戒的？ <u>10年前</u>

是否饮酒？ 是　否√

　如果是，饮酒的一般量 _____ /日　周　月

是否有酒精饮料？ 是　否√

　如果是，一般量 _____ /日　周√　月

　持续了多少年？ _____ 什么时候戒的？ _____

每周锻炼几次？ <u>2</u> 次，主要活动 <u>散步</u>

免疫接种

最后一次接种疫苗是什么时候？ <u>2016</u>

流感√

百白破

带状疱疹

肺炎球菌

患者关注的医疗问题

1. 关于你的药物治疗有什么问题？

应用抗抑郁药物控制疾病较前好转，减量后开始出现焦虑、烦躁症状，该怎么办？

2. 关于你的健康和治疗状况有什么关心的问题？

目前服药种类太多，近期又出现血糖波动幅度大、排尿困难，药物种类间是否存在相互作用？

3. 你希望从我们随访中得到什么？

如何调整抗抑郁药物的用量？如何改善排尿困难的症状？

三、患者生活信息采集表

姓名: 张X		出生日期: 1947.3.7	
地址: 北京XXXXXX			
城市: 北京	省份: 北京	邮编: 100088	
保险: 医疗保险		ID 号: XXXXXX	
填表日期: 2018.8.4			

病史（请列出您目前存在或曾经有过的任何疾病状况）	
抑郁症	糖尿病

食管反流		前列腺增生	

目前治疗药物（包括所有的处方药、非处方药、膳食补充剂及中药）

药物名称 / 规格	服用方法	治疗目的	使用时长
米氮平片 /30mg	睡前 1 片	抗抑郁	2 个月
氟哌噻吨美利曲辛片 /0.5mg：10mg	早 1 片	抗抑郁	2 年
盐酸舍曲林片 /50mg	早 1 片	抗抑郁	1 年
奥沙西泮片 /15mg	早、中、晚各 1 片	焦虑	1 年
阿卡波糖片 /50mg	早、中、晚各 1 片	糖尿病	11 年
格列美脲片 /1mg	早 1 片	糖尿病	8 年
非那雄胺片 /5mg	早 1 片	前列腺增生	3 年
雷贝拉唑钠肠溶片 /10mg	早 1 片	胃食管反流	3 年

过敏史　无

药物名称	事件经过

医生信息

医生姓名	科别 / 专业	电话	
马医生	内分泌科医生	XXXXXX	

药店名称

常用药店或者医院药房	电话
XXXXXX	XXXXXX
其他药店或者医院药房	电话
XXXXXX	XXXXXX

日期　　2018.8.4

姓名　　张 X　　　出生日期　　1947.3.7　　　年龄　　71

患者就诊提醒：请携带下列物品

医保卡

所有处方药及非处方药，包括非常规服用的药物

眼镜（如果需要）

助听器（如果需要）

您是否有视力问题？　　否

您是否有听力问题？　　否

您能自己完成表格填写吗？　　能

您是否需要您的照料人协助完成 MTM 咨询？（如果需要，请在最后一页相应位置签字）　不需要

您觉得您对我们给予的用药指导（书面或口头）是否可能会理解困难？　　否

您觉得您的健康问题对您的生活质量产生了怎样的影响？　　无

请回答"是"或"否"，并尽量给予说明。

当您症状有所好转，疾病有所控制时，您是否会漏服药物？　　否

您忘记服药的频率是？　　否

当您服药期间感觉疾病加重时，您有过减少服药或停止服药吗？　　否

当您旅行或离家时，您有时会忘记携带药物吗？　　否

您有过向他人借药或借给他人药的经历吗？　　否

您上次住院的时间是？　　2017

（大致的时间、住院原因、住院时长、出院返回地点）今年2月因调整糖尿病用药住院2周，出院返家

请写下您日常就诊的诊所及医生（分类写出心血管医生、急诊医生、骨科医生等）

_____

营养状况

您现居住地在：□南方　■北方　以长江分界），■城市　□农村

身高　170cm　　体重　80kg　　腰围　83cm　　骨架：□小　■中　□大

您认为您的最佳体重应该是？　63kg（您的最高体重是　80kg，最低体重是　61kg）

您1年前体重是？　70kg　　过去1年的体重变化为　+7kg

您平时不吃正餐的频率是？□3～4次/周　□1次/周　■极少

您通常的进餐时间是：

早餐　7　am，午餐　12　am，晚餐　6　pm　加餐　无

1. 您每周吃快餐或加餐的频率是？

□4次或更多　□1～3次　■极少

2. 您每日吃多少蔬菜或水果？

□2份或更少　■3～4份　□5份或更多

3. 您每日摄入多少可乐、果汁、调味茶等含糖饮料（无糖饮料除外）？

■3份或更多　□1～2份　□极少

请写出您昨天进食的所有食物和饮料

6am～6pm　6pm～6am

早餐：牛奶，麦片，馒头

午餐：杂粮粥，排骨，海带

晚餐：黄瓜，西红柿，鸡蛋，牛肉，米饭

对于不应与食物同时服用的药物，您是如何与进食隔开的？隔开半小时

您是否食用葡萄柚？　　否

请描述您日常的活动

1. 您一般几点起床？　6点

2. 您一般几点睡觉？　22点

3. 您入睡困难吗？　　是　　夜间有睡眠不好吗？　　有

4. 您服用安眠药物吗？　　是

您以下时间段的主要活动内容是：

    a 上午　步行, 唱戏

    b 下午　散步, 唱戏

    c 晚上　散步

您有过跌倒吗？　　否

您现在仍在开车吗？　　否

您在日常活动中和护理上有人照料吗？　　有

如果有人照料, 请告知, 照料人是　妻子

您愿意与您的照料人讨论您的药物治疗和医疗护理吗？　愿意

如果您许可由您的照料人协助完成药物治疗评估, 请签字　张 X

照料人的姓名和电话（如果有）　李 X（XXXXX）

签名　张 X

第二部分：药师访谈与干预

四、患者用药重整清单及不良反应记录

（一）患者用药重整清单

姓名：张 X　　出生日期：1947.3.7

记录所有药物：包括处方药、非处方药、中药和其他膳食补充剂

请随身携带这个记录，并交给医生、药师和其他医疗服务提供者看

药物		用于治疗什么？	什么时候服用？	开始日期	停止日期	医生	特殊说明
药物名称	剂量						
米氮平片 /30mg	每次 1 片，睡前	抑郁症	晚睡前	2018	至今	张 X	
氟哌噻吨美利曲辛片 /0.5mg：10mg	每次 1 片，每日 1 次	抑郁症	晨起服用	2016	至今	张 X	
奥沙西泮片 /15mg	每次 1 片，每日 3 次	焦虑症	早、中、晚	2017	至今	张 X	
盐酸舍曲林片 /50mg	每次 1 片，每日 1 次	抑郁症	早上，与或不与食物同服	2017	至今	张 X	
阿卡波糖片 /50mg	每次 1 片，每日 3 次	糖尿病	早、中、晚三餐时随餐服用	2007	至今	张某	
格列美脲片 /1mg	每次 1 片，每日 1 次	糖尿病	早餐时服用	2010	至今	张 X	
非那雄胺片 /5mg	每次 1 片，每日 1 次	前列腺增生	早餐时，与或不与食物同服	2015	至今	张 X	
雷贝拉唑钠肠溶片 /10mg	每次 1 片，每日 1 次	胃食管反流	早餐前	2015	至今	张 X	

（二）患者既往用药不良反应记录

姓名：张 X　　出生日期：1947.3.7　　电话：XXXXXX

请随身带着您这份记录，并交给医生、药师或其他医务人员看

紧急联系信息

姓名：李 X

关系：妻子

电话：XXXXXX

初级保健医师

姓名：张 X

电话：XXXXXX

药房/药师

姓名：果XX
电话：XXXXXX

过敏

我对什么过敏？（药物、食物和其他）	过敏或反应时的表现
无	

药物导致的其他问题

导致问题的药物名称	药物导致的问题有哪些
无	无

当医生给你开了一种新的药物，请询问医生或药师如下问题：

我正在服用的是什么？
它是用来治疗什么的？
何时服用？
有副作用吗？
有什么特殊注意事项吗？
漏服会发生什么？

备注：	

患者签名：张X	医务人员签名：果XX	上次更新的日期	2018.8.4
		上次医务人员评价的日期：2018.8.4	

五、实验室及影像学检查结果

姓名：<u>张X</u>　　　　出生日期：<u>1947.3.7</u>　　　　ID 号<u>XXXXXX</u>

性别：男√　女　　　填表日期：<u>2018.8.4</u>

化验检查结果

日期	检查项目	检查结果	高/低/正常
2018.8.1	WBC	$3.9×10^9$/L	低
2018.8.1	血糖	5.7mmol/L	正常
2018.8.1	血尿酸	515μmol/L	正常
2018.8.1	总胆固醇	5.29mmol/L	正常
2018.8.1	低密度脂蛋白	2.48mmol/L	正常
2018.8.1	甘油三酯	3.08mmol/L	高
2018.8.1	血清肌酐	112.6μmol/L	正常
2018.8.1	血钠	143mmol/L	正常
2018.8.1	血清肌酸激酶	43U/L	正常

六、药物治疗相关问题（MRP）和权重排序

药师姓名：<u>果XX</u>　建档日期：2018.8.4

患者信息	姓名 张X	性别 ■男 □女	出生日期 1947.3.7

序号	疾病/医疗问题	药物	1.不必要的药物治疗	2.需要增加额外的药物治疗方案	3.无效的药物治疗	4.药物剂量过低	5.药物不良事件	6.药物剂量过高	7.用药依从性问题	实际/潜在MRP	权重（高/中/低）	MRP详细描述
			适应证	适应证	有效性	有效性	安全性	安全性	依从性			
					MRP类别（见编写说明附表）							
1	抑郁症	氟哌噻吨美利曲辛、舍曲林			3.3 所用药物对其治疗的适应证效果不佳					实际	高	患者抑郁症诊断明确，服用氟哌噻吨美利曲辛、舍曲林，米氮平3种药物联合抗抑郁治疗，减量后患者再次出现频躁、焦虑症状
2	糖尿病	阿卡波糖片、格列美脲					5.3 药物相互作用引起的与剂量无关的不良反应			实际	高	患者既往诊断为糖尿病，服用阿卡波糖、格列美脲降糖治疗，在氟哌噻吨美利曲辛减量过程中血糖波动幅度较大，最低空腹血糖 3.1mmol/L，最高餐后2小时血糖 11.4mmol/L
3	前列腺增生	非那雄胺		2.1 因身体或疾病状况需要增加额外的治疗方案						实际	高	患者既往前列腺增生病史，2个月前加用米氮平抗抑郁治疗，症状好转，但患者自述近期出现排尿困难的症状
4	过重			2.1 因身体或疾病状况需要增加额外的治疗方案							高	患者1年前 BMI 为 24.4kg/m²，现在身高170cm，体重80kg，BMI 27.7kg/m²，属于过重

随访计划：根据以上发现的4个药物治疗相关问题的权重排序，计划随访2~3次。

七、患者健康管理行动方案

患者姓名	张 X
医生（电话）	张 XX 医生（XXXXXX）
药房／药师（电话）	果 XX 药师（XXXXXX）
制订日期	2018.8.4

为了帮助您获得最佳药物治疗效果，现将重要的执行计划列为下表；

该列表可以帮助您和您的药师或医生管理您服用的药物，您可以在每一项旁边的空格中记录您的完成情况。

序号	计划步骤→我需要做什么……	记录：我做了什么？什么时候做的？……
1	精神科住院治疗，调整抑郁症治疗方案	
2	抑郁症药物减量后患者出现排尿困难的症状，建议转诊泌尿外科治疗前列腺增生	
3	坚持服用降血糖药物，并规律监测空腹血糖，如有异常，随时就诊内分泌科	
4	每周运动 3～5 天，每次 40 分钟左右。并采用健康的饮食方案，少食多餐	

药师与患者预约下次随访时间：2018.8.11

八、药师与医生沟通表

表 -1

医生： 精神卫生科马医生	日期： 2018.8.4
传真： XXXXXX	电话： XXXXXX

患者姓名： 张 X	身份证号： XXXXXX
出生日期： 1947.3.7	ID 编号： XXXXXX

药师建议

马医生：您好！

药师最近对上面提到的患者进行了用药审核，我们发现了一些关于药物治疗方面的相关问题，并给予您的建议如下，敬请考虑。

药物治疗问题：

患者目前同时服用米氮平、氟哌噻吨美利曲辛和舍曲林 3 种抗抑郁药，在氟哌噻吨美利曲辛减量治疗期间患者出现较大的血糖波动。

药师推荐：

患者为老年人，服用的药物种类较多，目前服用米氮平、氟哌噻吨美利曲辛、舍曲林，对血糖有影响，建议重新依据评分量表评定患者的抑郁症状，并建议每周减停氟哌噻吨美利曲辛 0.5 片，同时每周增加舍曲林的服用剂量，严密观察患者出现的撤药反应。

续表

医生给药师的反馈

□建议被接受 _____
□部分接受, 修改 _____
□拒绝, 请说明 _____
□其他 _____

医生签名 _____

药房或医疗机构名称: XXXXXX
药师: 果XX药师
传真: XXXXXX   电话: XXXXXX   邮箱: XXXXXX
地址: XXXXXX
感谢您对此事的重视!

表-2

医生: 泌尿外科李医生	日期: 2018.8.4
传真: XXXXXX	电话: XXXXXX
患者姓名: 张X	身份证号: XXXXXX
出生日期: 1947.3.7	ID编号: XXXXXX

药师建议

李医生: 您好!

药师最近对上面提到的患者进行了用药审核, 我们发现了一些关于药物治疗方面的相关问题, 并给予您的建议如下, 敬请考虑。

药物治疗问题:

患者排尿困难, 非那雄胺控制良好, 减量氟哌噻吨美利曲辛后患者再次出现排尿困难。

药师推荐:

米氮平、氟哌噻吨美利曲辛通过作用于胆碱能受体对前列腺功能产生不利影响, 现服用非那雄胺片, 但依然排尿困难, 考虑与米氮平、氟哌噻吨美利曲辛合用有关, 建议加用 α_1 肾上腺素受体拮抗剂坦索罗辛片 0.2mg qd 治疗。

医生给药师的反馈

□建议被接受 _____
□部分接受, 修改 _____
□拒绝, 请说明 _____
□其他 _____

医生签名 _____

药房或医疗机构名称: XXXXXX
药师: 果XX药师
传真: XXXXXX   电话: XXXXXX   邮箱: XXXXXX
地址: XXXXXX
感谢您对此事的重视!

九、患者健康管理药历（SOAP）

患者姓名：张 X	
患者编号：XXXXXX	保险公司：XXXXXX
出生日期：1947.3.7	年龄：70
性别：男	评估日期：2018.8.4

S（主观资料：患者自诉）

70 岁的男性患者，焦虑抑郁 1 年，糖尿病 11 年。患者主诉因心脏不适至心内科求治，但经检查未发现器质性问题，遂至中医科调理，服用氟哌噻吨美利曲辛片后症状迅速好转，但一次停药后症状复发。依次加用过西酞普兰、舍曲林，后者治疗有效，但仍存残留症状。后继续加用米氮平症状略有改善。2017 年 2 月，患者内分泌科住院治疗，调整糖尿病用药为阿卡波糖和格列美脲，血糖平稳后出院。患者近期复诊，想进一步改善症状，但在停药过程中出现血糖波动，最低空腹血糖 3.1mmol/L，最高餐后 2 小时血糖 11.4mmol/L。医生嘱住院治疗，患者求助药师，仍希望在门诊治疗，并希望药师提供相关用药建议。

O（客观资料：查体或实验室检查资料）

查体：BP 130/85mmHg，体重 80kg，身高 170cm，BMI 27.7kg/m²，心率 83 次/min，呼吸频率 20 次/min。

实验室检查（2018.8.1）：

WBC 3.9×10⁹/L，血糖 5.7mmol/L，血尿酸 515μmol/L，总胆固醇 5.29mmol/L，低密度脂蛋白 2.48mmol/L，甘油三酯 3.08mmol/L，血清肌酐 112.6μmol/L，血钠 143mmol/L，血清肌酸激酶 43U/L。

A（评估：阐述药师发现的 MRP 问题，写明问题分类，并详细描述。同时评估分析 MRP 产生的原因，并按照关注程度进行排序）

1．无效的药物——因抑郁症控制不佳，需要调整药物治疗方案　抑郁症的治疗主张单药治疗，而患者目前同时使用 3 种不同机制的抗抑郁药仍有残留症状，控制不佳。

2．安全性——因同时应用不同机制的药物控制抑郁症引发药物不良反应　患者在门诊减停氟哌噻吨美利曲辛的过程中出现血糖波动，最低空腹血糖 3.1mmol/L，最高餐后 2 小时血糖 11.4mmol/L。

3．需要增加额外的治疗方案——因前列腺增生控制不佳，需要额外的治疗　患者服用 3 种抗抑郁药，胆碱能副作用叠加，加重前列腺增生症状，患者仍然排尿困难。

4．需要增加额外的治疗方案——患者因为体重超标，因此需要增加额外的治疗方案　患者的 BMI 27.7kg/m²，属于超重。

P（计划：针对每个 MRP 制订干预计划，包括针对患者的行动计划和针对医生的干预计划）

1．抗抑郁症状控制不佳　患者减少氟哌噻吨美利曲辛后再次出现精神症状，考虑与药物减量幅度有关，建议就诊精神卫生科调整用药方案。是□否□

2．联用不同机制的药物诱发不良反应的发生　严格遵循先逐渐减量再最终停药的原则，期间完善药学监护，防止药物相关不良事件的发生。患者门诊减停抗抑郁药氟哌噻吨美利曲辛的过程中出现血糖波动过大的不良事件。该患者 70 岁，服用药物较多，建议在住院条件下严密监视血糖变化，每周减停氟哌噻吨美利曲辛 0.5 片，并每周增加舍曲林的剂量至 75mg 和 100mg。是□否□

3．前列腺增生控制不佳　患者排尿困难缓解不佳，一方面通过调整抗抑郁药物改善胆碱能副作用的产生，另一方面建议转诊至泌尿外科进行评估，制订药物治疗计划。是□否□

4．过重　建议患者每周运动 3～5 天，每次 30 分钟左右。并采用健康的饮食方案，少食多餐。米氮平有增加体重的作用，注意关注体重的变化，必要时去减重中心就诊。是□否□

服务时长：30 分钟　　　　　　下次随访时间：2018.8.11

参考文献：

[1] 李凌江，马辛. 中国抑郁障碍防治指南[M]. 2 版. 北京：中华医学电子音像出版社，2015.

[2] 中华医学会糖尿病学分会. 中国 2 型糖尿病防治指南（2017 年版）[J]. 中华糖尿病杂志，2018，10（1）：4-67.

[3] 中华医学会老年医学分会，中华老年医学杂志编辑委员会. 老年人良性前列腺增生症下尿路症状药物治疗共识（2015）[J]. 中华老年医学杂志，2015，34（12）：1380-1387.

案例提供者：果伟　首都医科大学附属北京安定医院
案例编审者：任振宇　北京大学第三医院

电子版案例

案例名称	案例提供者	案例编审者
案例 33：抑郁症＋冠心病＋高脂血症＋高血压	司徒伟（首都医科大学附属北京朝阳医院）	任振宇（北京大学第三医院）
案例 34：帕金森病＋糖尿病＋高血压＋高脂血症＋前列腺增生	刘红（北京大学肿瘤医院）	任振宇（北京大学第三医院）
案例 35：抑郁症＋脑梗死＋骨关节炎＋高血压＋睡眠障碍	杨丽娟（北京积水潭医院）	任振宇（北京大学第三医院）
案例 36：癫痫＋冠心病＋高血压＋高脂血症	赵冰清（北京大学肿瘤医院）	任振宇（北京大学第三医院）

案例 33 ~ 案例 36

第八章　骨关节疾病

案例 37：骨关节炎 + 高血压 + 冠心病 + 高脂血症 + 胃食管反流

案 例 简 介

患者张 XX，女，81 岁。患有高血压、高脂血症、冠心病、胃食管反流、骨关节炎，可疑糖尿病。近 1 个月自觉腿部水肿、走路有踩棉花感、头晕，诊断为脑动脉硬化、颈动脉硬化。目前使用多种药物控制。实验室检查：空腹 GLU 7.42mmol/L，LDL-C 3.12mmol/L，HCY 26.0μmol/L。已退休，独居。患者希望药师能帮忙解决用药过多的问题，优化药物治疗方案，并咨询如何避免发生偏瘫等问题。

重点关注的药物治疗相关问题

1. 该患者的药物服用方法是否正确？
2. 该患者的血脂是否达标？治疗方案应如何调整？
3. 该患者高同型半胱氨酸血症的治疗方案是什么？
4. 该患者是否可以减少服用药物的种类？
5. 该患者的幽门螺杆菌感染是否需要治疗？
6. 该患者的血糖是否需要干预？

<h1 style="text-align:center">第一部分：要求患者提供的信息</h1>

一、授权许可文件

1. 药物治疗方案审查许可书

我特此许可　赵 XX 药师　审核我的药物治疗方案。我知晓在未获得医生许可前，我的药物治疗方案不会被更改。

针对在药师审核过程中发现的药物治疗问题，我签字同意　赵 XX 药师　就药物治疗相关问题与我的医生联系。

我许可　赵 XX 药师　留存我的健康信息资料和药物治疗建议的副本，以便日后的随访和药学监护使用。

我知晓我的个人健康档案会被妥善保密。在未获得我书面许可前，此次档案查阅内容将不会被泄露给法定代理人以外的第三者。

患者或法定代理人签字：张 XX　　　　日期：2018.8.28
患者姓名（正楷）：张 XX

2. 医疗档案获取同意书

医院名称：　XXXXXX
医院地址：　XXXXXX

我了解药师可能需要与我的医生或其他医护人员讨论我的治疗问题，为了医疗费用报销，有时还可能包括保险公司。我特此许可以上医院药师获取我的医疗 / 健康档案。该档案将会以保密方式提供给我的药师并专门用于我的治疗。

我签名确认已获得此文件的副本，并同意将我的健康档案给药师和其他医护人员共享。我知晓我可以随时通过书面通知形式，联系以上医院药师撤回此授权书。我同样了解在我撤销授权书之前医院药师获得的医疗档案不侵犯我的隐私权。

患者或法定代理人签字：张 XX
日期：2018.8.28
联系电话：XXXXXX
药师：赵 XX 药师
日期：2018.8.28
联系电话：XXXXXX

3. 获取用药记录申请

尊敬的药师：

此申请表用于许可获得贵药房过去 6 个月内给以下客户发放药物的打印版清单。药物治疗管理服务的目的是优化患者药学服务质量以及减少不良事件风险。所申请的记录将会

被严格保密,并用于患者的用药教育及依从性监测。

患者姓名　张XX	出生日期　1937.2.25
地址　XXXXXX	社会保险号　XXXXXX

我,张XX,许可将以上所申请的记录给予　赵XX药师　用于以上所述的目的。

患者或法定代理人签字　张XX　日期　2018.9.5　联系电话　XXXXXX

药师　赵XX药师　日期　2018.9.5　联系电话　XXXXXX

二、患者健康管理信息表

姓名:张XX　　　　日期:2018.8.28　　出生日期:1937.2.25

性别(勾选一个):男　女 √　　　　　婚姻状况:已婚(丧偶、独居)

家庭住址:XXXXXX　　　　　　　　　邮政编码:XXXXXX

你的主诊医生是谁? 无,多处就医

上一次全面体检是什么时候? 不记得了

家族史(包括母亲、父亲、兄弟、姐妹、祖父母)

高血压 √	糖尿病	高脂血症
心脏病 √	卒中(脑梗死、脑出血)	肾脏病
抑郁症	癌症	其他

既往病史

哮喘	高血压 √
心律不齐(房颤)	心脏病 √
焦虑失眠(睡眠困难)	
慢性阻塞性肺疾病	胃食管反流(反酸) √
糖尿病:空腹血糖高,但未确诊溃疡(胃/肠)	
抑郁症	甲状腺疾病
癌症	其他:高脂血症、骨关节炎

既往手术史

阑尾切除术

血管成形术(球囊手术)或支架 √

冠状动脉旁路移植术(搭桥)

髋关节置换术

子宫切除术

膝关节置换术

心脏起搏器和除颤器

生产手术

其他：子宫内膜原位癌、手术摘除子宫及附件。

过敏史（药物和食物）___无___

不能耐受的情况

（包括既往用药的副作用：恶心、便秘、失眠、头晕、胃部不适等）___无___

当前症状描述

如果你正有以下列表中的症状，圈出所有选项，如果没有，选择"无"

体质上的

 体重减轻　盗汗　体重增加　疲劳　（√）无　其他：_____

五官

 视力问题　重影　青光眼　白内障　（√）无　其他：_____

 听力障碍　耳鸣　耳痛　眩晕　（√）无　其他：_____

 鼻塞　流涕　鼻血　感染　（√）无　其他：_____

 吞咽困难　声音嘶哑　喉咙痛　牙龈出血　（　）无　其他：牙龈肿痛

内分泌

 腺体肿胀　甲状腺问题　糖尿病　（√）无　其他：_____

呼吸系统

 咳嗽　呼吸急促　咳痰　哮喘　吸烟　（√）无　其他：_____

心血管

 心痛　高血压√　心律失常　心悸　腿部水肿√　平躺时呼吸困难　（　）无

 其他：近1个月自觉走路有踩棉花感、头晕

消化系统

 便秘　胃食管反流√　胃灼热感　胃肠溃疡　肝炎恶心/呕吐　（　）无

 其他：_____

泌尿生殖系统

 尿频　尿痛　血尿　尿失禁　（　）无　其他：夜尿2~4次

肌肉骨骼系统

 关节痛　肌无力　腿部无力√　肌肉抽筋　（　）无　其他：_____

神经系统

 头痛　偏头痛　癫痫　麻木　震颤　晕厥　（　）无　其他：头晕

血液淋巴系统

 出血　血栓　腺体肿胀　（√）无　其他：_____

免疫系统

 过敏　皮疹　感染　（√）无　其他：_____

心理

 抑郁　哭闹　焦虑　嗜睡　睡眠障碍　（√）无　其他：_____

生活状况与生活习惯

你同谁一起生活：独居

是否有工作：是　否√

工作单位：_____

职位：_____

是否吸烟或其他形式的烟草？是　否√

　如果是，一天几包？_____

曾经吸烟吗？是　否√

　如果是，一天几包？_____持续了多久？_____什么时候戒的？_____

是否饮酒？是　否√

　如果是，饮酒的一般量_____／日　周　月

是否有酒精饮料？是　否√

　如果是，一般量_____／日　周　月

　持续了多少年？_____什么时候戒的？_____

每周锻炼几次？每周3～5次散步，每次1～2小时。近1个月头晕、走路不稳，未出门。

免疫接种

最后一次接种疫苗是什么时候？不记得

流感

百白破

带状疱疹

肺炎球菌

患者关注的医疗问题

1. 关于你的药物治疗有什么问题？

近3个月内去多家医院就医，开具多种药物，不知道到底应该吃哪些？

2. 关于你的健康和治疗状况有什么关心的问题？

会不会发生偏瘫等？如何避免？

3. 你希望从我们随访中得到什么？

每天吃药太多，无心情做别的事情，想要优化药物治疗方案。

三、患者生活信息采集表

姓名：张XX		出生日期：1937.2.25
地址：北京市丰台区		
城市：北京	省份：北京	邮编：XXXXXX
保险：XXXXXX		ID 号：XXXXXX
填表日期：2018.8.28		

病史（请列出您目前存在或曾经有过的任何疾病状况）	
高血压	冠心病

续表

骨关节炎	高脂血症
反流性食管炎	

目前治疗药物（包括所有的处方药、非处方药、膳食补充剂及中药）

药物名称/规格	服用方法	治疗目的	使用时长
酒石酸美托洛尔片/25mg	每次2片，每日2次，早、晚饭前	高血压	长期，具体不详
苯磺酸氨氯地平片/5mg	每次2片，每日1次，早饭前	高血压	长期，具体不详
单硝酸异山梨酯片/20mg	每次1片，每日1次，早饭前	冠心病	5年，间断服用
阿司匹林肠溶片/100mg	每次1片，每日1次，早饭前	冠心病二级预防	5年，间断服用
瑞舒伐他汀钙片/10mg	每次1片，每日1次，睡前	高脂血症	4个月
雷贝拉唑钠肠溶胶囊/20mg	每次1片，每日1次，晨起	反流性食管炎	4个月
铝镁加混悬液/1.5g	每次1袋，每日3次，餐前	反流性食管炎	4个月
康复新液/120ml	每次10ml，每日3次，餐后	反流性食管炎	4个月
心脑欣丸/0.2g	每次5丸，每日2次，餐后	脑动脉硬化	4天
脑心清片/0.41g	每次2片，每日3次，餐后	脑动脉硬化	4天
布洛芬缓释胶囊/300mg	每次1～2片，每日1次，睡前	骨关节炎	按需服用

过敏史　无

药物名称	事件经过

医生信息

医生姓名	科别/专业	电话	
XXXXXX	XXXXXX	XXXXXX	

药店名称

常用药店或者医院药房	电话
XXXXXX	XXXXXX
其他药店或者医院药房	电话
XXXXXX	XXXXXX

日期　　2018.8.28　　

姓名　张XX　　出生日期　1937.2.25　　年龄　80

患者就诊提醒：请携带下列物品

医保卡

所有处方药及非处方药，包括非常规服用的药物

眼镜（如果需要）

助听器（如果需要）

您是否有视力问题？ __否__

您是否有听力问题？ __否__

您能自己完成表格填写吗？ __否__

您是否需要您的照料人协助完成 MTM 咨询？（如果需要，请在最后一页相应位置签字）__是__

您觉得您对我们给予的用药指导（书面或口头）是否可能会理解困难？ __部分__

您觉得您的健康问题对您的生活质量产生了怎样的影响？ __影响外出__

请回答"是"或"否"，并尽量给予说明。

当您症状有所好转，疾病有所控制时，您是否会漏服药物？ __是__

您忘记服药的频率是？ __不一定__

当您服药期间感觉疾病加重时，您有过减少服药或停止服药吗？ __否__

当您旅行或离家时，您有时会忘记携带药物吗？ __是__

您有过向他人借药或借给他人药的经历吗？ __有__

您上次住院的时间是？（大致的时间、住院原因、住院时长、出院返回地点）

4 年前因子宫内膜原位癌，行手术治疗，住院时间约 2 周

请写下您日常就诊的诊所及医生（分类写出心血管医生、急诊医生、骨科医生等）

_____

营养状况

您现居住地在：□南方 ■北方（以长江分界），■城市 □农村

身高 __158cm__ 体重 __60kg__ 腰围 __80cm__ 骨架：□小 ■中 □大

您认为您的最佳体重应该是？ __60kg__（您的最高体重是 __60kg__，最低体重是 __60kg__ ）

您 1 年前体重是？ __60kg__ 过去 1 年的体重变化为 __0kg__

您平时不吃正餐的频率是？■3～4 次 / 周 □1 次 / 周 □极少

您通常的进餐时间是：

早餐 __7：30__ am，午餐 __11：30__ am，晚餐 __18：30__ pm 加餐 __无__

1. 您每周吃快餐或加餐的频率是？

□4 次或更多 □1～3 次 ■极少

2. 您每日吃多少蔬菜或水果？

■2 份或更少 □3～4 份 □5 份或更多

3. 您每日摄入多少可乐、果汁、调味茶等含糖饮料（无糖饮料除外）？

□3 份或更多 □1～2 份 ■极少

请写出您昨天进食的所有食物和饮料

6am～6pm 6pm～6am

早餐：未吃早饭

午餐：菜包子（5 个小的）

下午：浓茶 600ml

晚餐：茄子卤面条 3 两

睡前：茶 400ml

对于不应与食物同时服用的药物,您是如何与进食隔开的? 间隔30分钟
您是否食用葡萄柚? 　不吃　

请描述您日常的活动

1. 您一般几点起床? 　7:00　
2. 您一般几点睡觉? 　23:00　
3. 您入睡困难吗? 　无　夜间有睡眠不好吗? 　无　
4. 您服用安眠药物吗? 　无　
　您以下时间段的主要活动内容是:
　　　a 上午 　买菜,散步
　　　b 下午 　午睡,收拾屋子
　　　c 晚上 　看电视
您有过跌倒吗? 　有,住院期间　
您现在仍在开车吗? 　不　
您在日常活动中和护理上有人照料吗? 　无　
如果有人照料,请告知,照料人是
您愿意与您的照料人讨论您的药物治疗和医疗护理吗?
如果您许可由您的照料人协助完成药物治疗评估,请签字
照料人的姓名和电话(如果有)

签名　张XX

第二部分：药师访谈与干预

四、患者用药重整清单及不良反应记录

（一）患者用药重整清单

姓名：张XX　　出生日期：1937.2.25

记录所有药物：包括处方药、非处方药、中药和其他膳食补充剂

请随身携带这个记录，并交给医生、药师和其他医疗服务提供者看

药物		用于治疗什么？	什么时候服用？	开始日期	停止日期	医生	特殊说明
药物名称	剂量						
酒石酸美托洛尔片 / 25mg	每次 2 片，每日 2 次	高血压	早餐后、晚餐前	长期，具体不详	至今	李××	
苯磺酸氨氯地平片 / 5mg	每次 2 片，每日 1 次	高血压	早餐前	长期，具体不详	至今	李××	
单硝酸异山梨酯片 / 20mg	每次 1 片，每日 1 次	冠心病	早餐前	2013.11	至今	李××	间断服用
阿司匹林肠溶片 / 100mg	每次 1 片，每日 1 次	冠心病二级预防	早餐前	2013.11	至今	李××	间断服用
瑞舒伐他汀钙片 / 10mg	每次 1 片，每日 1 次	高脂血症	睡前	2018.4	至今	×××	
雷贝拉唑钠肠溶胶囊 /20mg	每次 1 片，每日 1 次	反流性食管炎	晨起	2018.4	至今	×××	
铝镁加混悬液 /1.5g	每次 1 袋，每日 3 次	反流性食管炎	三餐前 30 分钟	2018.4	至今	×××	
康复新液 /120ml	每次 10ml，每日 3 次	反流性食管炎	三餐后 30 分钟	2018.4	至今	×××	
心脑欣丸 /0.2g	每次 5 丸，每日 2 次	脑动脉硬化	早、晚餐后 30 分钟	2018.8	至今	×××	
脑心清片 /0.41g	每次 2 片，每日 3 次	脑动脉硬化	三餐后 30 分钟	2018.8	至今	×××	
布洛芬缓释胶囊 /300mg	每次 1～2 片，每日 1 次	骨关节炎	按需服用，睡前	长期，具体不详	至今	×××	

（二）患者既往用药不良反应记录

姓名：张XX　　出生日期：1937.2.25　　电话：XXXXXX

请随身带着您这份记录，并交给医生、药师或其他医务人员看

紧急联系信息

姓名：XXX

关系：XXX

电话：XXXXXX

初级保健医师

姓名：XXX

电话：XXXXXX

续表

药房/药师

姓名：XXX

电话：XXXXXX

过敏

我对什么过敏？（药物、食物和其他）	过敏或反应时的表现
无	无

药物导致的其他问题

导致问题的药物名称	药物导致的问题有哪些
无	无

当医生给你开了一种新的药物，请询问医生或药师如下问题：

我正在服用的是什么？

它是用来治疗什么的？

何时服用？

有副作用吗？

有什么特殊注意事项吗？

漏服会发生什么？

备注：

患者签名：张XX	医务人员签名：赵XX	上次更新的日期	XXXXXX
		上次医务人员评价的日期：XXXXXX	

五、实验室及影像学检查结果

姓名：张XX　　　　出生日期：1937.2.25　　　ID号：XXXXXX

性别：男　女√　　　填表日期：2018.8.28

日期	检查项目	检查结果	高/低/正常	日期	检查项目	检查结果	高/低/正常
4.18	GOT	15.06U/L	正常	4.18	GPT	15.92U/L	正常
4.18	Crea	102.68μmol/L	正常	4.18	Urea	4.48mmol/L	正常
4.18	TC	6.84mmol/L	升高	4.18	TG	1.70mmol/L	正常
4.18	HDL	1.30mmol/L	正常	4.18	LDL	4.55mmol/L	升高
4.18	GLU	8.78mol/L	升高	4.18	HCY	31.7μmol/L	升高
4.21	TC	5.94mmol/L	升高	4.21	TG	1.58mmol/L	正常
4.21	HDL	1.4mmol/L	正常	4.21	LDL	3.83mmol/L	升高
4.21	GLU	6.29mol/L	升高	4.21	HCY	29.09μmol/L	升高
4.21	HbA1c	6.3%	正常	8.24	TG	1.17mmol/L	正常
8.24	TC	5.15mmol/L	升高	8.24	LDL	3.12mmol/L	正常
8.24	HDL	1.2mmol/L	正常	8.24	HCY	26.0μmol/L	升高
8.24	GLU	7.42mmol/L	升高				

六、药物治疗相关问题（MRP）和权重排序

药师姓名：赵xx　　建档日期：2018.8.28

患者信息

姓名　张XX　　性别　□男　■女　　出生日期　1937.2.25

序号	疾病/医疗问题	药物	MRP类别（见编写说明附表）							实际/潜在MRP	权重（高/中/低）	详细描述
			适应证		有效性		安全性		依从性			
			1. 不必要的药物治疗	2. 需要额外增加的治疗方案	3. 无效的药物治疗	4. 药物剂量过低	5. 药物不良事件	6. 药物剂量过高	7. 用药依从性问题			
1	高脂血症	瑞舒伐他汀钙片				4.1 药物剂量过低，难以获得预期的治疗效果				实际	高	患者服用瑞舒伐他汀钙片 4 个月后LDL-C 3.83mmol/L，目标值是<1.8mmol/L，未达标，可能增加心脑血管疾病的风险
2	血同型半胱氨酸升高			2.1 因身体或疾病状况需要增加额外的治疗方案						实际	高	患者的同型半胱氨酸（HCY）为29.09μmol/L，脑梗死发生风险增高。根据《中国脑卒中一级预防指导规范（2015）》，当HCY≥10μmol/L时即可采取干预措施
3	幽门螺杆菌(+)			2.1 因身体或疾病状况需要增加额外的治疗方案						实际	高	^{13}C 尿素呼气试验提示幽门螺杆菌(+)，患者有纳差、腹胀症状、可耐受，无上腹部疼痛、无恶心、呕吐，拒绝进行胃镜检查，未进行明确诊断和治疗
4	冠心病	阿司匹林肠溶胶囊					5.7 使用了不适宜的剂型			实际	高	患者餐后服用阿司匹林肠溶胶囊。肠溶剂型应空腹服用，可减少阿司匹林对于患者胃黏膜的刺激激。患者存在反流性食管炎，餐后服用阿司匹林肠溶胶囊会增加消化道出血风险

263

续表

患者信息　姓名 张XX　性别 □男 ■女　出生日期 1937.2.25

序号	疾病/医疗问题	药物	适应证		有效性		安全性		依从性	实际/潜在MRP	权重（高/中/低）	详细描述
			MRP类别（见编写说明附表）									
			1. 不必要的药物治疗	2. 需要额外增加的治疗方案	3. 无效的药物治疗	4. 药物剂量过低	5. 药物不良事件	6. 药物剂量过高	7. 用药依从性问题			
5	冠心病	阿司匹林肠溶胶囊								实际	高	患者高龄、文化水平较低、理解能力下降、独居，同服这2种药物，依从性较差
		单硝酸异山梨酯片							7.1 患者对药物信息了解不足	实际	中	
6	骨关节炎	布洛芬缓释胶囊						6.1 剂量过高		实际	中	布洛芬缓释胶囊说明书中一次用量为300mg，患者单次剂量有时为600mg。患者有HP感染、长期服用阿司匹林等消化道出血风险因素。布洛芬单次600mg可增加消化道出血风险
7	胃食管反流	铝镁加混悬液					5.7 使用了不适宜的剂型			实际	中	铝镁加混悬液应在饭后1~2小时服用，患者为饭前半小时服用
8	胃食管反流	雷贝拉唑肠溶胶囊、铝镁加混悬液、康复新液	1.3 身体状况无须药物治疗									患者反流性食管炎相关症状至少8周，目前无反酸、胃灼热症状，可停用
9	脑动脉硬化	心脑欣丸、脑心清片	1.3 身体状况无须药物治疗							实际	低	患者1个月前诊断为脑动脉硬化，给予2种药物治疗，为对症辅助治疗，无须长期服用，可停用

续表

患者信息　姓名 张XX　性别 □男 ■女　出生日期 1937.2.25

序号	疾病/医疗问题	药物	MRP类别（见编写说明附表）								实际/潜在MRP	权重（高/中/低）	详细描述
			适应证		有效性		安全性		依从性				
			1. 不必要的药物治疗	2. 需要额外增加的治疗方案	3. 无效的药物治疗	4. 药物剂量过低	5. 药物不良事件	6. 药物剂量过高	7. 用药依从性问题				
												中	
10	高血糖			2.1 因身体或疾病状况需要增加额外的治疗方案							实际	低	患者的 GLU 6.29~8.78mmol/L↑，HbA1c 6.3%↑，为空腹血糖受损。患者的饮食结构不合理，主食过多，蔬菜过少，应控制饮食并加强运动控制
11	疫苗			2.1 因身体或疾病状况需要增加额外的治疗方案							实际	低	未定期接种流感疫苗

随访建议：根据以上发现的11个药物治疗相关问题的权重排序，计划随访2~3次。

七、患者健康管理行动方案

患者姓名	张XX
医生（电话）	XXX（XXXXXX）
药房/药师（电话）	赵XX（XXXXXX）
制订日期	2018.8.28

为了帮助您获得最佳药物治疗效果，现将重要的执行计划列为下表；

该列表可以帮助您和您的药师或医生管理您服用的药物，您可以在每一项旁边的空格中记录您的完成情况。

序号	计划步骤→我需要做什么……	记录：我做了什么？什么时候做的？……
1	神经内科就诊，评估脑梗死风险，调整降脂药方案，增加抗同型半胱氨酸的药物	
2	消化内科就诊，评估是否行幽门螺杆菌根除治疗	
3	停用雷贝拉唑、铝镁加混悬液、康复新液、心脑欣丸、脑心清片	
4	调整阿司匹林肠溶胶囊为早餐前口服，布洛芬缓释胶囊的单次服用剂量不超过300mg	
5	控制血糖：定期监测血糖，调整饮食，控制主食量，避免服用含糖饮料、粥等食物，增加餐后运动；预防胃食管反流：减轻体质量，抬高床头，避免睡前进食，避免食用可能诱发反流症状的食物如咖啡、巧克力、辛辣或酸性食物、高脂食物	

药师与患者预约下次随访时间：2018.9.15

八、药师与医生沟通表

表-1

医生： 神经内科李医生	日期： 2018.8.28
传真： XXXXXX	电话： XXXXXX

患者姓名： 张XX	身份证号： XXXXXX
出生日期： 1937.2.25	ID编号： XXXXXX

药师建议

李医生：您好！

药师最近对上面提到的患者进行了用药审核，我们发现了一些关于药物治疗方面的相关问题，并给予您的建议如下，敬请考虑。

药物治疗问题：

1. 患者既往高血压、冠心病、心脏支架术后5年、脑动脉硬化。平日血压为140/60mmHg，最高为180/90mmHg，有时舒张压<60mmHg。2017.8.24实验室检查示TC 5.15mmol/L，TG 1.17mmol/L，HDL 1.2mmol/L，LDL-C 3.12mmol/L。根据《中国成人血脂异常防治指南（2016年修订版）》和《中国脑卒中一级预防指导规范（2015）》等，该患者的LDL-C治疗目标值应<1.8mmol/L，目前为3.83mmol/L，未达标。降脂方案是瑞舒伐他汀钙片10mg qn。

2. 患者的HCY 29.09μmol/L。目前无治疗高同型半胱氨酸血症的药物。

药师推荐：

1. 增加依折麦布 10mg qd，进一步降低血脂。
2. 增加叶酸 0.8mg qd、维生素 B_6 10mg bid、甲钴胺 500μg tid 降低同型半胱氨酸。

医生给药师的反馈

□ 建议被接受 _____

□ 部分接受，修改 _____

□ 拒绝，请说明 _____

□ 其他 _____

医生签名 _____

药房或医疗机构名称：__XXXXXX__

药师：__赵 XX 药师__

传真：__XXXXXX__　　电话：__XXXXXX__　　邮箱：__XXXXXX__

地址：__XXXXXX__

感谢您对此事的重视！

表 -2

医生：__消化内科王医生__	日期：__2018.8.28__
传真：__XXXXXX__	电话：__XXXXXX__
患者姓名：__张 XX__	身份证号：__XXXXXX__
出生日期：__1937.2.25__	ID 编号：__XXXXXX__

药师建议

王医生：您好！

　　药师最近对上面提到的患者进行了用药审核，我们发现了一些关于药物治疗方面的相关问题，并给予您的建议如下，敬请考虑。

药物治疗问题：

　　患者 4 个月前出现胸骨后持续性疼痛，无明显大汗，无呼吸困难，无意识障碍，急诊就诊，诊断为反流性食管炎。2 个月前饮食不当后再次出现反酸、胃灼热、胃胀不适伴隐痛，^{13}C 尿素呼吸试验（+）。患者平日有纳差、腹胀症状，可耐受，无腹部疼痛，无恶心、呕吐，拒绝进行胃镜检查，既往高血压、冠心病。2018.5.31 心电图示 Q-T 间期延长。目前的给药方案为雷贝拉唑钠肠溶胶囊 20mg bid、铝镁加混悬液 1.5g tid、康复新液 10ml tid，已连续用药至少 8 周。

药师推荐：

　　1. 患者已口服雷贝拉唑钠肠溶胶囊、铝镁加混悬液、康复新液至少 8 周，目前无反酸、胃灼热等症状，建议可停用上述 3 种药物，之后按需服用。

　　2. 若需要根除 HP，建议停用雷贝拉唑 2 周后再进行规范治疗。尽量避免选用可能延长 Q-T 间期的药物，如克拉霉素。

续表

医生给药师的反馈

□建议被接受＿＿＿＿＿＿＿＿＿＿＿

□部分接受,修改＿＿＿＿＿＿＿＿＿

□拒绝,请说明＿＿＿＿＿＿＿＿＿＿

□其他＿＿＿＿＿＿＿＿＿＿＿＿＿＿

医生签名＿＿＿＿＿＿＿＿＿＿＿＿＿

药房或医疗机构名称：　XXXXXX

药师：　赵XX 药师

传真：　XXXXXX　　　电话：　XXXXXX　　　邮箱：　XXXXXX

地址：　XXXXXX

感谢您对此事的重视!

九、患者健康管理药历(SOAP)

患者姓名: 张XX	
患者编号: XXXXXX	保险公司: XXXXXX
出生日期: 1937.2.25	年龄: 81
性别: 女	评估日期: 2018.8.28

S(主观资料:患者自诉)

患者为81岁的女性。既往高血压、高脂血症、骨关节炎、冠心病,心脏支架术后5年,子宫内膜原位癌术后4年。4个月前出现胸骨后持续性疼痛,诊断为胃食管反流,予雷贝拉唑钠肠溶胶囊、铝镁加混悬液、康复新液治疗。2个月前饮食不当后出现反酸、胃灼热、胃胀不适伴隐痛,行 ^{13}C 尿素呼吸试验为阳性,未进行诊治。近1个月自觉走路不稳,有踩棉花感,诊断为脑动脉硬化、颈动脉硬化,给予心脑欣丸、脑心清片治疗。患者希望通过 MTM 了解有无偏瘫风险,并优化药物治疗方案。

O(客观资料:查体或实验室检查资料)

查体:身高158cm,体重60kg,计算 BMI 24.03kg/m², 腰围80cm。血压141/65mmHg,心率78次/min。

实验室检查:

2018.4.18(急诊)

生化: GOT 15.06U/L, GPT 15.92U/L, Crea 102.68μmol/L, Urea 4.48mmol/L, TP 81.51g/L, UA 380μmol/L↑, TC 6.84mmol/L↑, TG 1.70mmol/L, HDL 1.30mmol/L, LDL 4.55mmol/L↑, GLU 8.78mol/L↑, HCY(同型半胱氨酸)31.7μmol/L↑。

血常规、尿常规:未见明显异常。

2018.4.21(社区医院)

生化: TC 5.94mmol/L↑, TG 1.58mmol/L, HDL 1.4mmol/L, LDL 3.83mmol/L↑, 空腹 GLU 6.29mol/L↑, HCY(同型半胱氨酸)29.09μmol/L↑。

糖化血红蛋白: 6.3%↑。

2018.8.24

生化: TC 5.15mmol/L, TG 1.17mmol/L, HDL 1.2mmol/L, LDL 3.12mmol/L, GLU 7.42mol/L↑, HCY(同型半胱氨酸)26.0μmol/L↑。

CL 46.83ml/min, GFR 41.95ml/(min·1.7m²)

影像学检查:

2018.5.31(社区医院)

心电图：窦性心律，心电轴 -6°，Q-T 间期延长。

2018.8.24

颈动脉超声：双侧颈动脉内 - 中膜不均增厚伴斑块（多发），左侧颈总动脉狭窄（分叉处：50%～69%），左侧颈动脉球部狭窄（<50%），右侧颈内动脉狭窄（近段：50%～69%），左侧颈外动脉狭窄，左侧椎动脉狭窄（V_1 段：70%～99%）。

脑血管超声：高阻型脑血流改变，左侧椎动脉颅外段病变，基底动脉狭窄（轻度）。

A（评估：药师发现的问题，从最重要到最不重要进行排序）

1．药物剂量过低 患者 80 岁，既往高血压、冠心病，根据《中国成人血脂异常防治指南（2016 年修订版）》，LDL-C 治疗的目标值应<1.8mmol/L。该患者的 LDL-C 3.12mmol/L，未达标。

2．需要额外增加的治疗——因高同型半胱氨酸血症需要额外的治疗 患者同型半胱氨酸（HCY）26.0μmol/L 升高，脑梗死发生风险升高。根据《中国脑卒中一级预防指导规范（2015）》，HCY≥10μmol/L 时即可采取干预措施。

3．需要额外增加的治疗 患者因反流性食管炎连续服用雷贝拉唑至少 8 周，之后患者行 ^{13}C 尿素呼吸试验（+）。根据《第五次全国幽门螺杆菌感染处理共识报告》，目前在我国幽门螺杆菌感染者是否行根除治疗，需要一定的指征。患者应评估是否具有行幽门螺杆菌根除治疗的指征。

4．药物不良事件——服药时间不对 患者心脏支架术后 5 年，间断服用阿司匹林肠溶胶囊、单硝酸异山梨酯片，依从性差。阿司匹林肠溶胶囊为餐后服用，用法不对。

5．药物剂量过高——剂量过高 患者根据疼痛情况按需服用布洛芬缓释胶囊，但单次剂量有时达到 600mg，超过说明书单次用量限制。

6．药物不良事件——服药时间不对 患者饭前半小时服用铝镁加混悬液，用法错误，不能对饭后胃排空状态下的胃黏膜起到保护作用，应饭后服用。

7．不必要的药物治疗 患者反流性食管炎 4 个月，目前正在服用雷贝拉唑肠溶胶囊、铝镁加混悬液、康复新液，已服用至少 8 周，无反酸、胃灼热症状，可停用上述 3 种药物，之后按需服用。

8．需要额外增加的治疗——实验室检查异常 患者的空腹血糖为 6.29～8.78mmol/L ↑、HbA1c 为 6.3% ↑，为空腹血糖受损状态，应进行饮食和运动控制。

9．需要额外增加的治疗——因身体或疾病状况需要额外的治疗 未接种过流感疫苗。

P（计划：针对每个问题提出干预计划）

1．高脂血症 神经内科就诊，调整降脂药物方案，可以加用依折麦布 10mg qd，控制 LDL-C<1.8mmol/L。是□否□

2．同型半胱氨酸升高 神经内科就诊，增加叶酸 0.8mg qd、维生素 B_6 10mg bid、甲钴胺 500μg tid 降低同型半胱氨酸，此类药物不需长期服用，指标正常后可停用。是□否□

3．胃食管反流需调整服药时间 患者 4 个月前诊断为反流性食管炎，口服雷贝拉唑肠溶胶囊、铝镁加混悬液、康复新液，已服用至少 8 周，目前无反酸、胃灼热等症状，建议停止长期服用雷贝拉唑钠肠溶胶囊、铝镁加混悬液、康复新液，之后按需服用。若今后需要服用铝镁加混悬液，调整铝镁加混悬液为餐后 1～2 小时口服。是□否□

4．幽门螺杆菌阳性 患者有纳差、腹胀症状，可耐受，无腹部疼痛，无恶心、呕吐，拒绝进行胃镜检查，目前难以判断纳差、腹胀与 HP 有无直接关系，请消化内科医生评估是否需要根治 HP。建议复查 ^{13}C 尿素呼吸试验，复查前需停用雷贝拉唑 2 周。若需要抗 HP 治疗，建议避免选用可能延长 Q-T 间期的药物，如克拉霉素。是□否□

5．冠心病需调整服药时间 患者目前需要进行冠心病的二级预防，且根据改良的弗明汉卒中量表评分，患者的 10 年卒中风险为 8%，可以服用阿司匹林进行脑血管疾病的预防，进行患者教育，告知服用阿司匹林、单硝酸异山梨酯的重要性，嘱其规律服药。阿司匹林肠溶胶囊改为早餐前口服。是□否□

6．骨关节炎 建议布洛芬缓释胶囊的单次服用剂量不超过 300mg。是□否□

7．血糖异常 目前空腹血糖受损，建议定期监测血糖，调整饮食，控制主食量，避免服用含糖饮料、粥等食物，增加餐后运动。是□否□

8．疫苗接种 建议定期接种流感疫苗。是□否□

服务时长：30 分钟　　　　　　　下次随访时间：2018.9.15

参考文献:

[1]　中国成人血脂异常防治指南修订联合委员会. 中国成人血脂异常防治指南（2016 年修订版）[J]. 中国循环杂志, 2016, 31（10）: 937-953.

[2]　中华医学会消化病学分会幽门螺杆菌和消化性溃疡学组, 全国幽门螺杆菌研究协作组. 第五次全国幽门螺杆菌感染处理共识报告[J]. 中华内科杂志, 2017, 56（7）: 532-545.

案例提供者: 赵婷　首都医科大学附属北京口腔医院

案例编审者: 张威　北京积水潭医院

案例38：骨关节炎＋骨质疏松＋糖尿病＋高脂血症＋睡眠障碍

案 例 简 介

患者王XX，女，61岁。新发糖尿病1个月、高脂血症6个月、骨质疏松1年、双侧膝骨性关节炎病2年和失眠3年。1个月前住院调整血糖，血糖控制达标，但出院后血糖控制不佳。实验室检查：随机血糖10.6mmo/L，HbA1c 7.2%。已退休，与丈夫一起生活，生活较为规律。她最近膝关节疼痛，清晨腓肠肌痉挛严重，失眠严重。患者希望药师帮助她解决血糖控制不佳、关节疼痛、失眠等问题，并咨询药师骨质疏松如何运动。

重点关注的药物治疗相关问题

1. 该患者的血糖不达标的原因是什么？
2. 该患者膝关节疼痛控制不佳的原因是什么？
3. 该患者骨质疏松的药物治疗和非药物治疗方案是什么？
4. 该患者失眠的治疗方案是什么？
5. 该患者的血脂指标是否达标和药物治疗方案是否合适？

第一部分：要求患者提供的信息

一、授权许可文件

1. 药物治疗方案审查许可书

我特此许可___梁XX药师___审核我的药物治疗方案。我知晓在未获得医生许可前，我的药物治疗方案不会被更改。

针对在药师审核过程中发现的药物治疗问题，我签字同意___梁XX药师___就药物治疗相关问题与我的医生联系。

我许可___梁XX药师___留存我的健康信息资料和药物治疗建议的副本，以便日后的随访和药学监护使用。

我知晓我的个人健康档案会被妥善保密。在未获得我书面许可前，此次档案查阅内容将不会被泄露给法定代理人以外的第三者。

患者或法定代理人签字：王XX　　日期：2018.8.1
患者姓名（正楷）：王XX

2. 医疗档案获取同意书

医院名称：___XXXXXX___
医院地址：___XXXXXX___

我了解药师可能需要与我的医生或其他医护人员讨论我的治疗问题，为了医疗费用报销，有时还可能包括保险公司。我特此许可以上医院药师通过医护人员获取我的医疗／健康档案。该档案将会以保密方式提供给我的药师并专门用于我的治疗。

我签名确认已获得此文件的副本，并同意将我的健康档案给药师和其他医护人员共享。我知晓我可以随时通过书面通知形式，联系以上医院药师撤回此授权书。我同样了解在我撤销授权书之前医院药师获得的医疗档案不侵犯我的隐私权。

患者或法定代理人签字：王XX
日期：2018.8.1
联系电话：XXXXXX
药师：梁XX药师
日期：2018.8.1
联系电话：XXXXXX

3. 获取用药记录申请

尊敬的药师：

此申请表用于许可获得贵药房过去6个月内给以下客户发放药物的打印版清单。药物治疗管理服务的目的是优化患者药学服务质量以及减少不良事件风险。所申请的记录将会

被严格保密，并用于患者的用药教育及依从性监测。

患者姓名　王XX	出生日期　1957.8.1
地址　北京市西城区	社会保险号　XXXXXX

　　我，王XX，许可将以上所申请的记录给予　梁XX药师　用于以上所述的目的。

患者或法定代理人签字　王XX　日期　2018.8.1　联系电话　XXXXXX

药师　梁XX药师　日期　2018.8.1　联系电话　XXXXXX

二、患者健康管理信息表

姓名：王XX　　　　日期：2018.8.1　　　出生日期：1957.8.1

性别（勾选一个）：男　女√　　　　　婚姻状况：已婚

家庭住址：北京市西城区　　　　　　　邮政编码：XXXXXX

你的主诊医生是谁？赵医生

上一次全面体检是什么时候？1个月前

家族史（包括母亲、父亲、兄弟、姐妹、祖父母）

高血压	糖尿病	高脂血症
心脏病	卒中（脑梗死、脑出血）	肾脏病
抑郁症	癌症	其他

既往病史

哮喘	高血压
心律不齐（房颤）	心脏病
焦虑	失眠（睡眠困难）√
慢性阻塞性肺疾病	胃食管反流（反酸）
糖尿病√	溃疡（胃/肠）
抑郁症	甲状腺疾病
癌症	其他：高脂血症、骨质疏松、膝骨性关节炎

既往手术史

阑尾切除术

血管成形术（球囊手术）或支架

冠状动脉旁路移植术（搭桥）

髋关节置换术

子宫切除术

膝关节置换术

心脏起搏器和除颤器

生产手术

其他：

过敏史（药物和食物）__无__

不能耐受的情况（包括既往用药的副作用：恶心、便秘、失眠、头晕、胃部不适等）__无__

当前症状描述

如果你正有以下列表中的症状，圈出所有选项，如果没有，选择"无"

体质上的：

　　体重减轻　盗汗　体重增加　疲劳　（√）无　其他：_____

五官

　　视力问题　重影　青光眼　白内障　（√）无　其他：_____

　　听力障碍　耳鸣　耳痛　眩晕　（√）无　其他：_____

　　鼻塞　流涕　鼻血　感染　（√）无　其他：_____

　　吞咽困难　声音嘶哑　喉咙痛　牙龈出血　（√）无　其他：_____

内分泌

　　腺体肿胀　甲状腺问题　糖尿病 √ （　）无　其他：_____

呼吸系统

　　咳嗽　呼吸急促　咳痰　哮喘　吸烟　（√）无　其他：_____

心血管

　　心痛　高血压　心律失常　心悸　腿部水肿　平躺时呼吸困难　（√）无
　　其他：_____

消化系统

　　便秘　胃食管反流　胃灼热感　胃肠溃疡　肝炎　恶心/呕吐　（√）无
　　其他：_____

泌尿生殖系统

　　尿频　尿痛　血尿　尿失禁　（√）无　其他：_____

肌肉骨骼系统

　　关节痛 √　肌无力　腿部无力　肌肉抽筋　（　）无　其他：_____

神经系统

　　头痛　偏头痛　癫痫　麻木　震颤　晕厥　（√）无　其他：_____

血液淋巴系统

　　出血　血栓　腺体肿胀　（√）无　其他：_____

免疫系统

　　过敏　皮疹　感染　（√）无　其他：_____

心理

　　抑郁　哭闹　焦虑　嗜睡　睡眠障碍 √ （　）无　其他：_____

生活状况与生活习惯

你同谁一起生活：__丈夫__

是否有工作：是　否 √

工作单位：<u>退休</u>

职位：_____

是否吸烟或其他形式的烟草？是　否 √

　如果是，一天几包？_____

曾经吸烟吗？是　否 √

　如果是，一天几包？_____ 持续了多久？_____ 什么时候戒的？_____

是否饮酒？是　否 √

　如果是，饮酒的一般量_____/日　周　月

是否有酒精饮料？是　否 √

　如果是，一般量_____/日　周　月

　持续了多少年？_____ 什么时候戒的？_____

每周锻炼几次？<u>2～3 次，下楼散步半小时</u>

免疫接种

最后一次接种疫苗是什么时候？<u>未接种疫苗</u>

流感

百白破

带状疱疹

肺炎球菌

患者关注的医疗问题

1. 关于你的药物治疗有什么问题？

<u>住院时血糖控制不错，回家后血糖又高了，不知什么原因。</u>

<u>关节疼痛，能长期吃止疼药物吗？</u>

<u>失眠严重，有没有更好的药物？</u>

2. 关于你的健康和治疗状况有什么关心的问题？

<u>我有骨质疏松，担心骨折，不敢运动。</u>

3. 你希望从我们随访中得到什么？

<u>全面评估药物，调整药物治疗。</u>

三、患者生活信息采集表

姓名：王XX		出生日期：1957.8.1	
地址：北京市西城区			
城市：北京	省份：北京	邮编：XXXXXX	
保险：XXXXXX		ID 号：XXXXXX	
填表日期：2018.8.1			

病史（请列出您目前存在或曾经有过的任何疾病状况）	
糖尿病	血脂异常

275

续表

骨质疏松	失眠
膝骨性关节炎	

目前治疗药物（包括所有的处方药、非处方药、膳食补充剂及中药）

药物名称/规格	服用方法	治疗目的	使用时长
阿司匹林肠溶片/100mg	每次1片，每日1次，睡前	心脑血管疾病一级预防	1个月
门冬胰岛素注射剂/300IU	每次8IU，每日3次，餐前即刻，皮下注射	糖尿病	1个月
地特胰岛素注射剂/300IU	每次10IU，每日1次，皮下注射，睡前	糖尿病	1个月
阿托伐他汀钙片/20mg	每次2片，每日1次，睡前	高脂血症	6个月
艾司唑仑片/1mg	每次1～2片，失眠时	失眠	3年
布洛芬缓释胶囊/0.3g	每次1粒，间断	膝骨性关节炎	2年
碳酸钙 D_3 片/（每片含钙300mg/维生素 D_3 60IU）	每次1片，每日1次，晚餐后	骨质疏松	1年

过敏史

药物名称	事件经过
无	

医生信息

医生姓名	科别/专业	电话	
赵医生	内分泌科	XXXXXX	

药店名称

常用药店或者医院药房	电话
XXXXXX	XXXXXX
常用药店或者医院药房	电话
XXXXXX	XXXXXX

日期　　2018.8.1

姓名　　王XX

出生日期　1957.8.1　　　年龄　　60

患者就诊提醒：请携带下列物品

医保卡

所有处方药及非处方药，包括非常规服用的药物

眼镜（如果需要）

助听器（如果需要）

您是否有视力问题？　　否

您是否有听力问题？　　否

您能自己完成表格填写吗？　能

您是否需要您的照料人协助完成 MTM 咨询？（如果需要，请在最后一页相应位置签字）　不需要

您觉得您对我们给予的用药指导（书面或口头）是否可能会理解困难？　否

您觉得您的健康问题对您的生活质量产生了怎样的影响？　生活不便

请回答"是"或"否"，并尽量给予说明。

当您症状有所好转，疾病有所控制时，您是否会漏服药物？　是

您忘记服药的频率是？　很少忘记

当您服药期间感觉疾病加重时，您有过减少服药或停止服药吗？　否

当您旅行或离家时，您有时会忘记携带药物吗？　很少忘记

您有过向他人借药或借给他人药的经历吗？　否

您上次住院的时间是？　1 个月前

（大致的时间、住院原因、住院时长、出院返回地点）1 个月前因糖尿病入住内分泌科，10 天后出院回家

请写下您日常就诊的诊所及医生（分类写出心血管医生、急诊医生、骨科医生等）

内分泌科赵医生

神内科马医生

骨科黄医生

营养状况

您现居住地在：□南方　■北方（以长江分界），■城市　□农村

身高　161cm　　体重　67kg　　腹围　86cm　　骨架：□小　□中　■大

您认为您的最佳体重应该是？　61kg　（您的最高体重是　70kg　，最低体重是　61kg　）

您 1 年前体重是？　65kg　　过去 1 年的体重变化为　+2kg

您平时不吃正餐的频率是？□3～4 次／周　□1 次／周　■极少

您通常的进餐时间是：

早餐　7　am，午餐　12　am，晚餐　6　pm　加餐　下午 3 点

1. 您每周吃快餐或加餐的频率是？

□4 次或更多　□1～3 次　■极少

2. 您每日吃多少蔬菜或水果？

■2 份或更少　□3～4 份　□5 份或更多

3. 您每日摄入多少可乐、果汁、调味茶等含糖饮料（无糖饮料除外）？

□3 份或更多　□1～2 份　■极少

请写出您昨天进食的所有食物和饮料

6am～6pm

早餐：1 个鸡蛋，1 个烧饼，1 袋牛奶

午餐：红烧肉，炒白菜，1 碗米饭

下午：1 个桃

6pm～6am

晚餐：鸡肉茄丁面，红烧带鱼

对于不应与食物同时服用的药物,您是如何与进食隔开的? <u>隔开 0.5 小时</u>
您是否食用葡萄柚? <u>否</u>

请描述您日常的活动

1. 您一般几点起床? <u>6 点</u>
2. 您一般几点睡觉? <u>22 点</u>
3. 您入睡困难吗? <u>是</u> 夜间有睡眠不好吗? <u>睡眠浅</u>
4. 您服用安眠药物吗? <u>是</u>
   您以下时间段的主要活动内容是:

   　　a 上午 <u>买菜</u>
   　　b 下午 <u>在家做家务</u>
   　　c 晚上 <u>小区散步</u>

   您有过跌倒吗? <u>是</u>
   您现在仍在开车吗? <u>否</u>
   您在日常活动中和护理上有人照料吗? <u>否</u>
   如果有人照料,请告知,照料人是 <u>XXX</u>
   您愿意与您的照料人讨论您的药物治疗和医疗护理吗? <u>愿意</u>
   如果您许可由您的照料人协助完成药物治疗评估,请签字 <u>王 XX</u>
   照料人的姓名和电话(如果有) <u>XXX(XXXXXX)</u>

   签名 <u>王 XX</u>

第二部分：药师访谈与干预

四、患者用药重整清单及不良反应记录

（一）患者用药重整清单

姓名：王 XX　　出生日期：1957.8.1

记录所有药物：包括处方药、非处方药、中药和其他膳食补充剂

请随身携带这个记录，并交给医生、药师和其他医疗服务提供者看

药物		用于治疗什么？	什么时候服用？	开始日期	停止日期	医生	特殊说明
药物名称	剂量						
门冬胰岛素注射剂 /300IU	每次 8IU，每日 3 次，皮下注射	糖尿病	餐前即刻	2018.7	至今	赵医生	1 个月
地特胰岛素注射剂 /300IU	每次 10IU，每日 1 次，皮下注射	糖尿病	睡前	2018.7	至今	赵医生	1 个月
阿托伐他汀钙片 /20mg	每次 2 片，每日 1 次	高脂血症	睡前	2018.2	至今	赵医生	6 个月
阿司匹林肠溶片 / 100mg	每次 1 片，每日 1 次	心脑血管疾病一级预防	睡前	2018.7	至今	赵医生	1 个月
艾司唑仑片 /1mg	每次 1～2 片，每日 1 次	失眠	失眠时	2015.7	至今	马医生	3 年
布洛芬缓释胶囊 /0.3g	每次 1 粒，间断	膝骨性关节炎	间断	2016.7	至今	黄医生	2 年
碳酸钙 D$_3$ 片 /（每片含钙 300mg/ 维生素 D$_3$ 60IU）	每次 1 片，每日 1 次	骨质疏松	晚餐后	2017.7	至今	黄医生	1 年

（二）患者既往用药不良反应记录

姓名：王 XX　　出生日期：1957.8.1　　电话：XXXXXX

请随身带着您这份记录，并交给医生、药师或其他医务人员看

紧急联系信息

姓名：张 XX

关系：丈夫

电话：XXXXXX

初级保健医师

姓名：赵 XX

电话：XXXXXX

药房 / 药师

姓名：梁 XX

电话：XXXXXX

续表

过敏

我对什么过敏？（药物、食物和其他）	过敏或反应时的表现
无	

药物导致的其他问题

导致问题的药物名称	药物导致的问题有哪些
无	

当医生给你开了一种新的药物，请询问医生或药师如下问题：

我正在服用的是什么？
它是用来治疗什么的？
何时服用？
有副作用吗？
有什么特殊注意事项吗？
漏服会发生什么？

备注：	

患者签名：王XX	医务人员签名：梁XX	上次更新的日期	2018.8.1
		上次医务人员评价的日期：2018.8.1	

五、实验室及影像学检查结果

姓名：<u>王XX</u>　　　　出生日期：<u>1957.8.1</u>　　　　ID 号：<u>XXXXXX</u>

性别：男　女 √　　　　填表日期：<u>2018.8.1</u>

化验检查结果

日期	检查项目	检查结果	高/低/正常	日期	检查项目	检查结果	高/低/正常
2018.7.10	TC	4.2mmol/L	正常	2018.7.10	空腹血糖	5.8mmol/L	正常
2018.7.10	LDL-C	1.7mmol/L	正常	2018.7.10	餐后 2 小时	7.5mmol/L	正常
2018.7.10	TG	1.4mmol/L	正常	2018.7.10	HbA1c	6.8%	正常
2018.7.10	HDL-C	1.1mmol/L	低	2018.7.10	GOT	15U/L	正常
2018.7.10	Scr	54μmol/L	正常	2018.7.10	GPT	14U/L	正常
2018.7.10	25-OH- 维生素 D	15ng/ml	低	2018.7.10	血钙	2.31mmol/L	正常
2018.7.27	随机血糖	10.6mmol/L	高				
	HbA1c	7.2%	高				

六、药物治疗相关问题（MRP）和权重排序

药师姓名：梁XX　建档日期：2018.8.1

姓名　王XX　性别　□男　■女　出生日期　1957.8.1

序号	患者信息		MRP类别（见编写说明附表）							实际/潜在MRP	权重（高/中/低）	MRP详细描述
	疾病/医疗问题	药物	适应证		有效性		安全性		依从性			
			1. 不必要的药物治疗	2. 需要增加额外的治疗方案	3. 无效的药物治疗	4. 药物剂量过低	5. 药物不良事件	6. 药物剂量过高	7. 用药依从性问题			
1	糖尿病/血糖控制不佳	门冬胰岛素注射剂、地特胰岛素注射剂							7.4 药物费用对于患者而言过于昂贵	实际	高	患者住院期间进行强化治疗，三餐前即刻注射门冬胰岛素，每次8IU；睡前皮下注射地特胰岛素10IU，配合饮食控制血糖达标。患者回家后自行注射，担心浪费，未及时更换针头，导致针头堵塞，胰岛素的注射剂量不足
2	膝骨性关节炎/关节疼痛	布洛芬缓释胶囊							7.1 患者对药物信息了解不足	实际	高	患者担心止疼药物伤胃，且与抗血小板药物联合担心胃出血问题，间断服用布洛芬
3	失眠	艾司唑仑片			3.3 所用药物对其治疗的适应证效果不佳					实际	高	患者近1个月失眠症状加重，以入睡困难为主，服用艾司唑仑2片仍有失眠症状
4	高脂血症/降脂药物用量过大	阿托伐他汀钙片						6.1 剂量过高		实际	中	患者一直服用阿托伐他汀钙40mg qd。患者同时患有糖尿病，LDL-C应降至2.60mmol/L以下，患者的LDL-C已达标为1.70mmol/L，阿托伐他汀的用药过多

患者信息　姓名　王XX　性别　□男　■女　出生日期　1957.8.1

序号	疾病/医疗问题	药物	MRP类别（见编写说明附表）							实际/潜在MRP	权重（高/中/低）	MRP详细描述
			适应证		有效性		安全性		依从性			
			1.不必要的药物治疗	2.需要增加额外的治疗方案	3.无效的药物治疗	4.药物剂量过低	5.药物不良事件	6.药物剂量过高	7.用药依从性问题			
5	骨质疏松/25-OH-维生素D值低，运动少	碳酸钙D₃片		2.1因身体或疾病状况需要增加额外的治疗方案						实际	中	患者的25-OH-维生素D为15ng/ml，最近清晨腓肠肌痉挛严重，手部麻木，担心骨折，平时很少运动。每周散步2～3次，每次半小时
6	超重			2.1因身体或疾病状况需要增加额外的治疗方案						实际	中	患者的BMI为26kg/m²，属于超重
7	疫苗接种			2.1因身体或疾病状况需要增加额外的治疗方案						实际	低	患者为中老年女性，基础疾病较多，未按时接种疫苗

随访建议：根据以上发现的7个药物治疗相关问题的权重排序，计划随访2～3次。

七、患者健康管理行动方案

患者姓名	王XX
医生（电话）	赵XX（XXXXXX）
药房/药师（电话）	梁XX（XXXXXX）
制订日期	2018.8.1

为了帮助您获得最佳药物治疗效果，现将重要的执行计划列为下表；
该列表可以帮助您和您的药师或医生管理您服用的药物，您可以在每一项旁边的空格中记录您的完成情况。

序号	计划步骤→我需要做什么……	记录：我做了什么？什么时候做的？……
1	学习诺和笔的正确使用方法及保存方法，监测血糖变化。指导患者胰岛素笔的使用，每次更换针头，注意每次更换注射部位和注射技巧	
2	规律服用止疼药物控制关节疼痛	
3	就诊神经内科，调整他汀药物的用量和调整失眠药物	
4	就诊骨科，调整治疗骨质疏松的药物，提示患者高钙、优质蛋白饮食，每天晒太阳半小时，预防跌倒	
5	进行饮食和运动控制。降低体重，控制BMI<24kg/m²，即体重<61.4kg。低盐、低脂饮食，控盐为6g/d以下，每日瘦肉2两、鸡蛋1个、牛奶250ml、水果和蔬菜500g。每周锻炼3～5次，每天30分钟中等强度的有氧运动，如快走、游泳、骑自行车等保护膝关节的运动。最好选择下午或傍晚进行锻炼。运动对于骨质疏松患者有益处，要注意防止跌倒	

药师与患者预约下次随访时间：2018.8.15

八、药师与医生沟通表

表-1

医生：骨科黄医生	日期：2018.8.1
传真：XXXXXX	电话：XXXXXX
患者姓名：王XX	身份证号：XXXXXX
出生日期：1957.8.1	ID编号：XXXXXX

药师建议

黄医生：您好！
　　药师最近对上面提到的患者进行了用药审核，我们发现了一些关于药物治疗方面的相关问题，并给予您的建议如下，敬请考虑。

续表

药物治疗问题：

患者确诊为骨质疏松，近期查 25-OH- 维生素 D 为 15ng/ml，偏低，最近清晨腓肠肌痉挛严重、手部麻木，考虑仅补充碳酸钙片治疗不足。根据《原发性骨质疏松症诊疗指南（2017）》，建议老年人的血清 25-0H-D 水平等于或高于 30ng/ml 以降低跌倒和骨折风险，对于经骨密度检查确认为骨质疏松症的患者，可用抗骨质疏松药物治疗以改善骨质量。

药师推荐：

患者目前血钙、肾功能正常，可否联合使用骨化三醇和阿仑膦酸钠维 D_3。骨化三醇每日 2 次，每次 1 片，餐后即服；阿仑膦酸钠维 D_3 每周 1 次，早晨空腹服用 1 片。

医生给药师的反馈

☐ 建议被接受 _____

☐ 部分接受，修改 _____

☐ 拒绝，请说明 _____

☐ 其他 _____

医生签名 _____

药房或医疗机构名称： XXXXXX

药师： 梁XX 药师

传真： XXXXXX   电话： XXXXXX   邮箱： XXXXXX

地址： XXXXXX

感谢您对此事的重视！

表 -2

医生： 神经内科马医生	日期： 2018.8.1
传真： XXXXXX	电话： XXXXXX

患者姓名： 王XX	身份证号： XXXXXX
出生日期： 1957.8.1	ID 编号： XXXXXX

药师建议

马医生：您好！

药师最近对上面提到的患者进行了用药审核，我们发现了一些关于药物治疗方面的相关问题，并给予您的建议如下，敬请考虑。

药物治疗问题：

1. 高脂血症：根据《中国成人血脂异常防治指南（2016 年修订版）》，患者既往有糖尿病，LDL-C 的目标值为 2.6mmol/L 以下。患者一直服用阿托伐他汀钙 40mg qd，目前 LDL-C 已达标为 1.70mmol/L，阿托伐他汀钙的剂量过高。

2. 睡眠障碍：患者以入睡困难为主，自服 2 片艾司唑仑仍效果欠佳。

药师推荐：

1. 可否将阿托伐他汀钙 40mg qd 改为 20mg qd，并配合生活方式低脂、低油饮食及运动。建议患者用药 6 周内复查血脂及氨基转移酶和肌酸激酶。如血脂能达到目标值，且无药物不良反应，逐步改为每 6～12 个月复查 1 次血脂情况。

2. 患者以入睡困难为主，可否将艾司唑仑换为起效更快、效果更强的酒石酸唑吡坦片，睡前 1 片。

医生给药师的反馈

□建议被接受＿＿＿＿＿＿＿＿＿＿＿＿＿＿＿＿＿

□部分接受，修改＿＿＿＿＿＿＿＿＿＿＿＿＿＿＿

□拒绝，请说明＿＿＿＿＿＿＿＿＿＿＿＿＿＿＿＿

□其他＿＿＿＿＿＿＿＿＿＿＿＿＿＿＿＿＿＿＿＿

医生签名＿＿＿＿＿＿＿＿＿＿＿＿＿＿＿＿＿＿＿

药房或医疗机构名称：**XXXXXX**
药师：**梁 XX 药师**
传真：**XXXXXX**　　　电话：**XXXXXX**　　　邮箱：**XXXXXX**
地址：**XXXXXX**
感谢您对此事的重视！

九、患者健康管理药历（SOAP）

患者姓名：王XX	
患者编号：XXXXXX	保险公司：XXXXXX
出生日期：1957.8.1	年龄：61
性别：女	评估日期：2018.8.1

S（主观资料：患者自诉）

患者为 61 岁的中老年女性，既往糖尿病 1 个月、高脂血症 6 个月、骨质疏松病史 1 年、双侧膝骨性关节炎病史 2 年、失眠病史 3 年。患者诉出院时血糖控制达标，出院回家后血糖又高出正常范围，胰岛素笔不太会使用。最近膝关节疼痛，清晨腓肠肌痉挛严重，失眠严重。患者希望通过 MTM 服务了解如何调整好血糖，胰岛素笔的使用，改善关节疼痛、骨质疏松、失眠等问题。

O（客观资料：查体或实验室检查资料）

查体：身高 161cm，体重 67kg，计算 BMI 为 $26kg/m^2$，腰围 86cm，BP 130/70mmHg，HR 80 次 /min，RP 19 次 /min，T 36.2℃。

实验室检查（2017.7.27）：

血脂：TC 4.20mmol/L，LDL-C 1.70mmol/L，TG 1.40mmol/L，HDL-C 1.10mmol/L。

血肌酐：Scr 54μmol/L。

随机血糖 10.6mmol/L，HbA1c 7.2%。

A（评估：药师发现的问题，从最重要到最不重要进行排序）

1. 用药依从性问题——药物费用对于患者而言过于昂贵　患者住院期间进行强化治疗，三餐前即刻注射门冬胰岛素每次 8IU，睡前皮下注射地特胰岛素 10IU，配合饮食控制血糖达标。患者回家后自行注射，担心浪费，未及时更换针头，导致针头堵塞，胰岛素的注射剂量不足，血糖未达标。

2. 用药依从性问题——患者对止疼药物了解不足　患者膝关节疼痛未控制好，担心止疼药物伤胃，且与抗血小板药物阿司匹林联合担心出血问题，间断服用布洛芬，止疼效果欠佳，用法不正确。

3. 无效的药物　患者失眠病史已有 3 年，最近 1 个月加重，自服 2 片艾司唑仑效果欠佳，患者以入睡困难为主。

4. 药物剂量过高　患者一直服用阿托伐他汀钙 40mg qd。患者的 LDL-C 已达标为 1.70mmol/L，剂量过高。

5. 需要额外增加的治疗　患者骨质疏松，担心骨折，不敢运动，应进行运动教育。患者确诊为骨质疏松，25-OH- 维生素 D 为 15ng/ml，最近清晨腓肠肌痉挛严重、手部麻木，只基础补钙治疗不足，需要联合使用维生素 D 制剂及治疗骨质疏松的药物。

6. 需要额外增加的治疗——患者超重　患者的 BMI 为 $26kg/m^2$，超重，且喜荤食，不爱吃蔬菜和水果。患者担心骨折，不敢运动，只是慢走。

7. 需要额外增加的治疗　未接种疫苗。

续表

P(计划:针对每个问题的干预计划)

1. 糖尿病 根据《中国 2 型糖尿病防治指南(2017 年版)》,患者的治疗目标为空腹血糖 7.0mmol/L 以下、餐后血糖 10.0mmol/L 以下。加强患者用药教育。

(1)指导患者胰岛素笔的使用,每次更换针头,注意每次更换注射部位和注射技巧。是□否□

(2)笔芯的贮存:未开启的笔芯置冰箱冷藏保存,正在使用的本品或随身携带的备用品不要放于冰箱中。**门冬胰岛素可在室温下(超过 30℃)存放 4 周,地特胰岛素可在室温下(不超过 30℃)存放 6 周。是□否□**

(3)低血糖的处理:随身携带糖果、点心,并携带药物使用标签,告知使用的药物和家属联系方式。是□否□

(4)血糖监测方法:在家自测血糖,空腹、三餐后、睡前,并记录,每周至少 3 天。根据血糖水平每次调整 1～4IU,直到血糖达标。是□否□

(5)对患者进行糖尿病知识的相关教育:发放教育手册,告知何时做相关检查,如 HbA1c、肝肾功能、眼底等。是□否□

(6)制订饮食、运动计划,讲解饮食交换份的概念。是□否□

2. 膝骨性关节疼痛 根据 2017《临床药师实践指南:骨关节炎的管理》,评估患者无心脏、肾脏、胃肠道问题,建议连续服用非选择性 COX 抑制剂布洛芬 14 天评估疗效,若好转停药,若不好转选择其他药物治疗。并进行患者教育,消除患者对止疼药物伤胃的疑虑。是□否□

3. 失眠 评估患者属于以入睡困难为主,建议换为起效更快、作用更强的镇静催眠药如酒石酸唑吡坦片,并指导患者上床后服用。是□否□

4. 高脂血症 根据 China-PAR 模型评估心脑血管病 10 年发病风险为 12.2%,根据《中国成人血脂异常防治指南(2016 年修订版)》,患者既往有糖尿病,LDL-C 目标值为 2.6mmol/L 以下。患者目前 LDL-C 已达标为 1.70mmol/L,一直服用阿托伐他汀钙 40mg qd,剂量过高,建议改为每天 20mg 并配合生活方式低脂、低油饮食及运动。建议患者用药 6 周内复查血脂及氨基转移酶和肌酸激酶。如血脂能达到目标值,且无药物不良反应,逐步改为每 6～12 个月复查 1 次。是□否□

5. 骨质疏松 患者骨质疏松,不敢运动,根据《原发性骨质疏松症诊疗指南(2017)》,建议老年人的血清 25-0H-D 水平等于或高于 30ng/ml 以降低跌倒和骨折风险,建议增加骨化三醇;对于经骨密度检查确认为骨质疏松症的患者,应用抗骨质疏松药物治疗以改善骨质量,建议增加阿仑膦酸钠维 D_3。

运动预防骨质疏松必不可少,当人运动时,关节的活动可以拉动肌肉收缩,再直接作用于骨组织,使骨组织不停地受到刺激,骨内的血流量增加,成骨细胞活性增高,骨密度增强,久而久之骨骼就会变得强健。另外,户外运动的同时还可以接受日照,每天 20 分钟充足的日照对维生素 D 的生成及钙质的吸收起到非常关键的作用。指导患者适当运动和晒太阳。是□否□

6. 超重 进行饮食和运动教育。建议患者降低体重,控制 BMI<24kg/m²,即体重<61.4kg。低盐、低脂饮食,控盐为 6g/d 以下,每天瘦肉 2 两、鸡蛋 1 个、牛奶 250ml、水果和蔬菜 500g。每周锻炼 3～5 次,每天 30 分钟中等强度的有氧运动,如快走、游泳、骑自行车等保护膝关节的运动。最好选择下午或傍晚进行锻炼。运动对于骨质疏松患者带来益处,要注意防止跌倒。是□否□

7. 疫苗接种 建议每年按时接种流感疫苗。是□否□

服务时长:30 分钟　　　　　　下次随访时间:2018.8.15

参考文献:

[1] 中华医学会糖尿病学分会. 中国 2 型糖尿病防治指南(2017 年版)[J]. 中华糖尿病杂志,2018,10(1):4-67.

[2] KIELLY J, DAVIS E M, MARA C. Practice guidelines for pharmacists: The management of osteoarthritis[J]. Can Pharm J(Ott), 2017, 150(3):156-168.

[3] 中国成人血脂异常防治指南修订联合委员会. 中国成人血脂异常防治指南(2016 年修订版)[J]. 中国循环杂志, 2016, 31(10): 937-953.

[4] 中华医学会骨质疏松和骨矿盐疾病分会. 原发性骨质疏松症诊疗指南(2017)[J]. 中华骨质疏松和骨矿盐疾病杂志, 2017, 10(5): 413-443.

案例提供者: 梁健华　北京积水潭医院

案例编审者: 张威　北京积水潭医院

案例 39：骨质疏松 + 高脂血症 + 冠心病 + 高血压

案 例 简 介

患者李 XX，女，61 岁。患有高血压、心律不齐（房颤）（未明确）、冠心病、骨关节炎、骨质疏松和高脂血症，目前使用多种药物控制，无药物和食物过敏史。实验室检查：低密度脂蛋白 3.0mmol/L，血清 25- 羟基维生素 D_3 24ng/L，骨密度 −2.6SD。已退休，与丈夫一起居住。她最近血压偏低且感觉关节疼痛。患者希望药师能帮助解决血压控制不佳、关节疼痛的问题，并不希望用太多药物。

重点关注的药物治疗相关问题

1. 哪些因素可能导致该患者近期血压偏低？
2. 该患者关节疼痛治疗效果不佳的原因是什么？
3. 该患者的血脂控制不达标的原因是什么？
4. 该患者的用药依从性如何？
5. 该患者有哪些心血管危险因素？

第一部分：要求患者提供的信息

一、授权许可文件

1. 药物治疗方案审查许可书

我特此许可 _廖XX药师_ 审核我的药物治疗方案。我知晓在未获得医生许可前，我的药物治疗方案不会被更改。

针对在药师审核过程中发现的药物治疗问题，我签字同意 _廖XX药师_ 就药物治疗相关问题与我的医生联系。

我许可 _廖XX药师_ 留存我的健康信息资料和药物治疗建议的副本，以便日后的随访和药学监护使用。

我知晓我的个人健康档案会被妥善保密。在未获得我书面许可前，此次档案查阅内容将不会被泄露给法定代理人以外的第三者。

患者或法定代理人签字：_李XX_　　日期：_2018.8.20_
患者姓名（正楷）：_李XX_

2. 医疗档案获取同意书

医院名称：　_XXXXXX_
医院地址：　_XXXXXX_

我了解药师可能需要与我的医生或其他医护人员讨论我的治疗问题，为了医疗费用报销，有时还可能包括保险公司。我特此许可以上医院药师获取我的医疗健康档案。该档案将会以保密方式提供给我的药师并专门用于我的治疗。

我签名确认已获得此文件的副本，并同意将我的健康档案给药师和其他医护人员共享。我知晓我可以随时通过书面通知形式，联系以上医院药师撤回此授权书。我同样了解在我撤销授权书之前医院药师获得的医疗档案不侵犯我的隐私权。

患者或法定代理人签字：_李XX_
日期：_2018.8.20_
联系电话：_XXXXXX_
药师：_廖XX药师_
日期：_2018.8.20_
联系电话：_XXXXXX_

3. 获取用药记录申请

尊敬的药师：

此申请表用于许可获得贵药房过去6个月内给以下客户发放药物的打印版清单。药物治疗管理服务的目的是优化患者药学服务质量以及减少不良事件风险。所申请的记录将会

被严格保密,并用于患者的用药教育及依从性监测。

患者姓名 李XX	出生日期 1957.12.7
地址 XXXXXX	社会保险号 XXXXXX

我,李XX许可将以上所申请的记录给予 <u>廖XX</u> 用于以上所述的目的。

患者或法定代理人签字 <u>李XX</u> 日期 <u>2018.8.20</u> 联系电话 <u>XXXXXX</u>
药师 <u>廖XX药师</u> 日期 <u>2018.8.20</u> 联系电话 <u>XXXXXX</u>

二、患者健康管理信息表

姓名:<u>李XX</u>　　　日期:<u>2018.8.20</u>　　出生日期:<u>1957.12.7</u>
性别(勾选一个):男　女 √　　　婚姻状况:<u>已婚</u>
家庭住址:<u>北京市西城区</u>　　　邮政编码:<u>XXXXXX</u>

你的主诊医生是谁?<u>XXXXXX</u>
上一次全面体检是什么时候?<u>2013</u>

家族史(包括母亲、父亲、兄弟、姐妹、祖父母)

高血压 √	糖尿病	高脂血症
心脏病	卒中(脑梗死、脑出血)	肾脏病
抑郁症	癌症	其他

既往病史

哮喘	高血压 √
心律不齐(房颤) √	心脏病 √
焦虑	失眠(睡眠困难)
慢性阻塞性肺疾病	胃食管反流(反酸)
糖尿病	溃疡(胃/肠)
抑郁症	甲状腺疾病
癌症	其他:骨关节炎、骨质疏松、高脂血症

既往手术史
阑尾切除术
血管成形术(球囊手术)或支架
冠状动脉旁路移植术(搭桥)
髋关节置换术
子宫切除术
膝关节置换术
心脏起搏器和除颤器

生产手术

其他：

过敏史（药物和食物）　无

不能耐受的情况（包括既往用药的副作用：恶心、便秘、失眠、头晕、胃部不适等）　无

当前症状描述

如果你正有以下列表中的症状，圈出所有选项，如果没有，选择"无"

体质上的

　体重减轻　盗汗　体重增加　疲劳　（✓）无　其他：＿＿＿＿＿

五官

　视力问题　重影　青光眼　白内障　（✓）无　其他：＿＿＿＿＿

　听力障碍　耳鸣　耳痛　眩晕　（✓）无　其他：＿＿＿＿＿

　鼻塞　流涕　鼻血　感染　（✓）无　其他：＿＿＿＿＿

　吞咽困难　声音嘶哑　喉咙痛　牙龈出血　（✓）无　其他：＿＿＿＿＿

内分泌

　腺体肿胀　甲状腺问题　糖尿病　（✓）无　其他：＿＿＿＿＿

呼吸系统

　咳嗽　呼吸急促　咳痰　哮喘　吸烟　（✓）无　其他：＿＿＿＿＿

心血管

　心痛　高血压✓　心律失常　心悸　腿部水肿✓　平躺时呼吸困难　（　）无

　其他：＿＿＿＿＿

消化系统

　便秘　胃食管反流　胃灼热感　胃肠溃疡　肝炎　恶心/呕吐　（✓）无

　其他：＿＿＿＿＿

泌尿生殖系统

　尿频　尿痛　血尿　尿失禁　（✓）无　其他：＿＿＿＿＿

肌肉骨骼系统

　关节痛✓　肌无力　腿部无力　肌肉抽筋　（　）无　其他：＿＿＿＿＿

神经系统

　头痛　偏头痛　癫痫　麻木　震颤　晕厥　（✓）无　其他：＿＿＿＿＿

血液淋巴系统

　出血　血栓　腺体肿胀　（✓）无　其他：＿＿＿＿＿

免疫系统

　过敏　皮疹　感染　（✓）无　其他：＿＿＿＿＿

心理

　抑郁　哭闹　焦虑　嗜睡　睡眠障碍　（✓）无　其他：＿＿＿＿＿

生活状况与生活习惯

你同谁一起生活：丈夫

是否有工作：是　否√

工作单位：<u>XXXXXX</u>

职位：<u>XXXXXX</u>

是否吸烟或其他形式的烟草？是　否√

　　如果是，一天几包？_____

曾经吸烟吗？是　否√

　　如果是，一天几包？_____持续了多久？_____什么时候戒的？_____

是否饮酒？是　否√

　　如果是，饮酒的一般量_____/日　周　月

是否有酒精饮料？是　否√

　　如果是，一般量_____/日　周　月

　　持续了多少年？_____什么时候戒的？_____

每周锻炼几次？<u>7次</u>

免疫接种

最后一次接种疫苗是什么时候？<u>不详</u>

流感

百白破

带状疱疹

肺炎球菌

患者关注的医疗问题

1. 关于你的药物治疗有什么问题？

<u>血压有些偏低，用不用停药？</u>

<u>用了很多药治疗膝关节，仍然没有明显好转，该怎么办？</u>

2. 关于你的健康和治疗状况有什么关心的问题？

<u>关节炎影响行动，怎么办？</u>

<u>我现在的血压控制的可以吗？</u>

<u>我不喜欢用太多药物，怎么办？</u>

3. 你希望从我们随访中得到什么？

<u>希望血压平稳。</u>

<u>希望膝关节好转。</u>

三、患者生活信息采集表

姓名：李XX		出生日期：1957.12.7
地址：北京市西城区		
城市：北京	省份：北京	邮编：XXXXXX
保险：XXXXXX		ID 号：XXXXXX
填表日期：2018.8.20		

续表

病史（请列出您目前存在或曾经有过的任何疾病状况）	
骨关节炎	骨质疏松
高血压	高脂血症
冠心病	房颤（未明确）

目前治疗药物（包括所有的处方药、非处方药、膳食补充剂及中药）			
药物名称/规格	服用方法	治疗目的	使用时长
缬沙坦胶囊/80mg	每次1粒，每日1次（晨起）	降压	5年
心元胶囊/0.3g	每次3粒，每日3次	冠心病	5年
碳酸钙 D_3/Ca 300mg：VD_3 60IU	每次1片，每日1次	骨质疏松	6年（间断）
骨化三醇胶丸/0.25μg	每次1粒，每日2次	骨质疏松	6年（间断）
阿托伐他汀钙片/20mg	每次1片，每日1次（睡前）	降血脂	6年（间断）
奇正贴膏	每次1贴，每日1次	关节炎疼痛	6个月

过敏史	
药物名称	事件经过
无	

医生信息			
医生姓名	科别/专业	电话	
宋医生	心内科	XXXXXX	

药店名称	
常用药店或者医院药房	电话
XXXXXX	XXXXXX
其他药店或者医院药房	电话
XXXXXX	XXXXXX

日期___2018.8.20___

姓名___李XX___ 出生日期___1957.12.7___ 年龄___60___

患者就诊提醒：请携带下列物品

医保卡

所有处方药及非处方药，包括非常规服用的药物

眼镜（如果需要）

助听器（如果需要）

您是否有视力问题？___否___

您是否有听力问题？___否___

您能自己完成表格填写吗？___能___

您是否需要您的照料人协助完成 MTM 咨询？（如果需要，请在最后一页相应位置签字）　不需要

您觉得您对我们给予的用药指导（书面或口头）是否可能会理解困难？　否

您觉得您的健康问题对您的生活质量产生了怎样的影响？膝关节肿胀，行动受限，对生活的影响很大

请回答"是"或"否"，并尽量给予说明。

当您症状有所好转，疾病有所控制时，您是否会漏服药物？　是

您忘记服药的频率是？　一周 1～2 次

当您服药期间感觉疾病加重时，您有过减少服药或停止服药吗？　否

当您旅行或离家时，您有时会忘记携带药物吗？　否

您有过向他人借药或借给他人药的经历吗？　否

您上次住院的时间是？　无

（大致的时间、住院原因、住院时长、出院返回地点）　不记得

请写下您日常就诊的诊所及医生（分类写出心血管医生、急诊医生、骨科医生等）

　不记得

营养状况

您现居住地在：□南方　■北方（以长江分界），■城市　□农村

身高　160cm　　体重　67kg　　腰围　86kg　　骨架：■小　□中　□大

您认为您的最佳体重应该是？　60kg　（您的最高体重是　69kg　，最低体重是　65kg　）

您 1 年前体重是？　65kg　　过去 1 年的体重变化为　+2kg

您平时不吃正餐的频率是？■3～4 次 / 周　□1 次 / 周　□极少

您通常的进餐时间是：

早餐　7：30　am，午餐　12：30　am，晚餐　19：00　pm　加餐　无

1. 您每周吃快餐或加餐的频率是？

□4 次或更多　□1～3 次　■极少

2. 您每日吃多少蔬菜或水果？

□2 份或更少　■3～4 份　□5 份或更多

3. 您每日摄入多少可乐、果汁、调味茶等含糖饮料（无糖饮料除外）？

□3 份或更多　□1～2 份　■极少

请写出您昨天进食的所有食物和饮料

6am～6pm　6pm～6am

早餐：牛奶，玉米

午餐：肉饼，烧茄子，黄瓜

晚餐：馅饼，炖鸡，炒白菜，八宝粥

下午：苹果 1 个

对于不应与食物同时服用的药物，您是如何与进食隔开的？　饭后半小时

您是否食用葡萄柚？　否

请描述您日常的活动

1. 您一般几点起床？ 7：00
2. 您一般几点睡觉？ 23：00
3. 您入睡困难吗？ 否 夜间有睡眠不好吗？ 否
4. 您服用安眠药物吗？ 否

您以下时间段的主要活动内容是：

    a 上午 收拾屋子，看视频，活动

    b 下午 看视频，弹琴

    c 晚上 看书

您有过跌倒吗？ 有

您现在仍在开车吗？ 否

您在日常活动中和护理上有人照料吗？ 无

如果有人照料，请告知，照料人是_____

您愿意与您的照料人讨论您的药物治疗和医疗护理吗？_____

如果您许可由您的照料人协助完成药物治疗评估，请签字_____

照料人的姓名和电话（如果有）_____

签名 李XX

第二部分：药师访谈与干预

四、患者用药重整清单及不良反应记录

（一）患者用药重整清单

姓名：李XX　　出生日期：1957.12.7

记录所有药物：包括处方药、非处方药、中药和其他膳食补充剂

请随身携带这个记录，并交给医生、药师和其他医疗服务提供者看

药物		用于治疗什么？	什么时候服用？	开始日期	停止日期	医生	特殊说明
药物名称	剂量						
缬沙坦胶囊 /80mg	每次 1 粒，每日 1 次	高血压	晨起	2013	至今	XXX	
心元胶囊 /0.3g	每次 3 粒，每日 3 次	冠心病	三餐后	2013	至今	XXX	
碳酸钙 D_3 /（Ca 300mg：VD_3 60IU）	每次 1 片，每日 1 次	骨质疏松	晚餐后	2012	至今	XXX	间断服用
骨化三醇胶丸 /0.25μg	每次 1 粒，每日 2 次	骨质疏松	早、晚餐后	2012	至今	XXX	间断服用
阿托伐他汀钙片 /20mg	每次 1 片，每晚 1 次	高脂血症	睡前	2013	至今	XXX	间断服用
奇正贴膏	每次 1 贴，每日 1 次，外用	关节炎	睡前	2018.2	至今	XXX	

（二）患者既往用药不良反应记录

姓名：李XX　　出生日期：1957.12.7　　电话：XXXXXX

请随身带着您这份记录，并交给医生、药师或其他医务人员看

紧急联系信息

姓名：XXX

关系：丈夫

电话：XXXXXX

初级保健医师

姓名：XXX

电话：XXXXXX

药房 / 药师

姓名：廖 XX

电话：XXXXXX

过敏

我对什么过敏？（药物、食物和其他）	过敏或反应时的表现
无	

药物导致的其他问题

导致问题的药物名称	药物导致的问题有哪些
缬沙坦胶囊	目前血压偏低

当医生给你开了一种新的药物，请询问医生或药师如下问题：

我正在服用的是什么？

它是用来治疗什么的？

何时服用？

有副作用吗？

有什么特殊注意事项吗？

漏服会发生什么？

备注：

患者签名：李 XX	医务人员签名：廖 XX	上次更新的日期	XXXXXX
		上次医务人员评价的日期：XXXXXX	

五、实验室及影像学检查结果

姓名：李 XX　　　　出生日期：1957.12.7　　　　ID 号：XXXXXX

性别：男　女 √　　　填表日期：2018.8.20

化验检查结果

日期	检查项目	检查结果	高 / 低 / 正常	日期	检查项目	检查结果	高 / 低 / 正常
2018.7.23	GOT	16.4U/L	正常	2018.7.23	LDL-C	3.0mmol/L	高
2018.7.23	尿酸	365μmol/L	正常	2018.7.23	Scr	87μmol/L	正常
2018.7.23	骨密度	−2.6SD	低	2018.7.23	血清 25- 羟基维生素 D_3	24ng/L	低
2018.7.23	HDL-C	1.3mmol/L	正常				

六、药物治疗相关问题（MRP）和权重排序

药师姓名：廖XX　　建档日期：2018.8.20

姓名　李XX　　性别　□男　■女　　出生日期　1957.12.7

序号	患者信息 疾病/医疗问题	药物	MRP类别（见编写说明附表） 适应证 1. 不必要的药物治疗	2. 需要增加额外的药物治疗方案	有效性 3. 无效的药物治疗	4. 药物剂量过低	安全性 5. 药物不良事件	6. 药物剂量过高	依从性 7. 用药依从性问题	实际/潜在MRP	权重（高/中/低）	MRP详细描述
1	高血压	缬沙坦胶囊						6.1 剂量过高		实际	高	患者目前口服缬沙坦胶囊 80mg/d 降压治疗，近期血压为 110/55mmHg，无头晕、头痛
2	骨关节炎	奇正贴膏		2.1 因身体状况需要额外的治疗方案						实际	高	患者关节痛，目前用奇正贴膏治疗，疼痛不能缓解
3	骨质疏松	碳酸钙 D₃、骨化三醇							7.2 患者更倾向于不使用药物	实际	中	患者服用碳酸钙和维生素 D 类药物，近期检查骨密度为 −2.6SD，血清 25-羟基维生素 D₃ 为 24ng/L。患者间断服用
4	骨质疏松			2.1 因身体状况需要额外的治疗方案						实际	中	患者的骨密度为 −2.6SD，目前仅服用碳酸钙和维生素 D 类药物
5	冠心病	心元胶囊		2.1 因身体状况需要额外的治疗方案						潜在	中	患者 4 年前确诊有冠心病，但从未进行正规治疗，偶有心悸症状，现服用心元胶囊，自述有房颤病史，未曾用药

续表

患者信息		姓名 李XX	性别 □男 ■女	出生日期 1957.12.7							
序号	疾病/医疗问题	药物	MRP类别（见编写说明附表）							实际/潜在MRP	权重（高/中/低）	MRP详细描述
			适应证		有效性		安全性		依从性			
			1.不必要的药物治疗	2.需要增加额外的药物治疗方案	3.无效的药物治疗	4.药物剂量过低	5.药物不良事件	6.药物剂量过高	7.用药依从性问题			
6	高脂血症	阿托伐他汀钙片							7.3 患者忘记服药	实际	中	患者合并冠心病、高血压，血脂目标为LDL-C<1.8mmol/L，患者经常忘记服药，目前LDL-C为3.0mmol/L，未达标
7	超重			2.1因身体或疾病状况需要额外的治疗方案						实际	低	患者的BMI为26.17kg/m²，超重
8	接种疫苗	流感疫苗		2.1因身体或疾病状况需要额外的治疗方案						实际	低	患者为老年女性、基础疾病多，未接种流感疫苗

随访计划：根据以上发现的8个药物治疗相关问题的权重排序，计划随访2~3次。

七、患者健康管理行动方案

患者姓名	李XX
医生（电话）	XXX（XXXXXX）
药房 / 药师（电话）	廖XX 药师（XXXXXX）
制订日期	2018.8.20

为了帮助您获得最佳药物治疗效果，现将重要的执行计划列为下表；

该列表可以帮助您和您的药师或医生管理您服用的药物，您可以在每一项旁边的空格中记录您的完成情况。

序号	计划步骤→我需要做什么……	记录：我做了什么？什么时候做的？……
1	心内科就诊，调整降压药物的用量或者种类；进行规范的冠心病治疗；明确是否有房颤，决定治疗方案	
2	骨科就诊，调整抗骨质疏松药物和关节炎的治疗药物	
3	设置闹铃，坚持每日服用药物	
4	控制体重，目标体重为61kg。做到低盐、低脂饮食，进行适量的不损耗膝关节的运动如游泳	

药师与患者预约下次随访时间：2018.11.16

八、药师与医生沟通表

表 -1

医生：	骨科XXX医生	日期：	2018.8.22
传真：	XXXXXX	电话：	XXXXXX

患者姓名：	李XX	身份证号：	XXXXXX
出生日期：	1957.12.7	ID 编号：	XXXXXX

药师建议

XXX 医生：您好！

药师最近对上面提到的患者进行了用药审核，我们发现了一些关于药物治疗方面的相关问题，并给予您的建议如下，敬请考虑。

药物治疗问题：

1. 患者目前明确诊断为骨质疏松，骨密度为 -2.6SD，血清 25- 羟基维生素 D_3 为 24ng/L。患者的维生素 D_3 含量偏低，以前开具过碳酸钙 D_3 片和骨化三醇胶丸，之后患者未坚持服用。

2. 患者目前有骨关节炎，左膝关节肿胀，行动受限，使用中药外用治疗 6 个月未见明显好转。

药师推荐：

1. 骨质疏松　根据《原发性骨质疏松症诊疗指南（2017）》，绝经后妇女和老年人应每日额外补充元素钙 500～600mg，老年人治疗骨质疏松时可用到维生素 D 800～1 200IU/d，血清 25- 羟基维生素 D_3 水平一般情况建议≥30ng/ml。骨密度≤-2.5SD 的患者应加用抗骨质疏松症药物，首选较广谱的抗骨折药物如骨吸收抑制剂。建议规律服用碳酸钙 D_3 片 1 片 qd、骨化三醇胶丸 0.25μg bid，加用阿仑膦酸钠片 75mg qw。

2. 骨关节炎　根据《临床诊疗指南——疼痛学分册》，症状性关节炎初始可使用非甾体抗炎药，考虑到患者的心血管风险，建议局部用药如吡罗昔康贴片。如果疼痛明显，建议使用糖皮质激素关节腔内注射治疗。同时建议给予患者关于运动方式和控制体重的教育。

续表

医生给药师的反馈

□建议被接受 _____

□部分接受，修改 _____

□拒绝，请说明 _____

□其他 _____

医生签名 _____

药房或医疗机构名称：__XXXXXX__

药师：__廖XX 药师__

传真：__XXXXXX__   电话：__XXXXXX__   邮箱：__XXXXXX__

地址：__XXXXXX__

感谢您对此事的重视！

表 -2

医生：__心内科XXX医生__	日期：__2018.8.25__
传真：__XXXXXX__	电话：__XXXXXX__

患者姓名：__李XX__	身份证号：__XXXXXX__
出生日期：__1957.12.7__	ID 编号：__XXXXXX__

药师建议

__XXX医生__：您好！

　　药师最近对上面提到的患者进行了用药审核，我们发现了一些关于药物治疗方面的相关问题，并给予您的建议如下，敬请考虑。

药物治疗问题：

　　1. 患者的血压控制目标应在 100～140/60～90mmHg，既往血压最高为 150/100mmHg，近期血压偏低为 110/55mmHg，增加跌倒和脑梗死的风险。当前服用的降压药物为缬沙坦胶囊 1 粒 qd，因剂型因素而不方便调整剂量。

　　2. 患者既往诊断有冠心病，目前未服用阿司匹林，服用的是心元胶囊 3 粒 tid；且患者自述有房颤病史，未曾用药。

药师推荐：

　　1. 建议将降压药换为氯沙坦钾片 0.5 片 qd，每日监测血压，根据血压再调整药物剂量。

　　2. 患者明确诊断有冠心病，需诊断是否有房颤。若有房颤，建议评估血栓栓塞和出血风险，确定服用抗血小板药物还是抗凝药物。

医生给药师的反馈

□建议被接受 _____

□部分接受，修改 _____

□拒绝，请说明 _____

□其他 _____

医生签名 _____

续表

药房或医疗机构名称：<u>XXXXXX</u>

药师：<u>廖XX 药师</u>

传真：<u>XXXXXX</u>　　　　电话：<u>XXXXXX</u>　　　　邮箱：<u>XXXXXX</u>

地址：<u>XXXXXX</u>

感谢您对此事的重视！

九、患者健康管理药历（SOAP）

患者姓名：李XX

患者编号：003	保险公司：<u>XXXXXX</u>
出生日期：1957.12.7	年龄：61
性别：女	评估日期：2018.8.20

S（主观资料：患者自诉）：

患者高血压病史 4 年，血压最高为 150/100mmHg，口服缬沙坦胶囊 80mg/d 治疗，近期血压偏低，自测在 110/55mmHg，无头晕、头痛。4 年前诊断有冠心病，但从未用药，偶有心悸症状，现服用心元胶囊。自述有房颤病史，未曾用药。高脂血症病史 4 年，间断服用阿托伐他汀钙片 10mg qn。骨质疏松病史 5 年，医生开具碳酸钙 D_3、骨化三醇，患者未坚持服用。骨关节炎病史 3 年，目前有左膝关节肿胀、行动受限，自行购买奇正贴膏外用、中药汤湿敷，未见明显好转。

O（客观资料：查体或实验室检查资料）

身高 160cm，体重 67kg，计算 BMI 为 26.17kg/m²，腰围 86cm，血压 110/55mmHg。

生化：谷丙转氨酶（GPT）16.4U/L，总蛋白（TP）61.3g/L，白蛋白（ALB）38.8g/L，乳酸（LA）2.63mmol/L，磷（P^{3+}）0.78mmol/L，高密度脂蛋白胆固醇（HDL-C）1.3mmol/L，低密度脂蛋白胆固醇（LDL-C）3.0mmol/L，尿酸（UA）365μmol/L，肌酐 87μmol/L，葡萄糖（GLU）4.85mmol/L。

抗中性粒细胞胞质抗体谱、链 O+C 反应蛋白＋类风湿因子、免疫球蛋白＋补体大致正常，类风湿因子和抗核抗体均为阴性。

骨密度检查：-2.6SD。

血清 25- 羟维生素 D_3 24ng/L。

A（评估：药师发现的问题，从最重要到最不重要进行排序）

1. 药物剂量过高——降压药的剂量过高　患者目前口服缬沙坦胶囊 80mg/d 降压治疗，近期血压偏低，为 110/55mmHg，增加跌倒和脑梗死的风险。

2. 需要增加额外的治疗方案——因骨关节炎需要额外的治疗方案　患者目前有骨关节炎，行动受限，未得到有效治疗，使用中药外用治疗 6 个月未见明显好转。

3. 用药依从性问题——患者更倾向于不吃药　患者目前有骨质疏松，且因行动不便，室外活动减少，维生素 D 的含量偏低。患者倾向于不吃药，未规律服用碳酸钙 D_3 和骨化三醇，骨折的风险大。

4. 需要增加额外的治疗方案——因骨质疏松需要额外的治疗方案　患者的骨密度为 -2.6SD，需要增加抗骨质疏松药物。

5. 需要增加额外的治疗方案——因心脏疾病需要额外的治疗　患者既往诊断有冠心病，目前未服用阿司匹林进行二级预防，服用的是心元胶囊 3 粒 tid；且患者自述有房颤病史，未明确诊断，未曾规范服用相关药物。

6. 用药依从性问题——患者经常忘记服药　根据《中国成人血脂异常防治指南（2016 年修订版）》，该患者的 LDL-C 控制目标应为 <1.8mmol/L，患者经常忘记服药，LDL-C 为 3.0mmol/L，未达标。

7. 需要增加额外的治疗方案——因超重需要额外的治疗　患者的 BMI 为 26.17kg/m²，体重偏大，增加膝关节负担，需控制体重和改善生活方式。

P（计划：针对每个问题的干预计划）

1．高血压　建议患者心内科就诊，建议医生改用氯沙坦钾片 0.5 片，注意每日监测血压，根据血压情况调整药物。是□否□

2．骨关节炎　建议患者骨科就诊。根据《临床诊疗指南 - 疼痛学分册》，建议医生使用非甾体抗炎药止疼，考虑到心血管风险，建议使用局部用药如吡罗昔康贴片，对水肿和炎症的效果较好（是□否□）；评估奇正贴膏是否可以继续使用（是□否□）；如果疼痛厉害，还可使用糖皮质激素关节腔内注射治疗（是□否□）；同时教育患者可采取不损耗膝关节的运动方式如游泳和非负重下的关节屈伸并控制体重（是□否□）。

3．骨质疏松　根据《原发性骨质疏松症诊疗指南（2017）》，绝经后妇女和老年人应每日额外补充元素钙 500～600mg、维生素 D 800～1 200IU/d，血清 25- 羟基维生素 D_3 水平一般情况建议≥30ng/ml。骨密度≤−2.5SD 的患者应加用抗骨质疏松症药物。建议患者规律服用碳酸钙 D_3 片 1 片 qd、骨化三醇胶丸 0.25μg bid（是□否□），加用阿仑膦酸钠片 75mg qw（是□否□）。

4．冠心病　患者明确有冠心病，未规律服用抗血小板药物；同时患者自述有房颤，建议就诊心内科，明确是否有房颤，评估血栓栓塞和出血风险，确定服用抗血小板药物还是抗凝药物。是□否□

5．高脂血症　根据 China-PAR 模型评估心脑血管病 10 年发病风险为 5.7%，属于中危，需严格控制血脂。患者目前血脂不达标，因间断服用药物，依从性不佳。加强用药教育，规律服用阿托伐他汀钙片 20mg qn，3 个月后复查。是□否□

6．超重　患者目前 67kg，目标体重为 61kg 以下，建议患者增加游泳等运动并控制饮食。是□否□

服务时长：30 分钟　　　　　　　　下次随访时间：2018.9.20

参考文献：

[1] 2017 ACC/AHA/AAPA/ABC/ACPM/AGS/APhA/ASH/ASPC/NMA/PCNA Guideline for the Prevention，Detection，Evaluation，and Management of High Blood Pressure in Adults[J]. Hypertension，2017.

[2] 中华医学会骨质疏松和骨矿盐疾病分会. 原发性骨质疏松症诊疗指南（2017）[J]. 中华骨质疏松和骨矿盐疾病杂志，2017，10（5）：3413-3444.

[3] 中国老年医学学会高血压分会，国家老年疾病临床医学研究中心，中国老年心血管病防治联盟. 中国老年高血压管理指南[J]. 中华老年多器官疾病杂志，2019，18（02）：81-106.

案例提供者：廖音　首都医科大学附属北京友谊医院

案例编审者：张威　北京积水潭医院

案例40：骨关节炎＋高血压＋冠心病＋高脂血症＋骨质疏松

案例简介

李XX，女，70岁。近期出现心慌的症状。既往患有高血压、冠心病、高脂血症、室性期前收缩、骨质疏松、甲状腺功能减退、失眠等疾病，目前使用多种药物控制。实验室检查：总胆固醇5.16mmol/L，低密度脂蛋白2.95mmol/L。她最近感觉服药后心慌症状控制不佳。患者希望药师帮助她解决心慌的药物治疗问题，并咨询如何改善生活方式。

重点关注的药物治疗相关问题

1. 如何调整药物控制患者的心慌症状？
2. 该患者的骨质疏松治疗是否规范？
3. 该患者有哪些心血管危险因素？血脂控制目标是多少？如何改善患者的血脂水平？
4. 该患者可以通过哪些生活方式调整改善目前的健康状况？

第一部分：要求患者提供的信息

一、授权许可文件

1. 药物治疗方案审查许可书

我特此许可＿＿刘 XX 药师＿＿审核我的药物治疗方案。我知晓在未获得医生许可前，我的药物治疗方案不会被更改。

针对药师在审核过程中发现的药物治疗问题，我签字同意＿＿刘 XX 药师＿＿就药物治疗相关问题与我的医生联系。

我许可＿＿刘 XX 药师＿＿留存我的健康信息资料和药物治疗建议的副本，以便日后的随访和药学监护使用。

我知晓我的个人健康档案会被妥善保密。在未获得我书面许可前，此次档案查阅内容将不会被泄露给法定代理人以外的第三者。

患者或法定代理人签字：李 XX　　　日期：2017.8.29

患者姓名（正楷）：李 XX

2. 医疗档案获取同意书

医院名称：＿＿XXXXXX＿＿

医院地址：＿＿XXXXXX＿＿

我了解药师可能需要与我的医生或其他医护人员讨论我的治疗问题，为了医疗费用报销，有时还可能包括保险公司。我特此许可以上医院药师获取我的医疗 / 健康档案。该档案将会以保密方式提供给我的药师并专门用于我的治疗。

我签名确认已获得此文件的副本，并同意将我的健康档案给药师和其他医护人员共享。我知晓我可以随时通过书面通知形式，联系以上医院药师撤回此授权书。我同样了解在我撤销授权书之前医院药师获得的医疗档案不侵犯我的隐私权。

患者或法定代理人签字：李 XX

药师：刘 XX 药师

日期：2017.8.29

联系电话：XXXXXX

3. 获取用药记录申请

尊敬的药师：

此申请表用于许可获得贵药房过去 6 个月内给以下客户发放药品的打印版清单。药物治疗管理服务的目的是优化患者药学服务质量以及减少不良事件风险。所申请的记录将会被严格保密，并用于患者的用药教育及依从性监测。

患者姓名　李XX	出生日期　1947.7.23
地址　XXXXXX	社会保险号　XXXXXX

我,李XX,许可将以上所申请的记录给予刘XX药师用于以上所述的目的。

患者或法定代理人签字　李XX　　日期　2017.8.29　　联系电话　XXXXXX

药师　刘XX药师　　日期　2017.8.29　　联系电话　XXXXXX

二、患者健康管理信息表

姓名: 李XX　　　　日期: 2017.8.29　　出生日期: 1947.7.23

性别(勾选一个): 男　女 √　　　　婚姻状况: 已婚

家庭住址: 北京市顺义区　　　　邮政编码: 100000

你的主诊医生是谁? 王医生

上一次全面体检是什么时候? 2017.3

家族史(包括母亲、父亲、兄弟、姐妹、祖父母)

高血压 √	糖尿病	高脂血症
心脏病	卒中(脑梗死、脑出血)	肾脏病
抑郁症	癌症	其他

既往病史

哮喘	高血压 √
心律不齐	心脏病 √
焦虑	失眠(睡眠困难) √
慢性阻塞性肺疾病	胃食管反流病(反酸)
糖尿病	溃疡(胃/肠)
抑郁症	甲状腺疾病 √
癌症	其他: 骨质疏松、室性期前收缩

既往手术史

阑尾切除术

血管成形术(球囊手术)或支架

冠状动脉旁路移植术(搭桥)

髋关节置换术

子宫切除术

膝关节置换术

心脏起搏器和除颤器

生产手术

其他：腰椎手术、腰椎钢板固定、颈椎手术、甲状腺部分切除术
过敏史（药物和食物）　无
不能耐受的情况（包括既往用药的副作用：恶心、便秘、失眠、头晕、胃部不适等）　无

当前症状描述
如果你正有以下列表中的症状，圈出所有选项，如果没有，选择"无"
体质上的
　体重减轻　盗汗　体重增加　疲劳　（✓）无　其他：_____
五官
　视力问题　重影　青光眼　白内障　（✓）无　其他：_____
　听力障碍　耳鸣　耳痛　眩晕　（✓）无　其他：_____
　鼻塞　流涕　鼻血　感染　（✓）无　其他：_____
　吞咽困难　声音嘶哑　喉咙痛　牙龈出血　（✓）无　其他：_____
内分泌
　腺体肿胀　甲状腺问题✓　糖尿病　（　）无　其他_____
呼吸系统
　咳嗽　呼吸急促　咳痰　哮喘　吸烟　（✓）无　其他：_____
心血管
　心痛　高血压✓　心律失常✓　心悸　腿部水肿　平躺时呼吸困难　（　）无
　其他：_____
消化系统
　便秘　胃食管反流　胃灼热感　胃肠溃疡　肝炎　恶心/呕吐　（✓）无　其他：_____
泌尿生殖系统
　尿频　尿痛　血尿　尿失禁　（✓）无　其他：_____
肌肉骨骼系统
　关节痛　肌无力　腿部无力　肌肉抽筋　（✓）无　其他：_____
神经系统
　头痛　偏头痛　癫痫　麻木　震颤　晕厥　（✓）无　其他：_____
血液淋巴系统
　出血　血栓　腺体肿胀　（✓）无　其他：_____
免疫系统
　过敏　皮疹　感染　（✓）无　其他：_____
心理
　抑郁　哭闹　焦虑　嗜睡　睡眠障碍✓　（　）无　其他：_____

生活状况与生活习惯
你同谁一起生活：老伴
是否有工作：是　否✓
工作单位：_____
职位：_____

是否吸烟或其他形式的烟草？是 否√

    如果是，一天几包？＿＿＿＿＿＿

曾经吸烟吗？是 否√

    如果是，一天几包？＿＿＿＿＿＿持续了多久？＿＿＿＿＿＿什么时候戒的？＿＿＿＿＿＿

是否饮酒？是 否√

    如果是，饮酒的一般量＿＿＿＿＿＿／日 周 月

是否有酒精饮料？是 否√

    如果是，一般量＿＿＿＿＿＿／日 周 月

    持续了多少年？＿＿＿＿＿＿什么时候戒的？＿＿＿＿＿＿

每周锻炼几次？<u>每天出去散步，没有特别锻炼</u>

免疫接种

最后一次接种疫苗是什么时候？<u>未接种疫苗</u>

流感

百白破

带状疱疹

肺炎球菌

患者关注的医疗问题

1. 关于你的药物治疗有什么问题？

<u>最近有点心慌，看了病说接着吃原来的药就行了，我原来也没吃治心慌的药啊？</u>

2. 关于你的健康和治疗状况有什么关心的问题？

<u>我体重太高了，血脂也高，但是骨质疏松挺严重，腰椎和颈椎都有问题，也没办法锻炼，</u>
<u>我担心会不会突然心脏病发作之类的？</u>

3. 你希望从我们随访中得到什么？

<u>我现在吃的药都有什么作用？是不是都必须吃？</u>

三、患者生活信息采集表

姓名：李XX		出生日期：1947.7.23	
地址：XXXXXX			
城市：北京	省份：北京	邮编：100000	
保险：XXXXXX		ID 号：XXXXXX	
填表日期：2017.8.29			
病史（请列出您目前存在或曾经有过的任何疾病状况）			
高血压		冠心病	
高脂血症		骨质疏松	
甲状腺功能减退		失眠	
室性期前收缩			
目前治疗药物（包括所有的处方药、非处方药、膳食补充剂及中药）			

续表

药物名称 / 规格	服用方法	治疗目的	使用时长
马来酸氨氯地平片 / 5mg	每次半片，每日 1 次，晨起	高血压	15 年
富马酸比索洛尔片 /5mg	每次 1 片，每日 1 次，晨起	心律失常	7 年
左甲状腺素钠片 /50μg	每次 1 片，每日 1 次，早餐前	甲状腺功能减退	5 年
阿托伐他汀钙片 /20mg	每次 1 片，每日 1 次，睡前	高脂血症	5 年
阿司匹林肠溶片 /0.1g	每次 1 片，每日 1 次，早餐前	冠心病二级预防	5 年
骨化三醇胶丸 /0.25μg	每次 1 粒，每日 1 次，早餐后	骨质疏松	10 年
佐匹克隆片 /3.75mg	每次半片，每日 1 次，睡前	失眠	3 年

过敏史　无

药物名称	事件经过		

医生信息

医生姓名	科别 / 专业	电话
王医生	心血管医生	XXXXXX

药店名称		
常用药店或者医院药房		电话
XXXXXX		XXXXXX
常用药店或者医院药房		电话
XXXXXX		XXXXXX

日期　　2017.8.29

姓名　李XX　　出生日期　1947.7.23　　年龄　70

患者就诊提醒：请携带下列物品

医保卡

所有处方药及非处方药，包括非常规服用的药物

眼镜（如果需要）

助听器（如果需要）

您是否有视力问题？　否

您是否有听力问题？　否

您能自己完成表格填写吗？　能

您是否需要您的照料人协助完成 MTM 咨询？（如果需要，请在最后一页相应位置签字）　否

您觉得您对我们给予的用药指导（书面或口头）是否可能会理解困难？　否

您觉得您的健康问题对您的生活质量产生了怎样的影响？活动不方便，睡眠不好

请回答"是"或"否"，并尽量给予说明。

当您症状有所好转，疾病有所控制时，您是否会漏服药物？　是

您忘记服药的频率是？ <u>有时会忘，不一定</u>

当您服药期间感觉疾病加重时，您有过减少服药或停止服药吗？ <u>否</u>

当您旅行或离家时，您有时会忘记携带药物吗？ <u>否</u>

您有过向他人借药或借给他人药的经历吗？ <u>否</u>

您上次住院的时间是？ <u>2017.6</u>

（大致的时间、住院原因、住院时长、出院返回地点）<u>2017 年 6 月因颈椎手术入院，住院 5 天，出院回家</u>

请写下您日常就诊的诊所及医生（分类写出心血管医生、急诊医生、骨科医生等）

<u>王医生心血管医生 XXX 医院</u>

<u>李医生骨科医生 XXX 医院</u>

营养状况

您现居住地在：□南方 ■北方（以长江分界），■城市 □农村

身高 <u>160cm</u> 体重 <u>78kg</u> 腰围 <u>90cm</u> 骨架：□小 □中 ■大

您认为您的最佳体重应该是？ <u>60kg</u> （您的最高体重是 <u>80kg</u>，最低体重是 <u>75kg</u>）

您 1 年前体重是？ <u>76kg</u> 过去 1 年的体重变化为 <u>+2kg</u>

您平时不吃正餐的频率是？ □3～4 次 / 周 □1 次 / 周 ■极少

您通常的进餐时间是：

早餐 <u>7</u> am，午餐 <u>12</u> am，晚餐 <u>6</u> pm 加餐 <u>无</u>

1. 您每周吃快餐或加餐的频率是？

□4 次或更多 □1～3 次 ■极少

2. 您每日吃多少蔬菜或水果？

□2 份或更少 ■3～4 份 □5 份或更多

3. 您每日摄入多少可乐、果汁、调味茶等含糖饮料（无糖饮料除外）？

□3 份或更多 □1～2 份 ■极少

请写出您昨天进食的所有食物和饮料

6am～6pm 6pm～6am

<u>豆浆，油条，咸菜，炸酱面</u>

<u>莲藕炖排骨，炒三丁，葡萄</u>

<u>米饭，苹果</u>

对于不应与食物同时服用的药物，您是如何与进食隔开的？ <u>降压药早上起来吃，安眠药睡前吃</u>

您是否食用葡萄柚？ <u>否</u>

请描述您日常的活动

1. 您一般几点起床？ <u>5 点半～6 点</u>

2. 您一般几点睡觉？ <u>23～24 点</u>

3. 您入睡困难吗？ <u>是</u> 夜间有睡眠不好吗？ <u>有</u>

4. 您服用安眠药物吗？　　有

您以下时间段的主要活动内容是：

　　a 上午　买菜，看电视

　　b 下午　看电视，睡觉

　　c 晚上　散步，看电视

您有过跌倒吗？　　没有

您现在仍在开车吗？　　没有

您在日常活动中和护理上有人照料吗？　　没有

如果有人照料，请告知，照料人是_____

您愿意与您的照料人讨论您的药物治疗和医疗护理吗？_____

如果您许可由您的照料人协助完成药物治疗评估，请签字_____

照料人的姓名和电话（如果有）_____

签名　李XX

第二部分：药师访谈与干预

四、患者用药重整清单及不良反应记录

（一）患者用药重整清单

姓名：李XX　　出生日期：1947.7.23

记录所有药品：包括处方药、非处方药、中药和其他膳食补充剂

请随身携带这个记录，并交给医生、药师和其他医疗服务提供者看

药物		用于治疗什么？	什么时候服用？	开始日期	停止日期	医生	特殊说明
药物名称	剂量						
马来酸氨氯地平片 / 5mg	每次半片，每日1次	高血压	早饭前服用	2002	至今	XXX	
富马酸比索洛尔片 /5mg	每次1片，每日1次	心律失常	早饭前服用	2010	至今	XXX	
左甲状腺素钠片 /50μg	每次1片，每日1次	甲状腺功能减退	早饭前服用	2012	至今	XXX	
阿托伐他汀钙片 /20mg	每次1片，每日1次	高脂血症	睡前服用	2012	至今	XXX	
阿司匹林肠溶片 /0.1g	每次1片，每日1次	冠心病二级预防	早饭前服用	2012	至今	XXX	
骨化三醇胶丸 /0.25μg	每次1粒，每日1次	骨质疏松	早饭后服用	2007	至今	XXX	
佐匹克隆片 /3.75mg	每次半片，每日1次	失眠	睡前服用	2014	至今	XXX	

（二）患者既往用药不良反应记录

姓名：李XX　　出生日期：1947.7.23　　电话：XXXXXX

请随身带着您这份记录，并交给医生、药师或其他医务人员看

紧急联系信息

姓名：XXX

关系：XXXXXX

电话：XXXXXX

初级保健医师

姓名：XXX

电话：XXXXXX

药房 / 药师

姓名：刘XX 药师

电话：XXXXXX

过敏

我对什么过敏？（药物、食物和其他）	过敏或反应时的表现

无	

药品导致的其他问题

导致问题的药品名称	药品导致的问题有哪些
无	

当医生给你开了一种新的药品，请询问医生或药师如下问题：

我正在服用的是什么？
它是用来治疗什么的？
何时服用？
有副作用吗？
有什么特殊注意事项吗？
漏服会发生什么？

备注：	

患者签名：李XX	医务人员签名：XXX	上次更新的日期	2017.9.1
		上次医务人员评价的日期：2017.9.1	

五、实验室及影像学检查结果

姓名：**李XX**　　　　出生日期：**1947.7.23**　　　　ID 号：**XXXXXX**

性别：男　女 √　　　填表日期：**2017.9.1**

化验检查结果

日期	检查项目	检查结果	高/低/正常	日期	检查项目	检查结果	高/低/正常
2017.8.27	糖化血红蛋白	5.6%	正常	2017.8.27	钾	3.81mmol/L	正常
2017.8.27	甘油三酯	1.41mmol/L	正常	2017.8.27	钠	140.7mmol/L	正常
2017.8.27	总胆固醇	5.16mmol/L	正常	2017.8.27	钙	2.39mmol/L	正常
2017.8.27	高密度脂蛋白胆固醇	1.60mmol/L	正常	2017.8.27	镁	0.92mmol/L	正常
2017.8.27	低密度脂蛋白胆固醇	2.95mmol/L	升高	2017.8.27	磷	1.26mmol/L	正常
2017.8.27	三碘甲状腺原氨酸	0.92ng/ml	正常	2017.8.27	肌酐	53.6μmol/L	正常
2017.8.27	甲状腺激素	7.28μg/dl	正常	2017.8.27	游离 T_4	1.19ng/dl	正常
2017.8.27	促甲状腺激素	3.80μIU/ml	正常	2017.8.27	游离 T_3	2.65pg/ml	正常

六、药物治疗相关问题（MRP）和权重排序

药师姓名：刘XX　　建档日期：2017.9.1

患者信息：姓名　李XX　　性别　□男　■女　　出生日期　1947.7.23

序号	疾病/医疗问题	药物	适应证 1.不必要的药物治疗	适应证 2.需要增加额外的治疗方案	有效性 3.无效的药物治疗	有效性 4.药物剂量过低	安全性 5.药物不良事件	安全性 6.药物剂量过高	依从性 7.用药依从性问题	实际/潜在 MRP	权重（高/中/低）	MRP 详细描述
												MRP 类别（见编写说明附表）
1	心律失常	富马酸比索洛尔片					5.2 由于风险因素，需要使用更安全的药物			实际	高	患者近日心率变慢，目前脉搏为 53 次/min，Holter 提示频发室性期前收缩，占总心搏的 29%。患者自述服用该药物不规律
2	骨质疏松	骨化三醇		2.1 因身体或疾病状况需要额外的治疗方案						实际	高	患者重度骨质疏松，多次因椎体压缩性骨折行骨科椎体手术，仅用骨化三醇
3	骨质疏松	骨化三醇				4.2 给药间隔过长，难以获得预期的治疗效果						患者为绝经后骨质疏松，控制不佳，目前骨化三醇每日 1 次
4	高脂血症	阿托伐他汀钙		2.3 因身体或状况需要增加额外的治疗药物，以产生协同或叠加的作用						实际	高	患者高血压合并高脂血症，冠状动脉粥样硬化性心脏病，患者目前的 LDL 为 2.95mmol/L

续表

姓名 李XX　性别 □男 ■女　出生日期 1947.7.23

序号	患者信息 疾病/医疗问题	药物	MRP 类别（见编写说明附表）							实际/潜在 MRP	权重（高/中/低）	MRP 详细描述
			适应证		有效性		安全性		依从性			
			1. 不必要的药物治疗	2. 需要增加额外的治疗方案	3. 无效的药物治疗	4. 药物剂量过低	5. 药物不良事件	6. 药物剂量过高	7. 用药依从性问题			
5	冠心病	阿司匹林肠溶片							7.3 患者忘记服药	实际	高	患者在症状好转后通常会停止服药，并且有时有忘记服药
6	肥胖	无		2.1 因身体状况或疾病需要额外的治疗方案						实际	中	患者的 BMI 为 30.5kg/m²，属于肥胖
7	接种疫苗	流感疫苗		2.1 因身体状况或疾病需要额外的治疗方案						实际	低	患者为老年女性，基础疾病多，未接种流感疫苗

随访计划：根据以上发现的 7 个药物治疗相关问题的权重排序，计划随访 2~3 次。

七、患者健康管理行动方案

患者姓名	李XX
医生（电话）	XXX（XXXXXX）
药房／药师（电话）	刘XX 药师（XXXXXX）
制订日期	2017.9.1

为了帮助您获得最佳药物治疗效果，现将重要的执行计划列为下表；

该列表可以帮助您和您的药师或医生管理您服用的药物，您可以在每一项旁边的空格中记录您的完成情况。

序号	计划步骤→我需要做什么……	记录：我做了什么？什么时候做的？……
1	心内科就诊，评估抗心律失常的药物治疗方案及调脂方案	
2	骨质疏松门诊就诊，调整抗骨质疏松的治疗方案	
3	使用闹钟提醒用药	
4	减重门诊就诊	

药师与患者预约下次随访时间：2017.12.1

八、药师与医生沟通表

表-1

医生： 心内科王医生	日期： 2017.9.1
传真： XXXXXX	电话： XXXXXX

患者姓名： 李XX	身份证号： XXXXXX
出生日期： 1947.7.23	ID编号： XXXXXX

药师建议

王医生：您好！

药师最近对上面提到的患者进行了用药审核，我们发现了一些关于药物治疗方面的相关问题，并给予您的建议如下，敬请考虑。

药物治疗问题：

1. 患者患有冠心病、高血压、高脂血症。目前使用阿托伐他汀钙 20mg qd 控制血脂。根据《中国成人血脂异常防治指南（2016 年修订版）》，LDL 的目标值应为 1.8mmol/L，患者目前的 LDL 为 2.95mmol/L。

2. 患者主诉心慌，目前脉搏为 53 次/min，Holter 提示频发室性期前收缩，占总心搏的 29%。应评估使用富马酸比索洛尔的安全性。

药师推荐：

1. 是否可以加用依折麦布片 10mg qd。

2. 患者心慌、频发室性期前收缩，但心率低，是否可换用其他作用机制的抗心律失常药或评估进行射频消融术的必要性。如继续服用富马酸比索洛尔，应嘱患者密切监测心率。

医生给药师的反馈

☐ 建议被接受 _____
☐ 部分接受，修改 _____
☐ 拒绝，请说明 _____
☐ 其他 _____

医生签名 _____

药房或医疗机构名称： XXXXXX
药师： 刘 XX
传真： XXXXXX   电话： XXXXXX   邮箱： XXXXXX
地址： XXXXXX
感谢您对此事的重视！

表 -2

医生： 骨质疏松门诊周医生	日期： 2017.9.1
传真： XXXXXX	电话： XXXXXX
患者姓名： 李 XX	身份证号： XXXXXX
出生日期： 1947.7.23	ID 编号： XXXXXX

药师建议

周医生：您好！

药师最近对上面提到的患者进行了用药审核，我们发现了一些关于药物治疗方面的相关问题，并给予您的建议如下，敬请考虑。

药物治疗问题：

在对患者进行的一个全面用药回顾评价中发现患者为绝经后重度骨质疏松，目前使用骨化三醇胶丸 0.25μg qd。近 5 年多次因压缩性骨折行腰椎及颈椎手术。

药师推荐：

1. 骨化三醇胶丸改为 0.25μg，每天 2 次。
2. 增加碳酸钙片 600mg qd。
3. 增加抗骨质疏松药物阿仑膦酸钠 70mg qw。

医生给药师的反馈

☐ 建议被接受 _____
☐ 部分接受，修改 _____
☐ 拒绝，请说明 _____
☐ 其他 _____

医生签名 _____

药房或医疗机构名称： XXXXXX
药师： 刘 XX
传真： XXXXXX   电话： XXXXXX   邮箱： XXXXXX
地址： XXXXXX
感谢您对此事的重视！

表 -3

医生：	减重门诊杨医生	日期：	2017.9.1
传真：	XXXXXX	电话：	XXXXXX

患者姓名：	李XX	身份证号：	XXXXXX
出生日期：	1947.7.23	ID 编号：	XXXXXX

药师建议

杨医生：您好！

　　药师最近对上面提到的患者进行了用药审核，我们发现了一些关于药物治疗方面的相关问题，并给予您的建议如下，敬请考虑。

药物治疗问题：

　　患者既往有冠心病、高血压、高脂血症、骨质疏松病史。患者的血压 149/78mmHg，低密度脂蛋白胆固醇 2.95mmol/L 未达标。患者的身高 160cm，体重 78kg，BMI 30.5kg/m^2，日常生活中没有进行锻炼，建议目标 BMI 为 24kg/m^2。近 5 年患者多次行腰椎及颈椎手术，腰椎处有钢板固定。

药师推荐：

　　请考虑患者的椎体状态及骨质疏松程度，评估其综合情况，确定减重方式。

医生给药师的反馈

□建议被接受 _____

□部分接受，修改 _____

□拒绝，请说明 _____

□其他 _____

医生签名 _____

药房或医疗机构名称： XXXXXX

药师： 刘XX

传真： XXXXXX　　电话： XXXXXX　　邮箱： XXXXXX

地址： XXXXXX

感谢您对此事的重视！

九、患者健康管理药历（SOAP）

患者姓名：李XX	
患者编号：XXXXXX	保险公司：XXXXXX
出生日期：1947.7.23	年龄：70
性别：女	评估日期：2017.9.1

S(主观资料：患者自诉)

　　患者，女，70 岁。患有高血压病、高脂血症、冠心病、频发室性期前收缩、甲状腺功能减退症、重度骨质疏松、腰椎术后、颈椎术后、失眠病史。自诉高血压病史 30 余年，目前口服氨氯地平、比索洛尔，血压控制在 140～150/70～80mmHg。心律失常 7 年，服用比索洛尔，近 1 周间断出现心慌。4～5 年前因胸闷行冠状动脉造影示"冠状动脉狭窄"，间断口服拜阿司匹林及阿托伐他汀钙。甲状腺功能亢进症 40 余年，40 年前行甲状腺部分切除术。4～5 年前发现甲状腺功能减低，长期口服左甲状腺素钠片。腰椎病、颈椎病、重度骨质疏松病史多年，先后 3 次因压缩性骨折行腰椎手术。2017 年 6 月行颈椎手术，长期口服骨化三醇。患者长期失眠，口服佐匹克隆。

O（客观资料：查体或实验室检查资料）

身高 160cm，体重 78kg，BMI 30.5kg/m^2，腰围 90cm；

血压 149/78mmHg，脉搏 53 次 /min，呼吸 20 次 /min。

药物过敏史：无。

血脂：甘油三酯 1.41mmol/L，总胆固醇 5.16mmol/L，高密度脂蛋白胆固醇 1.60mmol/L，低密度脂蛋白胆固醇 2.95mmol/L。

血糖：糖化血红蛋白 5.6%。

甲状腺功能：三碘甲状腺原氨酸 0.92ng/ml，甲状腺激素 7.28μg/dl，促甲状腺激素 3.80μIU/ml，游离 T$_3$ 2.65pg/ml，游离 T$_4$ 1.19ng/dl。

电解质：钾 3.81mmol/L，钠 140.7mmol/L，氯 103.9mmol/L，钙 2.39mmol/L，镁 0.92mmol/L，磷 1.2mmol/L。

肾功能：肌酐 53.6μmol/L，肌酐清除率 84ml/min。

Holter 提示频发室性期前收缩，占总心搏的 29%。

免疫接种：无接种记录。

A（评估：药师发现的问题，从最重要到最不重要进行排序）

1. 药物不良事件——有更安全的药物   患者近 1 周出现心悸，偶尔会出现少服、漏服比索洛尔。目前心率为 53 次 /min，比索洛尔降低心率，存在安全性问题。Holter 提示频发室性期前收缩，占总心搏的 29%。

2. 需要增加额外的治疗方案——因骨质疏松需要额外的治疗方案   患者重度骨质疏松，多次因压缩性骨折行骨科椎体手术，单用骨化三醇治疗效果不佳。

3. 药物剂量过低——骨化三醇的使用间隔过长   患者重度骨质疏松，每日服药 1 次，剂量过低。

4. 需要增加额外的治疗方案——可通过添加药物产生协同作用   患者高血压合并高脂血症、冠心病，目前服用阿托伐他汀钙片 20mg qd，LDL 为 2.95mmol/L，目标 LDL 值应≤1.8mmol/L，未达标。

5. 用药依从性问题——患者经常忘记服药   患者的心脑血管病 10 年发病风险为 14.9%，为心脑血管病的高危人群，既往有冠心病，需要规律服用阿司匹林进行二级预防，患者的依从性差，间断服药。

6. 需要增加额外的治疗方案——因肥胖需要额外的治疗方案   患者肥胖，BMI 为 30.5kg/m^2，BMI 应 <24kg/m^2。但患者因腰椎问题，基本不锻炼。

7. 需要增加额外的治疗方案——因未接种疫苗需要额外的治疗方案   患者为老年女性，基础疾病多，未进行流感疫苗接种。

P（计划：针对每个问题的干预计划）

1. 心律失常   心内科就诊，评估比索洛尔使用的安全性。如需继续规律服用比索洛尔，需密切监测心率，防止心率进一步降低。如心率低于 45 次 /min，应当停用比索洛尔。是□否□

2. 骨质疏松   患者重度骨质疏松，多次行骨科椎体手术，仅服用骨化三醇作为基础治疗，疗效不佳。根据 2015 年《骨质疏松性骨折患者抗骨质疏松治疗与管理专家共识》，骨质疏松性骨折患者应在补钙的基础治疗之上加用抗骨质疏松药物，降低椎体及髋部等部位骨折的风险。建议可以加用碳酸钙片 600mg qd、阿仑膦酸钠片 70mg qw。是□否□

3. 骨质疏松   患者重度骨质疏松，血钙血磷正常，建议骨化三醇由每日 1 次改为每日 2 次。是□否□

4. 高脂血症   患者高血压合并高脂血症、冠心病。根据《中国成人血脂异常防治指南（2016 年修订版）》，该患者属于极高危，其目标 LDL 值应≤1.8mmol/L。患者目前的 LDL 为 2.95mmol/L。患者目前服用阿托伐他汀钙 20mg qd，建议加用依折麦布片 10mg qd。是□否□

5. 依从性不佳   患者的心脑血管病 10 年发病风险为 14.9%，为心脑血管病的高危人群，告知患者使用阿司匹林进行二级预防的重要性，加强患者的用药依从性教育，建议使用闹钟或者家人提醒用药。是□否□

6. 肥胖   建议患者就诊减重门诊，并配合生活方式干预。建议患者多增加肌力训练，运动过程中注意预防跌倒，体重控制目标值为 61kg。是□否□

7. 疫苗接种   每年按时接种流感疫苗。是□否□

服务时长：30 分钟　　　　　　下次随访时间：2017.12.1

参考文献：

[1] 中华医学会骨质疏松和骨矿盐疾病分会. 骨质疏松性骨折患者抗骨质疏松治疗与管理专家共识[J]. 中华骨质疏松和骨矿盐疾病杂志，2015，8（3）：189-195.

[2] 中国成人血脂异常防治指南修订联合委员会. 中国成人血脂异常防治指南（2016年修订版）[J]. 中国循环杂志，2016，31（10）：937-953.

案例提供者：刘慧　首都医科大学附属北京地坛医院

案例编审者：张威　北京积水潭医院

电子版案例

案例名称	案例提供者	案例编审者
案例41：骨关节炎＋糖尿病＋高血压	程海婷（首都医科大学附属北京口腔医院）	张威（北京积水潭医院）
案例42：类风湿关节炎＋高血压＋冠心病＋高脂血症＋肥胖	程海婷（首都医科大学附属北京口腔医院）	张威（北京积水潭医院）

案例41～案例42

第九章　泌尿系统疾病

案例 43：前列腺增生 + 冠心病 + 高血压

案 例 简 介

患者时 XX，男，86 岁。患有高血压、心脏病和前列腺增生，目前使用多种药物治疗。他否认药物、食物过敏史，已退休，由保姆照料。他最近感觉身体不舒服，疲劳、情绪低落、烦闷、鼻塞、咳痰、夜尿次数多、睡眠质量不佳。患者希望药师能帮助他减少夜尿次数，提高睡眠质量，并咨询目前的治疗药物中有无不良的药物相互作用和副作用。

重点关注的药物治疗相关问题

1. 该患者前列腺增生的治疗策略是什么？
2. 该患者的治疗方案中是否存在药物相互作用或重复用药？
3. 该患者的哪些治疗药物不宜使用？
4. 该患者的精神状况和睡眠情况如何？
5. 该患者的血压控制目标是多少？
6. 该患者是否有必要接种流感疫苗？

第一部分：要求患者提供的信息

一、授权许可文件

1. 药物治疗方案审查许可书

我特此许可　赵 XX 药师　审核我的药物治疗方案。我知晓在未获得医生许可前，我的药物治疗方案不会被更改。

针对在审核过程中发现的药物治疗问题，我签字同意　赵 XX 药师　就药物治疗相关问题与我的医生联系。

我许可　赵 XX 药师　留存我的健康信息资料和药物治疗建议的副本，以便日后的随访和药学监护使用。

我知晓我的个人健康档案会被妥善保密。在未获得我书面许可前，此次档案查阅内容将不会被泄露给法定代理人以外的第三者。

患者或法定代理人签字：时 XX　　　日期：2018.9.11
患者姓名（正楷）：时 XX

2. 医疗档案获取同意书

医院名称：　XXXXXX
医院地址：　北京市 XXX 区

我了解药师可能需要与我的医生或其他医护人员讨论我的治疗问题，为了医疗费用报销，有时还可能包括保险公司。我特此许可以上医院药师获取我的医疗健康档案。该档案将会以保密方式提供给我的药师并专门用于我的治疗。

我签名确认已获得此文件的副本，并同意将我的健康档案给药师和其他医护人员共享。我知晓我可以随时通过书面通知形式，联系以上医院药师撤回此授权书。我同样了解在我撤销授权书之前医院药师获得的医疗档案不侵犯我的隐私权。

患者或法定代理人签字：时 XX
日期：2018.9.11
联系电话：XXXXXX
药师：赵 XX
日期：2018.9.11
联系电话：XXXXXX

3. 获取用药记录申请

尊敬的药师：

此申请表用于许可获得贵药房过去 6 个月内给以下客户发放药物的打印版清单。药物治疗管理服务的目的是优化患者药学服务质量以及减少不良事件风险。所申请的记录将会

被严格保密，并用于患者的用药教育及依从性监测。

患者姓名　时XX	出生日期　1932.2.20
地址　北京市XXX区	社会保险号　XXXXXX

我，时XX，许可将以上所申请的记录给予 __赵XX药师__ 用于以上所述的目的。

患者或法定代理人签字 __时XX__ 　日期 __2018.9.11__ 　联系电话 __XXXXXX__

药师 __赵XX__ 　日期 __2018.9.11__ 　联系电话 __XXXXXX__

二、患者健康管理信息表

姓名：__时XX__ 　　　　日期：__2018.9.11__ 　　　出生日期：__1932.2.20__

性别（勾选一个）：男 √ 　女 　　　　　　婚姻状况：已婚（丧偶）

家庭住址：__北京市XXX区__ 　　　　　　邮政编码：__XXXXXX__

你的主诊医生是谁？__社区医院的家庭医生__

上一次全面体检是什么时候？__不记得了__

家族史（包括母亲、父亲、兄弟、姐妹、祖父母）

高血压 √	糖尿病	高脂血症
心脏病 √	卒中（脑梗死、脑出血）	肾脏病
抑郁症	癌症	其他

既往病史

哮喘	高血压 √
心律不齐（房颤）	心脏病 √
焦虑	失眠（睡眠困难）
慢性阻塞性肺疾病	胃食管反流（反酸）
糖尿病	溃疡（胃/肠）
抑郁症	甲状腺疾病
癌症	其他：前列腺增生

既往手术史

阑尾切除术

血管成形术（球囊手术）或支架

冠状动脉旁路移植术（搭桥）

髋关节置换术

子宫切除术

膝关节置换术

心脏起搏器和除颤器

生产手术

其他：三叉神经、白内障手术

过敏史（药物和食物）＿＿否认药物、食物过敏史＿＿

不能耐受的情况（包括既往用药的副作用：恶心、便秘、失眠、头晕、胃部不适等）＿＿无＿＿

当前症状描述

如果你正有以下列表中的症状，圈出所有选项，如果没有，选择"无"

体质上的

　　体重减轻　盗汗√　体重增加　疲劳√　（　）无　其他：＿＿＿＿＿＿

五官

　　视力问题　重影　青光眼　白内障　（√）无　其他：＿＿＿＿＿＿

　　听力障碍　耳鸣　耳痛　眩晕　（√）无　其他：＿＿＿＿＿＿

　　鼻塞√　流涕√　鼻血　感染　（　）无　其他：＿＿＿＿＿＿

　　吞咽困难　声音嘶哑　喉咙痛　牙龈出血　（√）无　其他：＿＿＿＿＿＿

内分泌

　　腺体肿胀　甲状腺问题　糖尿病　（√）无　其他：＿＿＿＿＿＿

呼吸系统

咳嗽　呼吸急促　咳痰√　哮喘　吸烟　（　）无　其他：经常咳白色痰，季节变化、寒冷时等可加重

心血管

　　心痛　高血压√　心律失常　心悸　腿部水肿　平躺时呼吸困难　（　）无

　　其他：＿＿＿＿＿＿

消化系统

　　便秘　胃食管反流　胃灼热感　胃肠溃疡　肝炎　恶心/呕吐　（√）无

　　其他：＿＿＿＿＿＿

泌尿生殖系统

　　尿频√　尿痛√　血尿　尿失禁　（　）无　其他：夜尿5～6次

肌肉骨骼系统

　　关节痛　肌无力　腿部无力√　肌肉抽筋　（　）无　其他：＿＿＿＿＿＿

神经系统

　　头痛　偏头痛　癫痫　麻木　震颤　晕厥　（　）无　其他：头晕

血液淋巴系统

　　出血　血栓　腺体肿胀　（√）无　其他：＿＿＿＿＿＿

免疫系统

　　过敏　皮疹　感染　（√）无　其他：＿＿＿＿＿＿

心理

　　抑郁　哭闹　焦虑　嗜睡　睡眠障碍　（　）无　其他：情绪低落、烦闷

生活状况与生活习惯

你同谁一起生活：<u>保姆</u>

是否有工作：是　否√

工作单位：_____

职位：_____

是否吸烟或其他形式的烟草？是　否√

　如果是，一天几包？_____

曾经吸烟吗？是　否√

　如果是，一天几包？_____持续了多久？_____什么时候戒的？_____

是否饮酒？是　否√

　如果是，饮酒的一般量_____/日　周　月

是否有酒精饮料？是　否√

　如果是，一般量_____/日　周　月

　持续了多少年？_____什么时候戒的？_____

每周锻炼几次？<u>每周3～5次在小区内晒太阳，每次1～2小时</u>

免疫接种

最后一次接种疫苗是什么时候？<u>不记得</u>

流感

百白破

带状疱疹

肺炎球菌

患者关注的医疗问题

1. 关于你的药物治疗有什么问题？

<u>现在吃的这些药中有没有相互作用？有没有副作用</u>

2. 关于你的健康和治疗状况有什么关心的问题？

<u>身体每天都不舒服，没有好的时候，每天都情绪低落、烦闷，怎么办？</u>

3. 你希望从我们随访中得到什么？

<u>希望减少夜尿次数，提高睡眠质量。</u>

三、患者生活信息采集表

姓名：时XX		出生日期：1932.2.20	
地址：北京市XXX区			
城市：北京	省份：北京	邮编：XXXXXX	
保险：医保		ID号：XXXXXX	
填表日期：2018.9.11			

病史（请列出您目前存在或曾经有过的任何疾病状况）	
高血压	冠心病

续表

前列腺增生	三叉神经痛,已行手术治疗
白内障,已行手术治疗	

目前治疗药物(包括所有的处方药、非处方药、膳食补充剂及中药)

药物名称 / 规格	服用方法	治疗目的	使用时长
酒石酸美托洛尔片 / 25mg	每次 1 片,每日 2 次,早、晚餐后	高血压	15 年
苯磺酸氨氯地平片 / 5mg	每次 2 片,每日 1 次,早餐后	高血压	5 年
单硝酸异山梨酯片 / 20mg	每次 1 片,每日 2 次,早、晚餐后	冠心病	15 年
阿司匹林肠溶胶囊 / 100mg	每次 1 粒,每日 1 次,早餐前	冠心病	15 年
复方丹参滴丸 /(180 丸 / 瓶)	每次 10 丸,每日 3 次,三餐后	冠心病	5 年
复方血栓通胶囊 / 0.5g	每次 3 粒,每日 3 次,三餐后	冠心病	5 年
盐酸坦索罗辛缓释胶囊 / 0.2mg	每次 1 粒,每日 1 次,早餐后	前列腺增生	5 年
速效伤风胶囊 / 276mg	每次 1 粒,每日 3 次,三餐后	感冒	7 天
复方鲜竹沥液 / 20ml	每次 1 支,每日 3 次,三餐后	咳痰	12 天
养阴清肺丸 / 9g	每次 1 丸,每日 2 次,早、晚餐后	咳痰	12 天

过敏史　否认药物、食物过敏史

药物名称	事件经过

医生信息

医生姓名	科别 / 专业	电话	
XXXXXX	XXXXXX	XXXXXX	

药店名称		
常用药店或者医院药房	电话	
XXXXXX	XXXXXX	
其他药店或者医院药房	电话	
XXXXXX	XXXXXX	

日期　　2018.9.11　　

姓名　时 XX　　　出生日期　1932.2.20　　　年龄　　85　

患者就诊提醒:请携带下列物品

医保卡

所有处方药及非处方药,包括非常规服用的药物

眼镜(如果需要)

助听器(如果需要)

您是否有视力问题?　　否　　

您是否有听力问题?　　否　　

您能自己完成表格填写吗?　　否

您是否需要您的照料人协助完成 MTM 咨询？（如果需要，请在最后一页相应位置签字）　是

您觉得您对我们给予的用药指导（书面或口头）是否可能会理解困难？　无困难

您觉得您的健康问题对您的生活质量产生了怎样的影响？　担心突然发病

请回答"是"或"否"，并尽量给予说明。

当您症状有所好转，疾病有所控制时，您是否会漏服药物？　否

您忘记服药的频率是？　几乎没有

当您服药期间感觉疾病加重时，您有过减少服药或停止服药吗？　否

当您旅行或离家时，您有时会忘记携带药物吗？　否

您有过向他人借药或借给他人药的经历吗？　否

您上次住院的时间是？　5 年前

（大致的时间、住院原因、住院时长、出院返回地点）5 年前因血压高入住心内科，6 天后出院回家

请写下您日常就诊的诊所及医生（分类写出心血管医生、急诊医生、骨科医生等）
社区医院的医生

营养状况

您现居住地在：□南方　■北方（以长江分界），■城市　□农村

身高　176cm　　体重　87kg　　腰围　100cm　　骨架：小　中√　大

您认为您的最佳体重应该是？　80kg　（您的最高体重是　90kg　，最低体重是　85kg　）

您 1 年前体重是？　87kg　　过去 1 年的体重变化为　+ 0kg

您平时不吃正餐的频率是？□3～4 次 / 周　□1 次 / 周　□极少√

您通常的进餐时间是：

早餐　7：30　am，午餐　11：30　am，晚餐　18：30　pm　加餐　无

1. 您每周吃快餐或加餐的频率是？

□4 次或更多　□1～3 次　■极少

2. 您每日吃多少蔬菜或水果？

□2 份或更少　□3～4 份　■5 份或更多

3. 您每日摄入多少可乐、果汁、调味茶等含糖饮料（无糖饮料除外）？

□3 份或更多　□1～2 份　■极少

请写出您昨天进食的所有食物和饮料

6am～6pm	6pm～6am

早餐：粥，1 个鸡蛋，咸菜，3 个大枣

午餐：洋白菜，扁豆，虾，2 两米饭

晚餐：1 两米饭，咸菜，扁豆，白菜汤，淡茶 400ml

下午：核桃 1 小把，淡茶 800ml

对于不应与食物同时服用的药物，您是如何与进食隔开的？间隔 30 分钟

您是否食用葡萄柚？　否

请描述您日常的活动

1. 您一般几点起床？ <u>7：00</u>
2. 您一般几点睡觉？ <u>23：00</u>
3. 您入睡困难吗？ <u>无</u> 夜间有睡眠不好吗？ <u>夜尿5～6次/晚</u>
4. 您服用安眠药物吗？ <u>否</u>

您以下时间段的主要活动内容是：

  a 上午 <u>晒太阳</u>

  b 下午 <u>午睡，看电视</u>

  c 晚上 <u>看电视</u>

您有过跌倒吗？ <u>无</u>

您现在仍在开车吗？ <u>无</u>

您在日常活动中和护理上有人照料吗？ <u>有</u>

如果有人照料，请告知，照料人是 <u>保姆</u>

您愿意与您的照料人讨论您的药物治疗和医疗护理吗？ <u>不愿意</u>

如果您许可由您的照料人协助完成药物治疗评估，请签字 <u>   </u>

照料人的姓名和电话（如果有） <u>   </u>

签名 <u>时XX</u>

第二部分：药师访谈与干预

四、患者用药重整清单及不良反应记录

（一）患者用药重整清单

姓名：时XX　　　出生日期：1932.2.20

记录的所有药物：包括处方药、非处方药、中药和其他膳食补充剂

请随身携带这个记录，并交给医生、药师和其他医疗服务提供者看

药物		用于治疗什么？	什么时候服用？	开始日期	停止日期	医生	特殊说明
药物名称	剂量						
酒石酸美托洛尔片 / 25mg	每次 1 片，每日 2 次	高血压	早、晚餐后	2002.1	至今	XXX	
苯磺酸氨氯地平片 / 5mg	每次 2 片，每日 1 次	高血压	早餐后	2012.5	至今	XXX	
单硝酸异山梨酯片 / 20mg	每次 1 片，每日 2 次	冠心病	早、晚餐后	2002.1	至今	XXX	
阿司匹林肠溶胶囊 / 100mg	每次 1 片，每日 1 次	冠心病	早餐前	2002.1	至今	XXX	
复方丹参滴丸 /（180 丸 / 瓶）	每次 10 丸，每日 3 次	冠心病	三餐后	2012.5	至今	XXX	
复方血栓通胶囊 / 0.5g	每次 3 粒，每日 3 次	冠心病	三餐后	2012.5	至今	XXX	
盐酸坦索罗辛缓释胶囊 / 0.2mg	每次 1 粒，每日 1 次	前列腺增生	早餐后	2012.5	至今	XXX	
速效伤风胶囊 / 276mg	每次 1 粒，每日 3 次	感冒	三餐后	2018.9.4	至今	XXX	自行使用
复方鲜竹沥液 / 20ml	每次 20ml，每日 3 次	咳痰	三餐后	2018.8.30	至今	XXX	自行使用
养阴清肺丸 / 9g	每次 1 丸，每日 2 次	咳痰	早、晚餐后	2018.8.30	至今	XXX	自行使用

（二）患者既往用药不良反应记录

姓名：时XX　　　出生日期：1932.2.20　　　电话：XXXXXX

请随身带着您这份记录，并交给医生、药师或其他医务人员看

紧急联系信息

姓名：XXX

关系：XXXXXX

电话：XXXXXX

初级保健医师

姓名：XXX

电话：XXXXXX

续表

药房 / 药师

姓名：XXX

电话：XXXXXX

过敏

我对什么过敏？（药物、食物和其他）	过敏或反应时的表现
无	无

药物导致的其他问题

导致问题的药物名称	药物导致的问题有哪些
无	无

当医生给你开了一种新的药物，请询问医生或药师如下问题：

我正在服用的是什么？

它是用来治疗什么的？

何时服用？

有副作用吗？

有什么特殊注意事项吗？

漏服会发生什么？

备注：

患者签名：时 XX	医务人员签名：赵 XX	上次更新的日期	2018.9.11
		上次医务人员评价的日期：2018.9.11	

五、实验室及影像学检查结果

姓名：时 XX　　　　出生日期：1932.2.20　　　　ID 号：XXXXXX

性别：■男　□女　　　填表日期：2017.9.11

化验检查结果

日期	检查项目	检查结果	高 / 低 / 正常	日期	检查项目	检查结果	高 / 低 / 正常
2018.3.25	GOT	19.06U/L	正常	2018.3.25	GPT	20.22U/L	正常
2018.3.25	CREA	87.68μmol/L	正常	2018.3.25	UREA	8.48mmol/L	正常
2018.3.25	TP	85.34g/L	正常	2018.3.25	UA	288μmol/L	正常
2018.3.25	TC	3.18mmol/L	正常	2018.3.25	TG	1.60mmol/L	正常
2018.3.25	HDL	0.87mmol/L	低	2018.3.25	LDL	1.68mmol/L	正常
2018.3.25	GLU	5.65mol/L	正常				

六、药物治疗相关问题（MRP）和权重排序

药师姓名：赵XX　　建档日期：2018.9.11

患者信息　姓名 时XX　性别 ■男 □女　出生日期 1932.2.20

序号	疾病/医疗问题	药物	MRP类别（见编写说明附表）							实际/潜在MRP	权重（高/中/低）	MRP详细描述
			适应证		有效性		安全性		依从性			
			1. 不必要的药物治疗	2. 需要增加额外的治疗方案	3. 无效的药物治疗	4. 药物剂量过低	5. 药物不良事件	6. 药物剂量过高	7. 用药依从性问题			
1	前列腺增生	盐酸坦索罗辛缓释胶囊		2.3 因身体或疾病的状况需要增加额外的治疗药物，以产生协同或叠加的作用						实际	高	患者的IPSS评分为17分，中度，可以进行药物治疗。患者平日夜尿3~4次，近1周以上症状加重，排尿不能等待、储尿期症状明显，单用坦索罗辛治疗
2	冠心病	复方血栓通胶囊、复方丹参滴丸	1.2 能用单药治疗的疾病却使用了多种药物进行治疗							实际	高	因冠心病服用复方丹参滴丸和复方血栓通胶囊
3	感冒	速效伤风胶囊	1.1 无适应证用药				5.6 患者存在用药禁忌证			实际	高	患者因感冒自行服用速效伤风胶囊
4	咳嗽	养阴清肺丸		2.1 因身体或疾病状况需要额外的治疗方案						实际	中	患者因咳嗽自行服用养阴清肺丸
5	抑郁			2.1 因身体或疾病状况需要额外的治疗方案						实际	中	患者情绪低落、愁肯不展，有老年抑郁的倾向
6	疫苗			2.1 因身体或疾病状况需要额外的治疗						实际	中	患者未定期接种流感疫苗
7	超重			2.1 因身体或疾病状况需要额外的治疗						实际	中	患者的BMI为28.08kg/m²

随访计划：根据以上发现的7个药物治疗相关问题的权重排序，计划随访2~3次。

七、患者健康管理行动方案

患者姓名	时XX
医生（电话）	XXX医生（XXXXXX）
药房/药师（电话）	赵XX（XXXXXX）
制订日期	2018.9.11

为了帮助您获得最佳药物治疗效果，现将重要的执行计划列为下表；

该列表可以帮助您和您的药师或医生管理您服用的药物，您可以在每一项旁边的空格中记录您的完成情况。

	计划步骤→我需要做什么……	记录：我做了什么？什么时候做的？……
1	泌尿外科就诊，评估前列腺增生的药物治疗方案	
2	中医科就诊，评估冠心病的药物治疗方案以及是否继续使用养阴清肺丸、复方鲜竹沥液	
3	适度运动：每日外出步行30～60分钟，步行后以微微出汗为宜	
4	低盐饮食：每日摄入食盐<6g，减少酱油、味精的用量，少食咸菜	

药师与患者预约下次随访时间：2018.10.16

八、药师与医生沟通表

表-1

医生： 泌尿外科XXX医生	日期： 2018.9.11
传真： XXXXXX	电话： XXXXXX

患者姓名： 时XX	身份证号： XXXXXX
出生日期： 1932.2.20	ID号： XXXXXX

药师建议

XXX医生：您好！

药师最近对上面提到的患者进行了用药审核，我们发现了一些关于药物治疗方面的相关问题，并给予您的建议如下，敬请考虑。

药物治疗问题：

患者有前列腺增生、高血压、冠心病病史多年。平日小便费力，尿线变细，有尿不尽感，夜尿3～4次。近1周以上症状加重，排尿不能等待，夜尿5～6次/晚，精神状态差。目前前列腺增生的给药方案为盐酸坦索罗辛缓释胶囊0.2mg qd。患者储尿期症状明显，单用α_1受体拮抗剂坦索罗辛症状缓解不明显，现请您评估，必要时调整该患者的给药方案。

药师推荐：

加用非那雄胺片5mg，口服，qd。

医生给药师的反馈

□建议被接受＿＿＿＿＿＿＿＿＿＿＿＿＿＿＿＿＿＿
□部分接受，修改＿＿＿＿＿＿＿＿＿＿＿＿＿＿＿
□拒绝，请说明＿＿＿＿＿＿＿＿＿＿＿＿＿＿＿＿
□其他＿＿＿＿＿＿＿＿＿＿＿＿＿＿＿＿＿＿＿＿

医生签名＿＿＿＿＿＿＿＿＿＿＿＿＿＿＿＿＿

药房或医疗机构名称：　XXXXXX
药师：　赵XX
传真：　XXXXXX　　　电话：　XXXXXX　　　邮箱：　XXXXXX
地址：　XXXXXX
感谢您对此事的重视！

表 -2

医生：	中医科 XXX 医生	日期：	2018.9.11
传真：	XXXXXX	电话：	XXXXXX
患者姓名：	时 XX	身份证号：	XXXXXX
出生日期：	1932.2.20	ID 号：	XXXXXX

药师建议

XXX 医生：您好！

　　药师最近对上面提到的患者进行了用药审核，我们发现了一些关于药物治疗方面的相关问题，并给予您的建议如下，敬请考虑。

药物治疗问题：

　　患者有高血压、冠心病、前列腺增生病史多年。平日血压为 150/80mmHg，最高为 170/90mmHg。现口服阿司匹林肠溶胶囊 100mg qd、复方丹参滴丸 10 丸 tid、复方血栓通胶囊 3 粒 tid、单硝酸异山梨酯片 20mg bid 治疗冠心病。患者高龄，考虑存在出血风险，且复方丹参滴丸及复方血栓通胶囊 2 种药物的主要成分相同，为避免超剂量用药，现请您评估，必要时调整该患者的给药方案。

　　患者因鼻塞、流涕、咳痰症状，近日自行使用速效伤风胶囊、养阴清肺丸和复方鲜竹沥液。养阴清肺丸适用于咽喉干燥疼痛、干咳少痰者，该患者咳嗽、痰较多。现请您评估是否继续使用养阴清肺丸和复方鲜竹沥液。

药师推荐：

　　停用复方血栓通胶囊或复方丹参滴丸中的 1 种。

　　停用养阴清肺丸。

医生给药师的反馈

□建议被接受＿＿＿＿＿＿＿＿＿＿＿＿＿＿＿＿＿＿
□部分接受，修改＿＿＿＿＿＿＿＿＿＿＿＿＿＿＿
□拒绝，请说明＿＿＿＿＿＿＿＿＿＿＿＿＿＿＿＿
□其他＿＿＿＿＿＿＿＿＿＿＿＿＿＿＿＿＿＿＿＿

医生签名＿＿＿＿＿＿＿＿＿＿＿＿＿＿＿＿＿

续表

药房或医疗机构名称：__XXXXXX__

药师：__赵XX__

传真：__XXXXXX__　　　电话：__XXXXXX__　　　邮箱：__XXXXXX__

地址：__XXXXXX__

感谢您对此事的重视！

九、患者健康管理药历（SOAP）

患者姓名：时XX

患者编号：XXXXXX	保险公司：XXXXX
出生日期：1932.2.20	年龄：86
性别：男	评估日期：2018.9.11

S（主观资料：患者自诉）

86 岁的老年男性，高血压、冠心病病史 15 年，前列腺增生 5 年，三叉神经术后 30 年，白内障术后 8 年。社区医生每周来家中测量血压 1 次，一般为 150/80mmHg，最高为 170/90mmHg。平日咳嗽，有痰，白色，近 2 周加重，自行口服复方鲜竹沥液 20ml tid、养阴清肺丸 9g bid，未见好转。近 1 周伴鼻塞、流涕，自行口服速效伤风胶囊 1 粒 tid，略好转。平日小便费力，尿线变细，有尿不尽感，夜尿 3～4 次。近 1 周以上症状加重，夜尿 5～6 次 / 晚，精神状态差。

O（客观资料：查体或实验室检查资料）

血生化：GOT 19.06U/L，GPT 20.22U/L，CREA 87.68μmol/L，UREA 8.48mmol/L，TP 85.34g/L，UA 288μmol/L，TC 3.18mmol/L，TG 1.60mmol/L，HDL 0.87mmol/L，LDL 1.68mmol/L，GLU 5.65mol/L。

血常规：未见异常。

BMI：28.08kg/m^2。

CL：68.31ml/min。

否认药物、食物过敏史。

A（评估：药师发现的问题，从最重要到最不重要进行排序）

1. 因身体或疾病的状况需要增加额外的治疗药物，以产生协同或叠加的作用——前列腺增生　患者平日夜尿 3～4 次，排尿不能等待，储尿期症状明显，单用坦索罗辛难以缓解前列腺增生症状。

2. 能用单药治疗的疾病却使用了多种药物进行治疗——重复用药　患者高龄，同时服用 1 种抗血小板药物阿司匹林和 2 种活血化瘀药物复方丹参滴丸、复方血栓通胶囊，存在出血风险。复方丹参滴丸的主要成分包括丹参、三七、冰片，复方血栓通胶囊的主要成分包括三七、黄芪、丹参、玄参，2 种药物的主要成分相同，重复用药，增加出血风险。

3. 患者存在用药禁忌证——药物不良事件　患者平日夜尿 3～4 次，近 1 周夜尿次数增多 5～6 次。速效伤风胶囊含氯苯那敏 2.5mg，可能加重前列腺增生患者的排尿困难及尿潴留。

4. 不必要的药物治疗——无适应证用药　养阴清肺丸适用于咽喉干燥疼痛、干咳少痰者，该患者咳嗽痰多，不宜使用。

5. 需要增加额外的治疗方案——抑郁　患者丧偶多年，没有外出活动，与人交流少，情绪低落，愁眉不展。

6. 需要增加额外的治疗方案——未接种疫苗　未定期接种流感疫苗。

7. 需要增加额外的治疗方案——超重　患者的 BMI 为 28.08kg/m^2，每周 3～5 天外出晒太阳，缺乏体力活动。饮食过咸，建议少盐，用餐时可少吃或不吃咸菜。

续表

P(计划:针对每个问题的干预计划)

1. 前列腺增生　患者平日夜尿3～4次,排尿不能等待,储尿期症状明显,单用坦索罗辛难以缓解以上症状,建议泌尿外科就诊,评估是否联合口服非那雄胺片5mg qd。是□否□

2. 重复用药　复方丹参滴丸的主要成分包括丹参、三七、冰片,复方血栓通胶囊的主要成分包括三七、黄芪、丹参、玄参,2种药物的主要成分相同,属重复用药,存在出血风险,建议中医科就诊,调整给药方案。是□否□

3. 感冒　速效伤风胶囊含氯苯那敏2.5mg,可能加重排尿困难及尿潴留症状,目前已连续用药7日,鼻塞、流涕症状好转,建议停药。是□否□

4. 咳嗽　养阴清肺丸适用于咽喉疼痛、干咳少痰,该患者咳嗽、痰多,建议中医科就诊,考虑是否停用。是□否□

5. 抑郁　患者情绪低落、愁眉不展,有老年抑郁的倾向,建议请患者的儿女定期看望、陪护老人,鼓励老人多外出活动、与人交流,必要时心理科抑郁门诊就诊。是□否□

6. 疫苗接种　建议定期接种流感疫苗。是□否□

7. 超重　低盐饮食,每日摄入食盐<6g,建议使用可定量的盐勺;减少酱油、味精等含钠盐较高的调味品的用量;少食含钠盐较高的加工食品,如咸菜、火腿、香肠等。建议每日外出步行30～60分钟,步行后以微微出汗为宜。是□否□

服务时长:30分钟　　　　　　　　下次随访时间:2018.10.16

参考文献:

[1] 中国老年学和老年医学学会心脑血管病专业委员会,中国医师协会心血管内科医师分会. 老年高血压的诊断与治疗中国专家共识(2017版)[J]. 中华内科杂志, 2017, 56(11): 885-893.

[2] 中华医学会老年医学分会,中华老年医学杂志编辑委员会. 老年人良性前列腺增生症/下尿路症状药物治疗共识(2015)[J]. 中华老年医学杂志, 2015, 34(12): 1380-1387.

案例提供者:赵婷　首都医科大学附属北京口腔医院
案例编审者:朱曼　解放军总医院

案例 44：前列腺增生 + 高尿酸血症 + 糖尿病 + 高血压 + 高脂血症

案 例 简 介

患者赵 XX，男，59 岁。患有高血压、糖尿病、高脂血症、高尿酸血症和前列腺增生，目前使用多种药物治疗。他平素有饮酒及吸烟史，否认药物、食物过敏史，正在工作，和妻子一起生活。他最近鼻塞、排尿困难加重，而且血糖控制不佳。实验室检查：血尿酸，空腹及餐后血糖、糖化血红蛋白等均升高。患者希望药师能帮助他解决排尿困难的症状和血糖控制不佳的问题，并咨询血尿酸与痛风之间的关系以及生活中需要注意的问题。

重点关注的药物治疗相关问题

1. 该患者的血糖不达标的原因是什么？如何调整降糖治疗方案？
2. 哪些因素可能导致该患者前列腺增生的治疗效果不佳？
3. 该患者的血尿酸控制目标是多少？高尿酸血症的治疗方案是什么？
4. 该患者的血脂控制目标是多少？调脂治疗方案是什么？
5. 该患者有哪些心血管危险因素？心血管事件的一级预防策略是什么？
6. 该患者需要哪些生活方式的干预？
7. 该患者是否有必要接种流感疫苗？

<h1 style="text-align:center">第一部分：要求患者提供的信息</h1>

一、授权许可文件

1. 药物治疗方案审查许可书

我特此许可　<u>张 XX 药师</u>　审核我的药物治疗方案。我知晓在未获得医生许可前，我的药物治疗方案不会被更改。

针对在审核过程中发现的药物治疗问题，我签字同意　<u>张 XX 药师</u>　就药物治疗相关问题与我的医生联系。

我许可　<u>张 XX 药师</u>　留存我的健康信息资料和药物治疗建议的副本，以便日后的随访和药学监护使用。

我知晓我的个人健康档案会被妥善保密。在未获得我书面许可前，此次档案查阅内容将不会被泄露给法定代理人以外的第三者。

患者或法定代理人签字：<u>赵 XX</u>　　　日期：<u>2018.8.25</u>

患者姓名（正楷）：<u>赵 XX</u>

2. 医疗档案获取同意书

医院名称：　<u>首都医科大学附属 XXX 医院</u>

医院地址：　<u>北京市 XXX 区 XXX 号</u>

我了解药师可能需要与我的医生或其他医护人员讨论我的治疗问题，为了医疗费用报销，有时还可能包括保险公司。我特此许可以上医院药师获取我的医疗健康档案。该档案将会以保密方式提供给我的药师并专门用于我的治疗。

我签名确认已获得此文件的副本，并同意将我的健康档案给药师和其他医护人员共享。我知晓我可以随时通过书面通知形式，联系以上医院药师撤回此授权书。我同样了解在我撤销授权书之前医院药师获得的医疗档案不侵犯我的隐私权。

患者或法定代理人签字：<u>赵 XX</u>

日期：<u>2018.8.25</u>

联系电话：<u>XXXXXX</u>

药师：<u>张 XX</u>

日期：<u>2018.8.25</u>

联系电话：<u>XXXXXX</u>

3. 获取用药记录申请

尊敬的药师：

此申请表用于许可获得贵药房过去 6 个月内给以下客户发放药物的打印版清单。药物治疗管理服务的目的是优化患者药学服务质量以及减少不良事件风险。所申请的记录将会

被严格保密,并用于患者的用药教育及依从性监测。

患者姓名 赵XX	出生日期 1959.7.21
地址 北京市XXX区	社会保险号 XXXXXX

我,赵XX,许可将以上所申请的记录给予 张XX药师 用于以上所述的目的。

患者或法定代理人签字:赵XX

日期:2018.8.25

联系电话:XXXXXX

药师:张XX

日期:2018.8.25

联系电话:XXXXXX

二、患者健康管理信息表

姓名:赵XX　　　　日期:2018.8.25　　　出生日期:1959.7.21

性别(勾选一个):男√　　女　　　　婚姻状况:已婚

家庭住址:北京市XXX区　　　　　　邮政编码:XXXXXX

你的主诊医生是谁? 尹XX

上一次全面体检是什么时候? 1年前

家族史(包括母亲、父亲、兄弟、姐妹、祖父母)

高血压√	糖尿病	高脂血症
心脏病√	卒中(脑梗死、脑出血)	肾脏病
抑郁症	癌症√	其他

既往病史

哮喘	高血压√
心律不齐(房颤)	心脏病
焦虑	失眠(睡眠困难)
慢性阻塞性肺疾病	胃食管反流(反酸)
糖尿病√	溃疡(胃/肠)
抑郁症	甲状腺疾病
癌症	其他:前列腺增生、高脂血症、高尿酸血症

既往手术史:无

阑尾切除术

血管成形术(球囊手术)或支架

冠状动脉旁路移植术（搭桥）

髋关节置换术

子宫切除术

膝关节置换术

心脏起搏器和除颤器

生产手术

其他：

过敏史（药物和食物）　否认药物、食物过敏史

不能耐受的情况（包括既往用药的副作用：恶心、便秘、失眠、头晕、胃部不适等）　无

当前症状描述

如果你正有以下列表中的症状，圈出所有选项，如果没有，选择"无"

体质上的

　体重减轻　盗汗　体重增加　疲劳√　（　）无　其他：＿＿＿＿＿＿

五官

　视力问题　重影　青光眼　白内障　（√）无　其他：＿＿＿＿＿＿

　听力障碍　耳鸣　耳痛　眩晕　（√）无　其他：＿＿＿＿＿＿

　鼻塞√　流涕　鼻血　感染　（　）无　其他：＿＿＿＿＿＿

　吞咽困难　声音嘶哑　喉咙痛　牙龈出血　（√）无　其他：＿＿＿＿＿＿

内分泌

　腺体肿胀　甲状腺问题　糖尿病√　（　）无　其他：＿＿＿＿＿＿

呼吸系统

　咳嗽　呼吸急促　咳痰　哮喘　吸烟√　（　）无　其他：＿＿＿＿＿＿

心血管

　心痛　高血压√　心律失常　心悸　腿部水肿　平躺时呼吸困难　（　）无

　其他：＿＿＿＿＿＿

消化系统

　便秘　胃食管反流　胃灼热感　胃肠溃疡　肝炎　恶心/呕吐　（√）无

　其他：＿＿＿＿＿＿

泌尿生殖系统

　尿频　尿痛　血尿　尿失禁　（　）无　其他：排尿不畅

肌肉骨骼系统

　关节痛　肌无力　腿部无力　肌肉抽筋　（√）无　其他：＿＿＿＿＿＿

神经系统

　头痛　偏头痛　癫痫　麻木　震颤　晕厥　（√）无　其他：＿＿＿＿＿＿

血液淋巴系统

　出血　血栓　腺体肿胀　（√）无　其他：＿＿＿＿＿＿

免疫系统

　过敏　皮疹　感染　（√）无　其他：＿＿＿＿＿＿

心理

　　抑郁　哭闹　焦虑　嗜睡　睡眠障碍　（√）无　其他：_____

生活状况与生活习惯

你同谁一起生活：妻子

是否有工作：是 √　否

工作单位：北京 XXX 有限责任公司

职位：部门经理

是否吸烟或其他形式的烟草？是 √　否

　　如果是，一天几包？　　每日 40 根

曾经吸烟吗？是 √　否

　　如果是，一天几包？每日 2 包　持续了多久？吸烟 30 年　什么时候戒的？未戒烟

是否饮酒？是 √　否

　　如果是，饮酒的一般量　3 两白酒　/日 √　周　月

是否有酒精饮料？是　否 √

　　如果是，一般量_____/日　周　月

　　持续了多少年？_____什么时候戒的？_____

每周锻炼几次？吃完晚饭，有时出去散步半小时，一周大约 2 次

免疫接种

最后一次接种疫苗是什么时候？未接种疫苗

流感

百白破

带状疱疹

肺炎球菌

患者关注的医疗问题

1. 关于你的药物治疗有什么问题？

不想吃口服降血糖药物，但是打了胰岛素后血糖还是高，我该怎么办啊？最近排尿困难加重了，有什么管用的药吗？我上次吃的非那雄胺不管用啊。

2. 关于你的健康和治疗状况有什么关心的问题？

尿酸高就会得痛风吗？

3. 你希望从我们随访中得到什么？

我现在得的病，生活中需要注意什么？

三、患者生活信息采集表

姓名：赵XX		出生日期：1959.7.21
地址：北京市 XXX 区		
城市：北京	省份：北京	邮编：XXXXXX

保险：XXXXXX	ID 号：XXXXXX
填表日期：2018.8.25	

病史（请列出您目前存在或曾经有过的任何疾病状况）

2 型糖尿病	高血压 2 级
血脂代谢异常	高尿酸血症
前列腺增生	

目前治疗药物（包括所有的处方药、非处方药、膳食补充剂及中药）

药物名称 / 规格	服用方法	治疗目的	使用时长
精蛋白生物合成人胰岛素注射液 /300IU：3ml	每日 2 次，早餐前 27IU、晚餐前 25IU	糖尿病	16 年
阿托伐他汀钙片 /20mg	每次 1 片，每日 1 次，睡前	高脂血症	16 年
缬沙坦胶囊 /80mg	每次 1 粒，每日 1 次，晨起	高血压	6 年
酒石酸美托洛尔片 /25mg	每次 1 片，每日 1 次，晨起	高血压	6 年
非那雄胺片 /5mg	每次 1 片，每日 1 次，早上	前列腺增生	3 年前服用一个月
酚麻美敏片（泰诺）/ 对乙酰氨基酚 325mg、盐酸伪麻黄碱 30mg、氢溴酸右美沙芬 15mg、马来酸氯苯那敏 2mg	每次 1 片，每日 3 次，早、中、晚服用	感冒	3 日

过敏史　否认药物、食物过敏史

药物名称	事件经过
无	

医生信息

医生姓名	科别 / 专业	电话	
尹 XX	内分泌	XXXXXX	
马 XX	心内科	XXXXXX	
赵 XX	泌尿外科	XXXXXX	

药店名称		
常用药店或者医院药房	电话	
XXX 药房	XXXXXX	
其他药店或者医院药房	电话	

日期　　2018.8.25

姓名　　赵 XX　　　出生日期　　1959.7.21　　　年龄　　59

患者就诊提醒：请携带下列物品

医保卡

所有处方药及非处方药，包括非常规服用的药物

眼镜（如果需要）

助听器（如果需要）

您是否有视力问题？　　否

您是否有听力问题？　　否

您能自己完成表格填写吗？　　可以

您是否需要您的照料人协助完成 MTM 咨询？（如果需要，请在最后一页相应位置签字）　　不需要

您觉得您对我们给予的用药指导（书面或口头）是否可能会理解困难？　　否

您觉得您的健康问题对您的生活质量产生了怎样的影响？血糖不稳定、排尿困难，严重影响我的生活质量

请回答"是"或"否"，并尽量给予说明。

当您症状有所好转，疾病有所控制时，您是否会漏服药物？　　是，偶尔忘记

您忘记服药的频率是？　　一周不超过 1 次

当您服药期间感觉疾病加重时，您有过减少服药或停止服药吗？　　否

当您旅行或离家时，您有时会忘记携带药物吗？　　是

您有过向他人借药或借给他人药的经历吗？　　否

您上次住院的时间是？　　1 年前

（大致的时间、住院原因、住院时长、出院返回地点）2017 年 6 月因血糖控制不佳住院 1 周，出院返回家中

请写下您日常就诊的诊所及医生（分类写出心血管医生、急诊医生、骨科医生等）

北京 XX 医院内分泌科尹 XX

心内科马 XX　　消化内科王 XX

营养状况

您现居住地在：□南方　■北方（以长江分界），■城市　□农村

身高　175cm　　体重　84kg　　腰围　99cm　　骨架：小　中 √　大

您认为您的最佳体重应该是？　　80kg　（您的最高体重是　85kg　，最低体重是　78kg　）

您 1 年前体重是？　　85kg　　过去 1 年的体重变化为　−1kg

您平时不吃正餐的频率是？□3～4 次/周　□1 次/周　■极少

您通常的进餐时间是：

早餐　8：00　am，午餐　11：30　am，晚餐　7：00　pm　加餐　无

1. 您每周吃快餐或加餐的频率是？

□4 次或更多　■1～3 次　□极少

2. 您每日吃多少蔬菜或水果？

■2 份或更少　□3～4 份　□5 份或更多

3. 您每日摄入多少可乐、果汁、调味茶等含糖饮料（无糖饮料除外）？

　□ 3 份或更多　　□ 1～2 份　　■ 极少

请写出您昨天进食的所有食物和饮料

6am～6pm　　　　　　　　　　　　　　　　6pm～6am

早晨：<u>煮鸡蛋 1 个, 油条 2 根, 豆浆 1 杯</u>

午餐：<u>排骨 1 份, 清蒸鱼, 2 两米饭</u>

晚餐：<u>水饺 3 两, 猪蹄 1 个, 1 碗汤</u>

下午：<u>瓜子 1 把, 茶水 2 杯</u>

对于不应与食物同时服用的药物，您是如何与进食隔开的？<u>间隔半小时</u>

您是否食用葡萄柚？　<u>否</u>

请描述您日常的活动

1. 您一般几点起床？　<u>7：30</u>

2. 您一般几点睡觉？　<u>23：30</u>

3. 您入睡困难吗？　<u>否</u>　夜间有睡眠不好吗？　<u>最近老被尿憋醒</u>

4. 您服用安眠药物吗？　<u>否</u>

您以下时间段的主要活动内容是：

　　a 上午　<u>办公室工作</u>

　　b 下午　<u>开会, 作报告等</u>

　　c 晚上　<u>看电视</u>

您有过跌倒吗？　<u>否</u>

您现在仍在开车吗？　<u>是</u>

您在日常活动中和护理上有人照料吗？　<u>能自理</u>

如果有人照料，请告知，照料人是 <u>否</u>

您愿意与您的照料人讨论您的药物治疗和医疗护理吗？　<u>是</u>

如果您许可由您的照料人协助完成药物治疗评估，请签字 <u>无</u>

照料人的姓名和电话（如果有）<u>无</u>

签名 <u>赵 XX</u>

第二部分：药师访谈与干预

四、患者用药重整清单及不良反应记录

（一）患者用药重整清单

姓名：赵XX　　出生日期：1959.7.21

记录的所有药物：包括处方药、非处方药、中药和其他膳食补充剂

请随身携带这个记录，并交给医生、药师和其他医疗服务提供者看

药物		用于治疗什么？	什么时候服用？	开始日期	停止日期	医生	特殊说明
药物名称	剂量						
精蛋白生物合成人胰岛素注射 /300IU：3ml	早餐前 27IU，晚餐前 25IU，每日 2 次	糖尿病	早、晚餐前	2002	至今	尹XX	
阿托伐他汀钙片 /20mg	每次 1 片，每日 1 次	高脂血症	睡前	2002	至今	尹XX	
缬沙坦胶囊 /80mg	每次 1 粒，每日 1 次	高血压	晨起	2012	至今	马XX	
酒石酸美托洛尔片 /25mg	每次 1 片，每日 1 次	高血压	晨起	2012	至今	马XX	
非那雄胺片 /5mg	每次 1 片，每日 1 次	前列腺增生	早上	2015	服药 1 个月后	赵XX	自述疗效不好
酚麻美敏片	每次 1 片，每日 3 次	感冒	早、中、晚服用	3 日前	至今		自行购买

（二）患者既往用药不良反应记录

姓名：赵XX　　出生日期：1959.7.21　　电话：XXXXXX

请随身带着您这份记录，并交给医生、药师或其他医务人员看

紧急联系信息

姓名：赵XX
关系：父子
电话：XXXXXX

初级保健医师

姓名：张XX
电话：XXXXXX

药房 / 药师

姓名：张XX
电话：XXXXXX

过敏

我对什么过敏？（药物、食物和其他）	过敏或反应时的表现
无	

药物导致的其他问题

导致问题的药物名称	药物导致的问题有哪些
无	

当医生给你开了一种新的药物，请询问医生或药师如下问题：

我正在服用的是什么？

它是用来治疗什么的？

何时服用？

有副作用吗？

有什么特殊注意事项吗？

漏服会发生什么？

备注：

患者签名：赵XX	医务人员签名：尹XX	上次更新的日期	2018.8.25
		上次医务人员评价的日期：2018.8.25	

五、实验室及影像学检查结果

姓名：赵XX　　　　　　出生日期：1959.7.21　　　　ID号：XXXXXX

性别：男√　　女　　　　填表日期：2018.8.25

化验检查结果

日期	检查项目	检查结果	高/低/正常	日期	检查项目	检查结果	高/低/正常
2018.8.13	Na^+	141.5mmol/L	正常	2018.8.13	TC	2.92mmol/L	正常
2018.8.13	K^+	4.16mmol/L	正常	2018.8.13	TG	1.81mmol/L	高
2018.8.13	Ca^{2+}	2.35mmol/L	正常	2018.8.13	HDL-C	0.86mmol/L	正常
2018.8.13	GPT	13U/L	正常	2018.8.13	LDL-C	1.40mmol/L	低
2018.8.13	GOT	12U/L	正常	2018.8.13	GLU	空腹7.31mmol/L	高
2018.8.13	T-BIL	13.5μmol/L	正常	2018.8.13	GLU	餐后14.8mmol/L	高
2018.8.13	D-BIL	6.68μmol/L	正常	2018.8.13	HbA1c	7.90%	高
2018.8.13	I-BIL	6.64μmol/L	正常	2018.8.13	Scr	71.1μmol/L	正常
				2018.8.13	UA	492.3μmol/L	高

六、药物治疗相关问题（MRP）和权重排序

药师姓名：张XX　　建档日期：2018.8.25

患者信息　姓名 赵XX　　性别 ■男 □女　　出生日期 1959.7.21

序号	疾病/医疗问题	药物	适应证 1.不必要的药物治疗	适应证 2.需要增加额外的药物治疗方案	有效性 3.无效的药物治疗	有效性 4.药物剂量过低	安全性 5.药物不良事件	安全性 6.药物剂量过高	依从性 7.用药依从性问题	实际/潜在MRP	权重（高/中/低）	MRP详细描述
1	糖尿病	精蛋白生物合成人胰岛素注射液				4.1 药物剂量过低，难以获得预期的治疗效果				实际	高	患者为2型糖尿病，拒绝口服药物，目前空腹血糖为7~8mmol/L，餐后血糖为15mmol/L左右、HbA1c为7.90%，使用精蛋白生物合成人胰岛素注射液控制血糖
2	感冒	酚麻美敏片					5.1 与药物剂量无关的药物不良反应			实际	高	患者因感冒自行服用酚麻美敏片，该药中含有的氯苯那敏和伪麻黄碱均会加重前列腺增生的排尿困难症状
3	前列腺增生	非那雄胺片							7.1 患者对药物信息了解不足	实际	高	患者3年前服药后自觉效果不佳，自行停药
4	高尿酸血症			2.1 因身体状况需要额外的治疗方案						实际	高	患者的血尿酸UA为492.3μmol/L，超过480μmol/L，未用药物治疗
5	高脂血症	阿托伐他汀钙片						6.1 剂量过高		实际	中	患者的China-PAR评估心脑血管10年发病风险为11.4%，为ASCVD发病风险的高危人群，目前患者服用阿托伐他汀片，LDL-C为1.40mmol/L，评估患者的药物剂量是否能减半

续表

患者信息		姓名 赵XX	性别 ■男 □女	出生日期 1959.7.21					

序号	疾病/医疗问题	药物	MRP类别（见编写说明附表）					实际/潜在MRP	权重（高/中/低）	MRP详细描述
			适应证		有效性		安全性	依从性			
			1. 不必要的药物治疗	2. 需要增加额外的药物治疗	3. 无效的药物治疗	4. 药物剂量过低	5. 药物不良事件	6. 药物剂量过高	7. 用药依从性问题			
6	心血管病一级预防			2.1因身体或疾病状况需要额外的治疗方案						潜在	中	患者>50岁，伴高血压、糖尿病、高脂血症、心血管病发病风险的高危人群，未用阿司匹林预防
7	超重			2.1因身体或疾病状况需要额外的治疗方案						实际	中	患者的BMI为27.4kg/m²
8	免疫接种			2.1因身体或疾病状况需要额外的治疗方案						实际	低	糖尿病患者为免疫缺陷人群，未接种流感疫苗
9	吸烟			2.1因身体或疾病状况需要额外的治疗方案						实际	低	患者为心血管病发病风险的高危人群，长期吸烟
10	饮酒			2.1因身体或疾病状况需要额外的治疗方案						实际	低	患者患有高血压、高尿酸血症，每天饮白酒3两

随访计划：根据以上发现的10个药物治疗相关问题的权重排序，计划随访2~3次。

七、患者健康管理行动方案

患者姓名	赵XX
医生（电话）	尹XX（XXXXXX）
药房/药师（电话）	张XX（XXXXXX）
制订日期	2018.8.25

为了帮助您获得最佳药物治疗效果，现将重要的执行计划列为下表；

该列表可以帮助您和您的药师或医生管理您服用的药物，您可以在每一项旁边的空格中记录您的完成情况。

	计划步骤→我需要做什么……	记录：我做了什么？什么时候做的？……
1	内分泌科就诊，调整胰岛素的用量，评估是否开启降尿酸干预	
2	泌尿外科就诊，评估前列腺增生状况，进行药物治疗	
3	心内科就诊，评估调脂药物的用量以及是否使用阿司匹林	
4	戒烟，到戒烟门诊就诊	

药师与患者预约下次随访时间：2018.9.25

八、药师与医生沟通表

表-1

医生：<u>泌尿外科赵XX</u>	日期：<u>2018.8.25</u>
传真：<u>XXXXXX</u>	电话：<u>XXXXXX</u>

患者姓名：<u>赵XX</u>	身份证号：<u>XXXXXX</u>
出生日期：<u>1959.7.21</u>	ID号：<u>XXXXXX</u>

药师建议

赵医生：您好！

　　药师最近对上面提到的患者进行了用药审核，我们发现了一些关于药物治疗方面的相关问题，并给予您的建议如下，敬请考虑。

药物治疗问题：

　　患者确诊为前列腺增生3年，3年前服用非那雄胺1个月后因效果不佳而停止服药。近期由于感冒，自行购买酚麻美敏片（泰诺）治疗，感冒好转后出现排尿困难加重，影响睡眠。酚麻美敏片中含有的氯苯那敏和伪麻黄碱均会加重前列腺增生的排尿困难症状。

药师推荐：

　　请您评估患者的前列腺增生情况，并考虑加用起效较快的盐酸坦索罗辛胶囊 0.2mg qn。

医生给药师的反馈

□建议被接受_____

□部分接受,修改_____

□拒绝,请说明_____

□其他_____

医生签名_____

药房或医疗机构名称: XXXXXX

药师: 张XX

传真: XXXXXX　　电话: XXXXXX　　邮箱: XXXXXX

地址: 北京市XXX区XX路XX号

感谢您对此事的重视!

表-2

医生: 内分泌科尹XX	日期: 2018.8.25
传真: XXXXXX	电话: XXXXXX
患者姓名: 赵XX	身份证号: XXXXXX
出生日期: 1959.7.21	ID号: XXXXXX

药师建议

尹医生:您好!

　　药师最近对上面提到的患者进行了用药审核,我们发现了一些关于药物治疗方面的相关问题,并给予您的建议如下,敬请考虑。

药物治疗问题:

　　1. 患者为2型糖尿病,因拒绝口服药物,使用精蛋白生物合成人胰岛素注射液,早餐前27IU,晚餐前25IU,目前空腹血糖为7～8mmol/L、餐后血糖为15mmol/L左右、HbA1c为7.90%,血糖控制不佳,偶有因饮食减少但胰岛素未减出现心慌不适的低血糖发作。

　　2. 患者为高尿酸血症,目前血尿酸UA为492.3μmol/L,未进行生活方式干预和药物治疗。

　　3. 患者的BMI为27.4kg/m^2,属于超重。

药师推荐:

　　1. 建议患者住院治疗,监测血糖情况,调整胰岛素的用量。

　　2. 请您评估患者的高尿酸血症,对患者进行生活方式教育,建议加用苯溴马隆片50mg qd,早餐后服用。

医生给药师的反馈

□建议被接受_____

□部分接受,修改_____

□拒绝,请说明_____

□其他_____

医生签名_____

续表

药房或医疗机构名称：<u>XXXXXX</u>

药师：<u>张 XX</u>

传真：<u>XXXXXX</u>　　　电话：<u>XXXXXX</u>　　　邮箱：<u>XXXXXX</u>

地址：<u>北京市 XX 区 XX 路 XX 号</u>

感谢您对此事的重视！

表 -3

医生：<u>心内科王 XX</u>	日期：<u>2018.8.25</u>
传真：<u>XXXXXX</u>	电话：<u>XXXXXX</u>
患者姓名：<u>赵 XX</u>	身份证号：<u>XXXXXX</u>
出生日期：<u>1959.7.21</u>	ID 号：<u>XXXXXX</u>

药师建议

<u>王医生</u>：您好！

药师最近对上面提到的患者进行了用药审核，我们发现了一些关于药物治疗方面的相关问题，并给予您的建议如下，敬请考虑。

药物治疗问题：

1. <u>患者的 China-PAR 评估心脑血管病 10 年发病风险为 11.4%，为动脉粥样硬化性心血管病（ASCVD）发病风险的高危人群，要求 LDL-C<2.6mmol/L，患者的 LDL-C 为 1.40mmol/L、TG 为 1.81mmol/L。</u>

2. <u>该患者>50 岁，患有高血压、糖尿病、高脂血症，且吸烟，是心血管病发病风险的高危人群，未使用低剂量的阿司匹林进行 ASCVD 的一级预防。</u>

药师推荐：

1. <u>请评估患者的心血管病风险及 LDL-C 指标，建议阿托伐他汀钙片减量为 10mg qd。</u>

2. <u>请结合患者的心血管病风险评估，确认是否开始阿司匹林肠溶片 100mg qd 的一级预防治疗。</u>

医生给药师的反馈

□建议被接受<u>　　　　　　　　　　　　　　　</u>

□部分接受，修改<u>　　　　　　　　　　　　　</u>

□拒绝，请说明<u>　　　　　　　　　　　　　　</u>

□其他<u>　　　　　　　　　　　　　　　　　　</u>

医生签名<u>　　　　　　　　　　　　　　　　　</u>

药房或医疗机构名称：<u>XXXXXX</u>

药师：<u>张 XX</u>

传真：<u>XXXXXX</u>　　　电话：<u>XXXXXX</u>　　　邮箱：<u>XXXXXX</u>

地址：<u>北京市 XX 区 XX 路 XX 号</u>

感谢您对此事的重视！

九、患者健康管理药历（SOAP）

患者姓名：赵XX	
患者编号：XXXXXX	保险公司：XXX 保险公司
出生日期：1959.7.21	年龄：59
性别：男	评估日期：2018.8.25

S（主观资料：患者自诉）

患者，男，59 岁。15 年前诊断为 2 型糖尿病，因拒绝口服药物治疗，予精蛋白生物合成人胰岛素注射液（诺和灵 30R）治疗。后患者间断测血糖后自行调节至精蛋白生物合成人胰岛素注射液（诺和灵 30R）早餐前 27IU，晚餐前 25IU。目前空腹血糖为 7～8mmol/L，餐后血糖为 15mmol/L 左右。病程中偶有因饮食减少但胰岛素未减出现心慌不适的低血糖发作，无明显的尿中泡沫、夜尿增多、四肢麻木等糖尿病周围神经病变的表现。

3 年前因排尿不畅就诊我院泌尿外科，诊断为前列腺增生，因非那雄胺的效果不佳而自行停药。近期由于感冒，自行购买酚麻美敏片（泰诺）治疗，感冒好转后出现排尿困难加重，影响睡眠。近期患者神清，饮食可，二便如常，体重无明显减轻。

高脂血症 15 年余，目前口服阿托伐他汀钙片 20mg qd 降脂。高尿酸血症 15 年余，未特殊治疗。高血压 5 年余，口服缬沙坦胶囊 80mg qd、酒石酸美托洛尔片 25mg qd 降压治疗，血压维持于 125/80mmHg 左右。

否认心脏病病史。否认精神疾病病史。否认肝炎、结核、疟疾史。否认手术、外伤、输血史。预防接种史不详。

O（客观资料：查体或实验室检查资料）

查体：身高 175cm，体重 84kg，BMI 27.4kg/m²，腹围 99cm，臀围 100cm，T 36.6℃，P 66 次 /min，R 16 次 /min，BP 125/80mmHg。

神志清楚，精神可。双下肢无水肿，双足背动脉搏动可。

血常规：WBC $6.50×10^9$/L，GR% 70.4%，PLT $266×10^9$/L。

尿常规：GLU+，酮体阴性，24 小时尿蛋白定量<0.15g。

生化：Na^+ 141.5mmol/L，K^+ 4.16mmol/L，Ca^{2+} 2.35mmol/L。

GPT 13U/L，GOT 12U/L，T-BIL 13.5μmol/L，D-BIL 6.68μmol/L，I-BIL 6.64μmol/L。

TC 2.92mmol/L，TG 1.81mmol/L，HDL-C 0.86mmol/L，LDL-C 1.40mmol/L。

GLU 空腹 7.31mmol/L，餐后 14.8mmol/L，HbA1c 7.90%。

Scr 71.1μmol/L，肌酐清除率 118.9ml/min，UREA 4.04mmol/L，UA 492.3mol/L。

今日血糖为 7.6mmol/L。

A（评估：药师发现的问题，从重要到最不重要排序）

1. 药物剂量过低，难以获得预期的治疗效果——血糖控制不佳　患者患 2 型糖尿病，空腹血糖为 7～8mmol/L，餐后血糖为 15mmol/L 左右，HbA1c 为 7.90%，血糖控制不佳，应调整精蛋白生物合成人胰岛素注射液的剂量。

2. 与药物剂量无关的药物不良反应——排尿困难　患者服用的感冒药酚麻美敏片中含有的氯苯那敏和伪麻黄碱均会加重前列腺增生的排尿困难症状。

3. 患者对药物信息了解不足　患者患前列腺肥大，服用非那雄胺 3 个月后感觉效果不佳而自行停药。非那雄胺的起效时间相对较慢，使用 6～12 个月后获得最大疗效，患者由于不了解此药的作用特点而停止服药，影响疾病的治疗。

4. 因身体或疾病状况需要增加额外的治疗方案——高尿酸血症　患者的血尿酸 UA 为 492.3μmol/L，超过 480μmol/L，为高尿酸血症，应进行生活方式干预和药物治疗。

5. 药物剂量过高　患者的 China-PAR 评估心脑血管病 10 年发病风险为 11.4%，为心血管病发病风险的高危人群，要求 LDL-C<2.6mmol/L。目前患者服用阿托伐他汀钙片，LDL-C 为 1.40mmol/L，评估患者的药物剂量是否能减半。

续表

6. 因身体或疾病状况需要增加额外的治疗方案——心血管病 患者的年龄>50 岁，患有高血压、糖尿病、高脂血症，且吸烟，是心血管病发病风险的高危人群，应启动阿司匹林治疗。

7. 因身体或疾病状况需要增加额外的治疗方案——超重 患者超重，BMI 为 27.4kg/m²。

8. 因身体或疾病状况需要增加额外的治疗方案——未接种疫苗 糖尿病患者为免疫缺陷人群，应定期接种流感疫苗。

9. 因身体或疾病状况需要增加额外的治疗方案——吸烟 患者为心血管病发病风险的高危人群，长期吸烟增加发病风险。

10. 因身体或疾病状况需要增加额外的治疗方案——饮酒 患者患有高血压、高尿酸血症，长期饮酒影响疾病的治疗和进展。

P(计划：针对每个问题的干预计划)

1. 血糖控制不佳 转诊内分泌科调节胰岛素的用量，控制目标 FBG 为 4.4～7.0mmol/L、PBG≤10.0mmol/L。加强胰岛素使用的患者教育，结合监测血糖、HbA1c、生活方式控制。是□否□

2. 排尿困难加重 停用氨酚美麻片，并告知患者感冒时服药应咨询专业医师和药师。是□否□

3. 前列腺增生 转诊泌尿外科，评估患者的前列腺增生情况，可考虑使用起效较快的盐酸坦索罗辛缓释胶囊 0.2mg qn，同时监测血压变化。是□否□

4. 高尿酸血症 转诊内分泌科，及时进行生活方式干预和药物治疗，将 UA 控制在<360μmol/L，在改善生活方式的同时可加用苯溴马隆片 50mg qd。是□否□

5. 高脂血症 转诊心内科，评估患者的药物剂量是否能减半，即阿托伐他汀钙片 10mg qn。降低 TG 可考虑通过生活方式干预，并注意监测。是□否□

6. 心血管病一级预防 转诊心内科，评估是否服用阿司匹林 100mg qd 进行一级预防。是□否□

7. 超重 增加中等强度的运动，低盐、低脂、低嘌呤饮食，增加蔬菜和水果的摄入。是□否□

8. 疫苗接种 定期接种流感疫苗。是□否□

9. 吸烟 逐渐戒烟，转诊戒烟门诊。是□否□

10. 饮酒 限制饮酒。是□否□

服务时长：30 分钟　　　　　　　　下次随访时间：2018.9.25

参考文献：

[1] 中华医学会老年医学分会,中华老年医学杂志编辑委员会. 老年人良性前列腺增生症/下尿路症状药物治疗共识(2015)[J]. 中华老年医学杂志,2015,34(12):1380-1387.

[2] 中华医学会糖尿病学分会. 中国 2 型糖尿病防治指南(2017 年版)[J]. 中华糖尿病杂志,2018,10(1):4-67.

[3] 中国心血管病预防指南(2017)写作组,中华心血管病杂志编辑委员会. 中国心血管病预防指南(2017)[J]. 中华心血管病杂志,2018,46(1):10-25.

案例提供者：张超　首都医科大学附属北京友谊医院

案例编审者：朱曼　解放军总医院

案例45：前列腺增生＋脑梗死＋高血压＋高脂血症

案 例 简 介

患者贾 X，男，57 岁。患有高血压、高脂血症、卒中、前列腺增生和过敏性鼻炎，目前使用多种药物治疗，经常出现忘记服药的情况。患者平素有饮酒及吸烟史，否认药物、食物过敏史，正在工作，和妻子一起生活。患者最近感觉尿频、尿痛、排尿不畅、疲劳、抑郁、体重增加，自觉服药太多，实验室检查总胆固醇和甘油三酯升高。他希望药师能帮助他减少治疗药物，控制体重。

重点关注的药物治疗相关问题

1. 哪些因素可能导致该患者前列腺增生的治疗效果不佳？如何提高患者的用药依从性？

2. 该患者脑梗死，应如何治疗？是否需要调整治疗方案？

3. 该患者的血压控制目标是多少？降压治疗方案是什么？

4. 该患者的血脂控制目标是多少？调脂治疗方案是什么？

5. 该患者的精神状况如何？是否需要干预？

6. 该患者需要哪些生活方式的干预？

第一部分：要求患者提供的信息

一、授权许可文件

1. 药物治疗方案审查许可书

我特此许可 <u>史 XX 药师</u> 审核我的药物治疗方案。我知晓在未获得医生许可前，我的药物治疗方案不会被更改。

针对在审核过程中发现的药物治疗问题，我签字同意 <u>史 XX 药师</u> 就药物治疗相关问题与我的医生联系。

我许可 <u>史 XX 药师</u> 留存我的健康信息资料和药物治疗建议的副本，以便日后的随访和药学监护使用。

我知晓我的个人健康档案会被妥善保密。在未获得我书面许可前，此次档案查阅内容将不会被泄露给法定代理人以外的第三者。

患者或法定代理人签字：<u>贾 X</u>　　日期：<u>2018.9.14</u>
患者姓名（正楷）：<u>贾 X</u>

2. 医疗档案获取同意书
医院名称：　<u>北京 XXX 医院</u>
医院地址：　<u>北京市 XX 区 XX 路 XX 号</u>

我了解药师可能需要与我的医生或其他医护人员讨论我的治疗问题，为了医疗费用报销，有时还可能包括保险公司。我特此许可以上医院药师获取我的医疗健康档案。该档案将会以保密方式提供给我的药师并专门用于我的治疗。

我签名确认已获得此文件的副本，并同意将我的健康档案给药师和其他医护人员共享。我知晓我可以随时通过书面通知形式，联系以上医院药师撤回此授权书。我同样了解在我撤销授权书之前医院药师获得的医疗档案不侵犯我的隐私权。

患者或法定代理人签字：<u>贾 X</u>
日期：<u>2018.9.14</u>
联系电话：<u>XXXXXX</u>
药师：<u>史 XX</u>
日期：<u>2018.9.14</u>
联系电话：<u>XXXXXX</u>

3. 获取用药记录申请
尊敬的药师：

此申请表用于许可获得贵药房过去 6 个月内给以下客户发放药物的打印版清单。药物治疗管理服务的目的是优化患者药学服务质量以及减少不良事件风险。所申请的记录将会

被严格保密,并用于患者的用药教育及依从性监测。

患者姓名　贾X	出生日期　1961.6.19
地址　北京市XX区	社会保险号　XXXXXX

我,贾X,许可将以上所申请的记录给予 <u>　史XX药师　</u> 用于以上所述的目的。

患者或法定代理人签字 <u>　贾X　</u> 日期 <u>　2018.9.14　</u> 联系电话 <u>　XXXXXX　</u>

药师 <u>　史XX　</u> 日期 <u>　2018.9.14　</u> 联系电话 <u>　XXXXXX　</u>

二、患者健康管理信息表

姓名:<u>贾X</u>　　　日期:<u>2018.9.14</u>　　　出生日期:<u>1961.6.19</u>

性别(勾选一个):男 √　　女　　　婚姻状况:<u>已婚</u>

家庭住址:<u>北京市XX区</u>　　　　邮政编码:<u>XXXXXX</u>

你的主诊医生是谁? <u>孙XX</u>

上一次全面体检是什么时候? <u>无</u>

家族史(包括母亲、父亲、兄弟、姐妹、祖父母)

高血压 √	糖尿病 √	高脂血症 √
心脏病 √	卒中(脑梗死、脑出血) √	肾脏病
抑郁症	癌症	其他

既往病史

哮喘	高血压 √
心律不齐(房颤)	心脏病
焦虑	失眠(睡眠困难)
慢性阻塞性肺疾病	胃食管反流(反酸)
糖尿病	溃疡(胃/肠)
抑郁症	甲状腺疾病
癌症	其他:前列腺增生、脑梗死、高脂血症、过敏性鼻炎

既往手术史:无

阑尾切除术

血管成形术(球囊手术)或支架

冠状动脉旁路移植术(搭桥)

髋关节置换术

子宫切除术

膝关节置换术

心脏起搏器和除颤器

生产手术

其他：

过敏史（药物和食物）　否认药物、食物过敏史

不能耐受的情况（包括既往用药的副作用：恶心、便秘、失眠、头晕、胃部不适等）　无

当前症状描述

如果你正有以下列表中的症状，圈出所有选项，如果没有，选择"无"

体质上的

　体重减轻　盗汗　体重增加√　疲劳√　（　）无　其他：＿＿＿＿＿

五官

　视力问题　重影　青光眼　白内障　（√）无　其他：＿＿＿＿＿

　听力障碍　耳鸣　耳痛　眩晕　（√）无　其他：＿＿＿＿＿

　鼻塞　流涕　鼻血　感染　（　）无　其他：过敏性鼻炎

　吞咽困难　声音嘶哑　喉咙痛　牙龈出血　（√）无　其他：＿＿＿＿＿

内分泌

　腺体肿胀　甲状腺问题　糖尿病　（√）无　其他：＿＿＿＿＿

呼吸系统

　咳嗽　呼吸急促　咳痰　哮喘　吸烟√　（　）无　其他：＿＿＿＿＿

心血管

　心痛　高血压√　心律失常　心悸　腿部水肿√　平躺时呼吸困难　（　）无

　其他：＿＿＿＿＿

消化系统

　便秘　胃食管反流　胃灼热感　胃肠溃疡　肝炎　恶心／呕吐　（√）无

　其他：＿＿＿＿＿

泌尿生殖系统

　尿频√　尿痛√　血尿　尿失禁　（　）无　其他：排尿不畅

肌肉骨骼系统

　关节痛　肌无力　腿部无力　肌肉抽筋　（√）无　其他：＿＿＿＿＿

神经系统

　头痛√　偏头痛　癫痫　麻木　震颤　晕厥　（　）无　其他：吐词不清

血液淋巴系统

　出血　血栓　腺体肿胀　（√）无　其他：＿＿＿＿＿

免疫系统

　过敏　皮疹　感染　（√）无　其他：＿＿＿＿＿

心理

　抑郁√　哭闹　焦虑　嗜睡　睡眠障碍　（　）无　其他：＿＿＿＿＿

生活状况与生活习惯

你同谁一起生活：妻子

是否有工作：是 √　否

工作单位：XXXXXX

职位：无

是否吸烟或其他形式的烟草？是 √　否

　　如果是，一天几包？1 包

曾经吸烟吗？是 √　否

　　如果是，一天几包？一天 1 包　持续了多久？26 年　什么时候戒的？未戒烟

是否饮酒？是 √　否

　　如果是，饮酒的一般量　3 两　/日 √　周　月

是否有酒精饮料？是 √　否

　　如果是，一般量　1 听　/日 √　周　月

　　持续了多少年？　6 年　什么时候戒的？未戒

每周锻炼几次？几乎不锻炼

免疫接种

最后一次接种疫苗是什么时候？从未接种疫苗

流感

百白破

带状疱疹

肺炎球菌

患者关注的医疗问题

1. 关于你的药物治疗有什么问题？

每天服药太多，都有效吗？

2. 关于你的健康和治疗状况有什么关心的问题？

能不能彻底治疗疾病，停止服药？

3. 你希望从我们随访中得到什么？

体重怎么控制？

三、患者生活信息采集表

姓名：贾 X		出生日期：1961.6.19
地址：北京市 XX 区		
城市：北京	省份：北京	邮编：XXXXXX
保险：XXXXXX		ID 号：XXXXXX
填表日期：2018.9.14		

病史（请列出您目前存在或曾经有过的任何疾病状况）	
高血压	前列腺增生
高脂血症	心脏病

续表

过敏性鼻炎	脑梗死

目前治疗药物（包括所有的处方药、非处方药、膳食补充剂及中药）

药物名称／规格	服用方法	治疗目的	使用时长
辛伐他汀片／10mg	每次 2 片，每日 1 次，晚上	高血脂	20 余年
氨氯地平片／5mg	每次 1 片，每日 1 次，早上	高血压	10 余年
阿司匹林肠溶片／25mg	每次 4 片，每日 1 次，早上	二级预防	半年
非那雄胺片／5mg	每次 1 片，每日 1 次，早上	前列腺增生	5 年

过敏史　否认药物、食物过敏史

药物名称	事件经过		

医生信息

医生姓名	科别／专业	电话
马医生	心血管内科	XXXXXX

药店名称		
常用药店或者医院药房		电话
XXXXXX		XXXXXX
其他药店或者医院药房		电话
XXXXXX		XXXXXX

日期　　2018.9.14

姓名　　贾 X　　　出生日期　　1961.6.19　　　　年龄　　57

患者就诊提醒：请携带下列物品

医保卡

所有处方药及非处方药，包括非常规服用的药物

眼镜（如果需要）

助听器（如果需要）

您是否有视力问题？　　否

您是否有听力问题？　　否

您能自己完成表格填写吗？　　能

您是否需要您的照料人协助完成 MTM 咨询？（如果需要，请在最后一页相应位置签字）　否

您觉得您对我们给予的用药指导（书面或口头）是否可能会理解困难？　　否

您觉得您的健康问题对您的生活质量产生了怎样的影响？肥胖使我呼吸困难、行动不便

请回答"是"或"否"，并尽量给予说明。

当您症状有所好转，疾病有所控制时，您是否会漏服药物？　__是__

您忘记服药的频率是？　__3～4次/周__

当您服药期间感觉疾病加重时，您有过减少服药或停止服药吗？　__是__

当您旅行或离家时，您有时会忘记携带药物吗？　__是__

您有过向他人借药或借给他人药的经历吗？　__否__

您上次住院的时间是？　__记不清了__

（大致的时间、住院原因、住院时长、出院返回地点）　__无__

请写下您日常就诊的诊所及医生（分类写出心血管医生、急诊医生、骨科医生等）

__XXX医生__

营养状况

您现居住地在：□南方　■北方（以长江分界），■城市　□农村

身高__173cm__　　体重__81kg__　　腰围__94cm__　　骨架：□小　■中　□大

您认为您的最佳体重应该？　__75kg__（您的最高体重是__100kg__，最低体重是__75kg__）

您1年前体重是？　__98kg__　过去1年的体重变化为__−17kg__

您平时不吃正餐的频率是？　□3～4次/周　□1次/周　■极少

您通常的进餐时间是：

早餐__7：30__am，午餐__2__pm，晚餐__8__pm　加餐__有__

1. 您每周吃快餐或加餐的频率是？

□4次或更多　■1～3次　□极少

2. 您每日吃多少蔬菜或水果？

■2份或更少　□3～4份　□5份或更多

3. 您每日摄入多少可乐、果汁、调味茶等含糖饮料（无糖饮料除外）？

■3份或更多　□1～2份　□极少

请写出您昨天进食的所有食物和饮料

6am～6pm　　　　　　　　　　　　　　6pm～6am

早餐：2个馒头

午餐：3两米饭，2两鱼肉，1瓶可乐，1份蔬菜，1份甜点

晚餐：2碗米饭，羊肉串10串，1份甜点

下午：2份冰激凌

对于不应与食物同时服用的药物，您是如何与进食隔开的？__不太清楚__

您是否食用葡萄柚？　__否__

请描述您日常的活动

1. 您一般几点起床？　__6：30__

2. 您一般几点睡觉？　__23：00__

3. 您入睡困难吗？__困难__夜间有睡眠不好吗？　__有__

4. 您服用安眠药物吗？　__偶尔__

您以下时间段的主要活动内容是：

    a 上午　<u>看电视 3～4 小时</u>

    b 下午　<u>看电视 4～6 小时</u>

    c 晚上　<u>看电视 2～3 小时</u>

您有过跌倒吗？　<u>有</u>

您现在仍在开车吗？　<u>是</u>

您在日常活动中和护理上有人照料吗？　<u>有</u>

如果有人照料，请告知，照料人是 <u>配偶</u>

您愿意与您的照料人讨论您的药物治疗和医疗护理吗？　<u>愿意</u>

如果您许可由您的照料人协助完成药物治疗评估，请签字 <u>贾 X</u>

照料人的姓名和电话（如果有） <u>XXX（XXXXXX）</u>

签名 <u>贾 X</u>

第二部分：药师访谈与干预

四、患者用药重整清单及不良反应记录

（一）患者用药重整清单

姓名：贾 X　　出生日期：1961.6.19

记录的所有药物：包括处方药、非处方药、中药和其他膳食补充剂

请随身携带这个记录，并交给医生、药师和其他医疗服务提供者看

药物		用于治疗什么？	什么时候服用？	开始日期	停止日期	医生	特殊说明
药物名称	剂量						
辛伐他汀片 /10mg	每次 2 片，每日 1 次	高血脂	晚上	1998	至今	马医生	每晚 1 次
氨氯地平片 /5mg	每次 1 片，每日 1 次	高血压	早上	2008	至今	马医生	每日 1 次
阿司匹林肠溶片 /25mg	每次 1 片，每日 1 次	二级预防	早上	2018.3	至今	马医生	每日 1 次
非那雄胺片 /5mg	每次 1 片，每日 1 次	前列腺增生	早上	2013	至今	马医生	每日 1 次

（二）患者既往用药不良反应记录

姓名：贾 X　　出生日期：1961.6.19　　电话：XXXXXX

请随身带着您这份记录，并交给医生、药师或其他医务人员看

紧急联系信息

姓名：贾 XX

关系：父子

电话：XXXXXX

初级保健医师

姓名：李 XX

电话：XXXXXX

药房 / 药师

姓名：史 XX

电话：XXXXXX

续表

过敏

我对什么过敏?(药物、食物和其他)	过敏或反应时的表现
无	

药品导致的其他问题

导致问题的药物名称	药物导致的问题有哪些
无	

当医生给你开了一种新的药物,请询问医生或药师如下问题:

我正在服用的是什么?

它是用来治疗什么的?

何时服用?

有副作用吗?

有什么特殊注意事项吗?

漏服会发生什么?

备注:

患者签名:贾 X	医务人员签名:王 X	上次更新的日期	2018.9.14
		上次医务人员评价的日期:2018.9.14	

五、实验室及影像学检查结果

姓名:<u>贾 X</u>　　　　出生日期:<u>1961.6.19</u>　　　　ID 号:<u>XXXXXX</u>

性别:男 √　　女　　　填表日期:<u>2018.9.14</u>

化验检查结果

日期	检查项目	检查结果	高/低/正常	日期	检查项目	检查结果	高/低/正常
2018.9.13	血压	150/110mmHg	高	2018.9.13	TC	7.5mmol/L	高
2018.9.13	TG	3.2mmol/L	高	2018.9.13	LDL-C	3.1mmol/L	高

六、药物治疗相关问题（MRP）和权重排序

药师姓名：史XX　　建档日期：2018.9.14

患者信息	姓名	贾X	性别	■男　□女	出生日期	1961.6.19

序号	疾病/医疗问题	药物	MRP类别（见编写说明附表）							实际/潜在MRP	权重（高/中/低）	MRP详细描述
			适应证		有效性		安全性		依从性			
			1.不必要的药物治疗	2.1因身体或疾病状况需要额外的治疗方案	3.无效的药物治疗	4.1药物剂量过低，难以获得预期的治疗效果	5.1与药物剂量无关的药物不良反应	6.药物剂量过高	7.3患者忘记服药			
1	前列腺增生	非那雄胺							7.3患者忘记服药	实际	高	患者有前列腺增生，服用非那雄胺治疗。他每周有3~4次会忘记服药，最近感觉尿频、尿痛、排尿不畅
2	高血压	氨氯地平				4.1药物剂量过低，难以获得预期的治疗效果				实际	高	患者服用氨氯地平控制血压，5mg qd，近期血压为150/110mmHg，血压控制不达标
3	心率快			2.1因身体或疾病状况需要额外的治疗方案								患者的静息心率为111次/min
4	高胆固醇血症	辛伐他汀				4.1药物剂量过低，难以获得预期的治疗效果				实际	高	患者服用辛伐他汀控制血脂，近期生化他TC 7.5mmol/L，LDL-C 3.1mmol/L，血脂控制不达标
5	下肢水肿						5.1与药物剂量无关的药物不良反应			实际	中	患者服用氨氯地平控制血压，近期出现下肢水肿，不除外为氨氯地平的不良反应

续表

患者信息　　姓名 贾X　　性别 ■男 □女　　出生日期 1961.6.19

序号	疾病/医疗问题	药物	MRP 类别（见编写说明附表）							实际/潜在 MRP	权重（高/中/低）	MRP 详细描述
			适应证		有效性		安全性		依从性			
			1. 不必要的药物治疗	2. 需要增加额外的药物治疗 2.1 因身体或疾病状况需要额外的治疗方案	3. 无效的药物治疗	4. 药物剂量过低	5. 药物不良事件	6. 药物剂量过高	7. 用药依从性问题			
6	卒中后抑郁			2.1 因身体或疾病状况需要额外的治疗方案						实际	高	患者自述近期自觉抑郁
7	超重			2.1 因身体或疾病状况需要额外的治疗方案						实际	中	患者的身高 173cm、体重 81kg，腰围 96cm，计算 BMI 为 27.06kg/m²，属于超重，平时几乎不锻炼
8	吸烟			2.1 因身体或疾病状况需要额外的治疗方案						实际	中	患者有 26 年的吸烟史，每日抽烟 1 包，无戒烟行为

随访计划：根据以上发现的 8 个药物治疗相关问题的权重排序，计划随访 2~3 次。

七、患者健康管理行动方案

患者姓名	贾 X
医生（电话）	XXX（XXXXXX）
药房/药师（电话）	XXX（XXXXXX）
制订日期	2018.9.14

为了帮助您获得最佳药物治疗效果，现将重要的执行计划列为下表；

该列表可以帮助您和您的药师或医生管理您服用的药物，您可以在每一项旁边的空格中记录您的完成情况。

序号	计划步骤→我需要做什么……	记录：我做了什么？什么时候做的？……
1	心内科就诊，调整高血压及高血脂的药物治疗方案	
2	泌尿外科就诊，调整前列腺增生的治疗药物	
3	精神心理科就诊，评估情绪问题	
4	建议规律服药（使用智能药盒或闹钟提醒）2 周后，记录早、中、晚血压，2 周后复诊	
5	预约戒烟和减重门诊	

药师与患者预约下次随访时间：2018.10.16

八、药师与医生沟通表

表 -1

医生： 泌尿外科 XXX 医师	日期： 2018.9.14
传真： XXXXXX	电话： XXXXXX

患者姓名： 贾 X	身份证号： XXXXXX
出生日期： 1961.6.19	ID 号： XXXXXX

药师建议

X 医生：您好！

药师最近对上面提到的患者进行了用药审核，我们发现了一些关于药物治疗方面的相关问题，并给予您的建议如下，敬请考虑。

药物治疗问题：

患者，男，57 岁。前列腺增生 5 年。半年前因右侧胳膊和腿不能移动于急诊治疗，诊断为左大脑半球急性缺血性脑梗死，经溶栓治疗 2 个月后好转出院。出院后出现尿频、尿痛、排尿困难，下肢水肿，影响行动。目前的治疗方案（非那雄胺片）的治疗效果不佳。

药师推荐：

1. 患者的前列腺增生症状控制不佳，不除外患者的依从性差，存在多次漏服药的情况。已嘱患者规律服药。

2. 如症状仍不缓解，建议加用盐酸特拉唑嗪片 2mg qn 或具有良好的心血管安全性的高选择性 α_1 受体拮抗剂盐酸坦索罗辛缓释片 0.2mg qd，以减轻排尿不畅的症状。

续表

医生给药师的反馈

□建议被接受＿＿＿＿＿＿＿＿＿＿＿＿＿＿＿＿

□部分接受, 修改＿＿＿＿＿＿＿＿＿＿＿＿＿

□拒绝, 请说明＿＿＿＿＿＿＿＿＿＿＿＿＿＿

□其他＿＿＿＿＿＿＿＿＿＿＿＿＿＿＿＿＿＿＿

医生签名＿＿＿＿＿＿＿＿＿＿＿＿＿＿＿＿＿＿＿

药房或医疗机构名称: ＿XXXXXX＿

药师: ＿史XX＿

传真: ＿XXXXXX＿ 电话: ＿XXXXXX＿ 邮箱: ＿XXXXXX＿

地址: ＿北京市XX区XX路XX号＿

感谢您对此事的重视!

表-2

医生: 心血管科XXX医师	日期: 2018.9.14
传真: XXXXXX	电话: XXXXXX

患者姓名: 贾X	身份证号: XXXXXX
出生日期: 1961.6.19	ID号: XXXXXX

药师建议

X医生: 您好!

药师最近对上面提到的患者进行了用药审核, 我们发现了一些关于药物治疗方面的相关问题, 并给予您的建议如下, 敬请考虑。

药物治疗问题:

患者的血压、心率及血脂控制不佳, 需要调整降压药物、降脂药物; 患者下肢水肿, 不除外氨氯地平的药物不良反应。

药师推荐:

1. 换用降压药ACEI, 可考虑选用福辛普利钠片10mg qd。

2. 加用β受体拮抗剂琥珀酸美托洛尔缓释片47.5mg qd, 控制心率。

3. 停用辛伐他汀, 改用瑞舒伐他汀10mg qn调脂, 3个月后复查血生化。

医生给药师的反馈

□建议被接受＿＿＿＿＿＿＿＿＿＿＿＿＿＿＿＿

□部分接受, 修改＿＿＿＿＿＿＿＿＿＿＿＿＿

□拒绝, 请说明＿＿＿＿＿＿＿＿＿＿＿＿＿＿

□其他＿＿＿＿＿＿＿＿＿＿＿＿＿＿＿＿＿＿＿

医生签名＿＿＿＿＿＿＿＿＿＿＿＿＿＿＿＿＿＿＿

药房或医疗机构名称: ＿XXXXXX＿

药师: ＿史XX＿

传真: ＿XXXXXX＿ 电话: ＿XXXXXX＿ 邮箱: ＿XXXXXX＿

地址: ＿北京市XX区XX路XX号＿

感谢您对此事的重视!

表-3

医生：<u>精神科XXX医师</u>	日期：<u>2018.9.14</u>
传真：<u>XXXXXX</u>	电话：<u>XXXXXX</u>

患者姓名：<u>贾X</u>	身份证号：<u>XXXXXX</u>
出生日期：<u>1961.6.19</u>	ID 号：<u>XXXXXX</u>

药师建议

<u>X</u> 医生：您好！

　　药师最近对上面提到的患者进行了用药审核，我们发现了一些关于药物治疗方面的相关问题，并给予您的建议如下，敬请考虑。

药物治疗问题：

　　患者脑梗死，入院进行溶栓治疗，出院后出现焦虑、抑郁。

药师推荐：

　　1. 建议专科筛查与评估，所有脑梗死患者都应获得个体化的心理支持、健康教育等。首选心理治疗，其他辅助治疗手段如音乐、放松训练、冥想、锻炼等也可尝试用于脑梗死后抑郁的患者。

　　2. 需注意，患者患前列腺增生，排尿困难，不适宜选用可引起排尿困难的抗抑郁药物如丙米嗪等。此外，SSRIs（包括舍曲林）和 SNRIs 可能增加出血事件的风险，如果合用阿司匹林会增加出血风险。

医生给药师的反馈

□建议被接受_____

□部分接受，修改_____

□拒绝，请说明_____

□其他_____

医生签名_____

药房或医疗机构名称：<u>XXXXXX</u>

药师：<u>史XX</u>

传真：<u>XXXXXX</u>　　电话：<u>XXXXXX</u>　　邮箱：<u>XXXXXX</u>

地址：<u>北京市XX区XX路XX号</u>

感谢您对此事的重视！

九、患者健康管理药历（SOAP）

患者姓名：贾X	
患者编号：XXXXXX	保险公司：XXXXXX
出生日期：1961.6.19	年龄：57
性别：男	评估日期：2018.9.14

S（主观资料：患者自诉）

患者，男，57 岁。高胆固醇血症 20 余年，高血压 10 余年，房颤 5 年，前列腺增生 5 年。半年前因右侧胳膊和腿不能移动于急诊治疗，诊断为左大脑半球急性缺血性脑梗死，经溶栓治疗 2 个月后好转出院。出院后有轻微头痛和吐字不清，尿频、尿痛、排尿困难，下肢水肿，影响行动。

吸烟史 26 年，每天 1 包；有饮酒史，每天 1 小杯。

家族史有高血压、糖尿病、高脂血症、心脏病、脑梗死。

否认药物、食物过敏史。

续表

O(客观资料：查体或实验室检查资料)

查体：发育及营养状况良好，有轻微焦虑。

T 36.8℃，BP 150/110mmHg，P 111 次 /min，R 20 次 /min。

体重 81kg，身高 173cm，BMI 27.06kg/m²。

皮肤：温暖、干燥。

五官：瞳孔等大等圆，对光反射存在；无眼球震颤，眼底检查显示小动脉狭窄（+）；无渗血、出血或视盘水肿。

神经系统：神志和定向力正常，对时间无定向力，巴宾斯基征阴性。肌力：右上肢 3/5，左上肢 5/5，右下肢 3/5，左下肢 5/5。

感觉系统：痛觉和触觉正常。

实验室检查：

血生化：Na⁺ 143mmol/L，K⁺ 4.2mmol/L，Cl⁻ 101mmol/L，TC 7.5mmol/L，TG 3.2mmol/L，LDL-C 3.1mmol/L，BUN 1.28mmol/L，Scr 106μmol/L，GLU 5.83mmol/L。

血常规：WBC 6.7×10⁹/L，HGB 176g/L，HCT 51.5%，PLT 240×10⁹/L。

心电图：正常节律；心率为 111 次 /min。

CT：无出血迹象。

颈动脉超声：正常血流。

A(评估：阐述药师发现的 MRP 问题，写明问题分类，并详细描述。同时评估分析 MRP 产生的原因，并按照关注程度进行排序)

1. 用药依从性问题——患者忘记服药 患者患前列腺增生，应用非那雄胺 5mg qd，症状未改善；患者时常忘记服药，漏服药可能是药物治疗效果差的原因之一。非那雄胺的起效时间相对较慢，使用 6～12 个月后获得最大疗效，且需长时间服用确保疗效持续稳定。

2. 药物剂量过低，难以获得预期的治疗效果——降压药的剂量过低 高血压是卒中的最重要的危险因素，患者目前服用氨氯地平 5mg qd，但血压控制不佳，脑梗死后病情稳定期的血压控制目标为≤140/90mmHg。

3. 因身体或疾病状况需要增加额外的治疗方案——心率快 同时患者的心率为 111 次 /min，控制心室率是缓解症状、改善心功能的重要措施。

4. 药物剂量过低，难以获得预期的治疗效果 脑梗死的二级预防需强化他汀治疗，LDL 降低 50% 或者 LDL<1.8mmol/L。目前辛伐他汀 20mg qd，降脂强度不足，且大剂量的辛伐他汀与氨氯地平存在药物相互作用，需要更换他汀类药物的品种。

5. 药物不良事件——与药物剂量无关的药物不良反应 下肢水肿影响行动，不利于脑梗死后的复健，缺少运动量更易增加体重。下肢水肿不除外与排尿困难、降压药物氨氯地平以及肾功能减退相关。

6. 需要增加额外的治疗方案——抑郁 脑梗死后抑郁。

7. 因身体或疾病状况需要增加额外的治疗方案——超重 患者的 BMI 为 27.06kg/m²，超重。肥胖和超重会进一步增加高血压等心血管与代谢性疾病的风险。

8. 因身体或疾病状况需要增加额外的治疗方案——吸烟 患者每日吸烟 1 包，吸烟为脑梗死的风险因素之一。

P(计划：针对每个 MRP 制订干预计划，包括针对患者的行动计划和针对医生的干预计划)

1. 前列腺增生 推荐使用药盒将每日用药按顿分装，建议患者使用用药手机软件设置服药提醒。转诊泌尿外科，当前的治疗方案（非那雄胺片）的效果不好，对患者进行症状评分（IPSS），如评分为中、重度，可以加用 α 受体拮抗剂特拉唑嗪 2mg qn 或者具有良好的心血管安全性的高选择性 α₁ 受体拮抗剂（盐酸坦索罗辛缓释片 0.2～0.4mg，1 次 /d），以减轻排尿不畅的症状。是□否□

2. 血压控制不达标 患者的血压控制不佳。对于脑梗死患者的高血压控制，JNC 建议使用利尿药或 ACEI。患者的肾功能减退，建议换用 ACEI 类的降压药物福辛普利钠片 10mg qd。控制心室率是缓解症状、改善心功能的重要措施，可选用 β 受体拮抗剂加用琥珀酸美托洛尔缓释片 47.5mg qd。是□否□

3. 血脂不达标 患者的血脂不达标，建议换用瑞舒伐他汀 10mg qd。是□否□

续表

4. 下肢水肿　一方面，可观察换用降压药物福辛普利钠后下肢水肿有无改善；另一方面，需专科医师专业评估是否是由疾病引起的水肿。是□否□

5. 脑梗死后抑郁　转诊精神科治疗，进行筛查与评估。首选心理治疗，其他辅助治疗手段如音乐、放松训练、冥想、锻炼等也可尝试。患者有前列腺生，排尿困难，不适宜选用可引起排尿困难的抗抑郁药物如丙米嗪等。此外，SSRIs（包括舍曲林）和 SNRIs 可能增加出血事件的风险，如果合用阿司匹林、华法林会增加出血风险。是□否□

6. 超重　建议减重，低盐、低脂、优质蛋白饮食。一天最多摄入 6g 盐，蛋白以鸡蛋白、鸡肉、鱼肉、牛奶等优质蛋白为主，控制主食的摄入量，增加蔬菜的摄入量，每日 2～3 份蔬菜。必要时应转诊体重管理门诊，制订减重计划，体重指数逐渐控制到 20～23.9kg/m²。是□否□

7. 吸烟　吸烟是缺血性卒中的明确、可变的风险因素，建议患者尽快到戒烟门诊就诊，制订戒烟计划。是□否□

服务时长：30 分钟	下次随访时间：2018.10.16

参考文献：

[1] 中华医学会老年医学分会, 中华老年医学杂志编辑委员会. 老年人良性前列腺增生症 / 下尿路症状药物治疗共识 (2015)[J]. 中华老年医学杂志, 2015, 34 (12): 1380-1387.

[2] 张澍, 杨艳敏, 黄从新, 等. 中国心房颤动患者卒中预防规范 (2017)[J]. 中华心律失常学杂志, 2018, 34 (12): 17-30.

[3] 中国成人血脂异常防治指南修订联合委员会. 中国成人血脂异常防治指南 (2016 年修订版)[J]. 中国循环杂志, 2016, 31 (10): 937-953.

[4] 黄从新, 张澍, 黄德嘉, 等. 代表中华医学会心电生理和起搏分会, 中国医师协会心律学专业委员会. 心房颤动：目前的认识和治疗建议 -2015[J]. 中华心律失常学杂志, 2015, 19 (5): 321-384.

案例提供者：史强　首都医科大学附属北京儿童医院

案例编审者：朱曼　解放军总医院

案例46：前列腺增生 + 心脏病 + 高血压 + 高脂血症

案 例 简 介

患者刘XX，男，62岁。患有高血压、心脏病、前列腺增生和高脂血症，目前使用多种药物治疗，但经常忘记服药。他有吸烟史，否认药物、食物过敏史，现已退休，和妻子一起生活。他最近尿频、排尿不畅，而且血压控制不佳。患者希望药师能帮助他解决尿频、排尿不畅的症状和血压控制不佳的问题，并咨询晚上总是忘记服药，有无改善的方法。

重点关注的药物治疗相关问题

1. 该患者的血压不达标的原因是什么？如何提高患者的用药依从性？
2. 哪些因素可能导致该患者前列腺增生的治疗效果不佳？
3. 该患者的血脂控制目标是多少？调脂治疗方案是什么？
4. 该患者有哪些心血管危险因素？心血管事件的二级预防策略是什么？
5. 该患者需要哪些生活方式的干预？
6. 该患者是否有必要接种流感疫苗？

第一部分：要求患者提供的信息

一、授权许可文件

1. 药物治疗方案审查许可书

我特此许可　　朱XX药师　　审核我的药物治疗方案。我知晓在未获得医生许可前，我的药物治疗方案不会被更改。

针对在审核过程中发现的药物治疗问题，我签字同意　　朱XX药师　　就药物治疗相关问题与我的医生联系。

我许可　　朱XX药师　　留存我的健康信息资料和药物治疗建议的副本，以便日后的随访和药学监护使用。

我知晓我的个人健康档案会被妥善保密。在未获得我书面许可前，此次档案查阅内容将不会被泄露给法定代理人以外的第三者。

患者或法定代理人签字：刘XX　　　　日期：2018.8.31
患者姓名（正楷）：刘XX

2. 医疗档案获取同意书

医院名称：　北京XXX医院
医院地址：　XXXXXX

我了解药师可能需要与我的医生或其他医护人员讨论我的治疗问题，为了医疗费用报销，有时还可能包括保险公司。我特此许可以上医院药师获取我的医疗健康档案。该档案将会以保密方式提供给我的药师并专门用于我的治疗。

我签名确认已获得此文件的副本，并同意将我的健康档案给药师和其他医护人员共享。我知晓我可以随时通过书面通知形式，联系以上医院药师撤回此授权书。我同样了解在我撤销授权书之前医院药师获得的医疗档案不侵犯我的隐私权。

患者或法定代理人签字：刘XX
日期：2018.8.31
联系电话：XXXXXX
药师：朱XX
日期：2018.8.31
联系电话：XXXXXX

3. 获取用药记录申请

尊敬的药师：

此申请表用于许可获得贵药房过去6个月内给以下客户发放药物的打印版清单。药物治疗管理服务的目的是优化患者药学服务质量以及减少不良事件风险。所申请的记录将会

被严格保密，并用于患者的用药教育及依从性监测。

患者姓名　刘XX	出生日期　1956.8.1
地址　北京市XX区	社会保险号　XXXXXX

我，刘XX，许可将以上所申请的记录给予　朱XX药师　用于以上所述的目的。

患者或法定代理人签字　刘XX　日期　2018.8.31　联系电话　XXXXXX

药师　朱XX　日期　2018.8.31　联系电话　XXXXXX

二、患者健康管理信息表

姓名：刘XX　　　日期：2018.8.31　　出生日期：1956.8.1

性别（勾选一个）：男√　　女　　婚姻状况：已婚

家庭住址：北京市XXX区　　　邮政编码：XXXXXX

你的主诊医生是谁？马医生

上一次全面体检是什么时候？1年前

家族史（包括母亲、父亲、兄弟、姐妹、祖父母）

高血压√　　　　　糖尿病　　　　　　　高脂血症

心脏病√　　　　　卒中（脑梗死、脑出血）　肾脏病

抑郁症　　　　　　癌症　　　　　　　　其他

既往病史

哮喘　　　　　　　　　　高血压√

心律不齐（房颤）　　　　心脏病√

焦虑　　　　　　　　　　失眠（睡眠困难）

慢性阻塞性肺疾病　　　　胃食管反流（反酸）

糖尿病　　　　　　　　　溃疡（胃/肠）

抑郁症　　　　　　　　　甲状腺疾病

癌症　　　　　　　　　　其他：前列腺增生、高脂血症

既往手术史

阑尾切除术

血管成形术（球囊手术）或支架

冠状动脉旁路移植术（搭桥）

髋关节置换术

子宫切除术

膝关节置换术

心脏起搏器和除颤器

生产手术

其他：10年前因胆囊炎行胆囊切除术

过敏史（药物和食物）　否认药物、食物过敏史

不能耐受的情况（包括既往用药的副作用：恶心、便秘、失眠、头晕、胃部不适等）　无

当前症状描述

如果你正有以下列表中的症状，圈出所有选项，如果没有，选择"无"

体质上的

　体重减轻　盗汗　体重增加✓　疲劳　（　）无　其他：＿＿＿＿＿＿＿

五官

　视力问题　重影　青光眼　白内障　（✓）无　其他：＿＿＿＿＿＿＿

　听力障碍　耳鸣　耳痛　眩晕　（✓）无　其他：＿＿＿＿＿＿＿

　鼻塞　流涕　鼻血　感染　（✓）无　其他：＿＿＿＿＿＿＿

　吞咽困难　声音嘶哑　喉咙痛　牙龈出血　（✓　）无　其他：＿＿＿＿＿＿＿

内分泌

　腺体肿胀　甲状腺问题　糖尿病　（✓）无　其他：＿＿＿＿＿＿＿

呼吸系统

　咳嗽　呼吸急促　咳痰　哮喘　吸烟✓　（　）无　其他：＿＿＿＿＿＿＿

心血管

　心痛　高血压✓　心律失常　心悸　腿部水肿　平躺时呼吸困难　（　）无

　其他：＿＿＿＿＿＿＿

消化系统

　便秘　胃食管反流　胃灼热感　胃肠溃疡　肝炎　恶心/呕吐　（✓）无

　其他：＿＿＿＿＿＿＿

泌尿生殖系统

　尿频✓　尿痛　血尿　尿失禁　（　）无　其他：排尿不畅

肌肉骨骼系统

　关节痛　肌无力　腿部无力　肌肉抽筋　（✓）无　其他：＿＿＿＿＿＿＿

神经系统

　头痛　偏头痛　癫痫　麻木　震颤　晕厥　（✓）无　其他：＿＿＿＿＿＿＿

血液淋巴系统

　出血　血栓　腺体肿胀　（✓）无　其他：＿＿＿＿＿＿＿

免疫系统

　过敏　皮疹　感染　（✓）无　其他：＿＿＿＿＿＿＿

心理

　抑郁　哭闹　焦虑　嗜睡　睡眠障碍　（✓）无　其他：＿＿＿＿＿＿＿

生活状况与生活习惯

你同谁一起生活：妻子

是否有工作：是　否√

工作单位：<u>北京 XXX 公司</u>

职位：<u>退休</u>

是否吸烟或其他形式的烟草？是√　否

　　如果是，一天几包？<u>1 包</u>

曾经吸烟吗？是√　否

　　如果是，一天几包？<u>每天 1 包</u>　持续了多久？<u>抽烟 30 年</u>　什么时候戒的？<u>至今未戒</u>

是否饮酒？是　否√

　　如果是，饮酒的一般量 _____ /日　周　月

是否有酒精饮料？是　否√

　　如果是，一般量 _____ /日　周　月

　　持续了多少年？<u>无</u>　什么时候戒的？<u>无</u>

每周锻炼几次？<u>1～2 次</u>

免疫接种

最后一次接种疫苗是什么时候？<u>未接种疫苗</u>

流感

百白破

带状疱疹

肺炎球菌

患者关注的医疗问题

1. 关于你的药物治疗有什么问题？

<u>血压总是控制得不好，是不是该换药了？</u>

2. 关于你的健康和治疗状况有什么关心的问题？

<u>最近 1 年总是尿频、排尿不畅，怎么办？</u>

3. 你希望从我们随访中得到什么？

<u>晚上的药总是容易忘记，有什么改善的方法吗？</u>

三、患者生活信息采集表

姓名：刘 XX		出生日期：1956.8.1
地址：北京市 XX 区		
城市：北京	省份：北京	邮编：XXXXXX
保险：XXXXXX		ID 号：XXXXXX
填表日期：2018.8.31		

病史（请列出您目前存在或曾经有过的任何疾病状况）	
高血压	前列腺增生
冠心病	高脂血症

目前治疗药物（包括所有的处方药、非处方药、膳食补充剂及中药）

药物名称 / 规格	服用方法	治疗目的	使用时长
苯磺酸氨氯地平片 / 5mg	每次 1 片，每日 1 次，早上	高血压	10 年
琥珀酸美托洛尔片 /25mg	每次半片，每日 2 次，早上、睡前	冠心病	1 年
单硝酸异山梨酯缓释片 /40mg	每次 1 片，每日 1 次，早上	冠心病	5 年
辛伐他汀片 / 20mg	每次 1 片，每日 1 次，睡前	高脂血症	1 年
阿司匹林肠溶片 / 100mg	每次 1 片，每日 1 次，早餐前	二级预防	1 年

过敏史：否认药物、食物过敏史

药物名称	事件经过		

医生信息

医生姓名	科别 / 专业	电话	
马医生	心内科医生	XXXXXX	

药店名称

常用药店或者医院药房	电话
XXX 医院药房	XXXXXX
其他药店或者医院药房	电话
XXX 大药房	XXXXXX

日期　<u>2018.8.31</u>

姓名　<u>刘XX</u>　　出生日期　<u>1956.8.1</u>　　　年龄　<u>61</u>

患者就诊提醒：请携带下列物品

医保卡

所有处方药及非处方药，包括非常规服用的药物

眼镜（如果需要）

助听器（如果需要）

您是否有视力问题？　<u>否</u>

您是否有听力问题？　<u>否</u>

您能自己完成表格填写吗？　<u>可以</u>

您是否需要您的照料人协助完成 MTM 咨询？（如果需要，请在最后一页相应位置签字）　<u>不需要</u>

您觉得您对我们给予的用药指导（书面或口头）是否可能会理解困难？　<u>否</u>

您觉得您的健康问题对您的生活质量产生了怎样的影响？<u>明显感觉生活质量降低了</u>

请回答"是"或"否",并尽量给予说明。

当您症状有所好转,疾病有所控制时,您是否会漏服药物？　是

您忘记服药的频率是？　每周1～2次

当您服药期间感觉疾病加重时,您有过减少服药或停止服药吗？　否

当您旅行或离家时,您有时会忘记携带药物吗？　是

您有过向他人借药或借给他人药的经历吗？　否

您上次住院的时间是？　1年前

(大致的时间、住院原因、住院时长、出院返回地点)2017年7月因冠心病住院,住了1周的时间,出院后回家休养

请写下您日常就诊的诊所及医生(分类写出心血管医生、急诊医生、骨科医生等)

心内科马医生

营养状况

您现居住地在：□南方　■北方(以长江分界),■城市　□农村

身高　174cm　　体重　77kg　　腰围　91cm　　骨架：□小　■中　□大

您认为您的最佳体重应该是？　70kg　(您的最高体重是　77kg　,最低体重是　70kg　)

您1年前体重是？　74kg左右　　过去1年的体重变化为　+3kg

您平时不吃正餐的频率是？□3～4次/周　□1次/周　■极少

您通常的进餐时间是：

早餐　8：00　am,午餐　12：00　am,晚餐　7：00　pm　加餐　无

1. 您每周吃快餐或加餐的频率是？

　□4次或更多　□1～3次　■极少

2. 您每日吃多少蔬菜或水果？

　■2份或更少　□3～4份　　□5份或更多

3. 您每日摄入多少可乐、果汁、调味茶等含糖饮料(无糖饮料除外)？

　□3份或更多　□1～2份　■极少

请写出您昨天进食的所有食物和饮料

6am～6pm

早饭：1碗豆脑,2根油条,1个鸡蛋,1个包子

午饭：1个半馒头,1份蔬菜,1份猪肉,半条鱼,1个苹果

晚饭：1碗米饭,1份牛肉,1份西红柿炒蛋,1包牛奶

对于不应与食物同时服用的药物,您是如何与进食隔开的？　饭后半小时

您是否食用葡萄柚？　否

请描述您日常的活动

1. 您一般几点起床？　7：00

2. 您一般几点睡觉？　23：00

3. 您入睡困难吗？　无　夜间有睡眠不好吗？　无

4. 您服用安眠药物吗？　无

您以下时间段的主要活动内容是：

    a 上午　买菜,听收音机

    b 下午　睡觉,下棋,看电视

    c 晚上　看电视

您有过跌倒吗？　没有

您现在仍在开车吗？　没有

您在日常活动中和护理上有人照料吗？　有

如果有人照料,请告知,照料人是　妻子

您愿意与您的照料人讨论您的药物治疗和医疗护理吗？　愿意

如果您许可由您的照料人协助完成药物治疗评估,请签字　刘XX

照料人的姓名和电话(如果有)　支XX(XXXXXX)

签名　刘XX

第二部分：药师访谈与干预

四、患者用药重整清单及不良反应记录

（一）患者用药重整清单

姓名：刘XX　　出生日期：1956.8.1

记录的所有药物：包括处方药、非处方药、中药和其他膳食补充剂

请随身携带这个记录，并交给医生、药师和其他医疗服务提供者看

药物		用于治疗什么？	什么时候服用？	开始日期	停止日期	医生	特殊说明
药物名称	剂量						
苯磺酸氨氯地平片 / 5mg	每次1片，每日1次	高血压	早上	2008	至今	马医生	
琥珀酸美托洛尔片 /25mg	每次半片，每日2次	冠心病	早上、睡前	2017	至今	马医生	
单硝酸异山梨酯缓释片 /40mg	每次1片，每日1次	冠心病	早上	2013	至今	马医生	
辛伐他汀片 / 20mg	每次1片，每日1次	高脂血症	睡前	2017	至今	马医生	
阿司匹林肠溶片 / 100mg	每次1片，每日1次	二级预防	早餐前	2017	至今	马医生	

（二）患者既往用药不良反应记录

姓名：刘XX　　出生日期：1956.8.1　　电话：XXXXXX

请随身带着您这份记录，并交给医生、药师或其他医务人员看

紧急联系信息

姓名：支XX

关系：配偶

电话：XXXXXX

初级保健医师

姓名：马医生

电话：XXXXXX

药房 / 药师

姓名：朱XX

电话：XXXXXX

过敏

我对什么过敏？（药物、食物和其他）	过敏或反应时的表现

续表

药物导致的其他问题

导致问题的药物名称	药物导致的问题有哪些

当医生给你开了一种新的药物，请询问医生或药师如下问题：

我正在服用的是什么？

它是用来治疗什么的？

何时服用？

有副作用吗？

有什么特殊注意事项吗？

漏服会发生什么？

备注：

患者签名：刘XX	医务人员签名：朱XX	上次更新的日期	2018.8.31
		上次医务人员评价的日期：2018.8.31	

五、实验室及影像学检查结果

姓名：刘XX　　　　　出生日期：1956.8.1　　　　ID号：XXXXXX

性别：男√　女　　　填表日期：2018.8.31

化验检查结果

日期	检查项目	检查结果	高/低/正常	日期	检查项目	检查结果	高/低/正常
2018.8.31	血压	150/78mmHg	高	2018.8.31	TC	4.82mmol/L	正常
2018.8.31	血肌酐	86.5μmol/L	正常	2018.8.31	LDL-C	2.60mmol/L	正常
2018.8.31	血糖	4.25mmol/L	正常	2018.8.31	HDL-C	0.94mmol/L	低
2018.8.31	Ca^{2+}	2.27mmol/L	正常	2018.8.31	血尿酸	392μmol/L	正常
2018.8.31	WBC	$5.0×10^9$/L	正常	2018.8.31	PLT	$341×10^9$/L	正常
2018.8.31	RBC	$4.10×10^{12}$/L	正常	2018.8.31	HGB	120g/L	正常
2018.8.31	心率	78次/min	正常	2018.8.31	呼吸	20次/min	正常

六、药物治疗相关问题（MRP）和权重排序

药师姓名：朱XX　　建档日期：2018.8.31

姓名 刘XX　　**性别** ■男 □女　　**出生日期** 1956.8.1

患者信息			MRP 类别（见编写说明附表）								实际/潜在 MRP	权重（高/中/低）	MRP 详细描述
序号	疾病/医疗问题	药物	适应证		有效性		安全性		依从性				
			1. 不必要的药物治疗	2. 需要增加额外的治疗方案	3. 无效的药物治疗	4. 药物剂量过低	5. 药物过量不良事件	6. 药物剂量过高	7. 用药依从性问题				
1	高血压	琥珀酸美托洛尔片							7.3 患者忘记服药		实际	高	患者目前血压为 150/78mmHg，自述每周晚上服药上的美托洛尔 1～2 次，因为晚上看电视时容易睡着，容易忘记服药上的口服药
2	前列腺增生		2.1 因身体或疾病状况需要额外的治疗方案								实际	高	患者 1 年前诊断为前列腺增生，近 1 年内逐渐出现尿频、排尿不畅的感觉，且夜间平均起夜 2～3 次，已经影响生活质量
3	血脂异常	辛伐他汀							7.3 患者忘记服药		实际	中	患者自述每周漏服辛伐他汀 1～2 次，因为晚上看电视时容易睡着，容易忘记服晚上的口服药
4	吸烟		2.1 因身体或疾病状况需要额外的治疗方案								实际	中	患者患冠心病 5 年，1 年前因心绞痛入院，经治后心绞痛症状明显改善，至今未再次发作。吸烟史 30 年，每天 1 包，无戒烟行为
5	超重		2.1 因身体或疾病状况需要额外的治疗方案								实际	低	患者的身高 174cm，体重 77kg，BMI 25.4kg/m²，属于超重。患者每天买菜及下棋时出门，无任何其他健身运动
6	免疫接种		2.1 因身体或疾病状况需要额外的治疗方案								实际	低	患者近 2 年内从未接受过任何免疫接种，包括流感疫苗和肺炎疫苗

随访计划：根据以上发现的 6 个药物治疗相关问题的权重排序，计划随访 2～3 次。

七、患者健康管理行动方案

患者姓名	刘XX
医生（电话）	马医生（XXXXXX）
药房／药师（电话）	朱XX（XXXXXX）
制订日期	2018.8.31

为了帮助您获得最佳药物治疗效果，现将重要的执行计划列为下表；

该列表可以帮助您和您的药师或医生管理您服用的药物，您可以在每一项旁边的空格中记录您的完成情况。

序号	计划步骤→我需要做什么……	记录：我做了什么？什么时候做的？……
1	针对前列腺问题就诊泌尿外科	
2	针对容易忘记服用的问题，建议使用智能药盒提醒用药	
3	低盐、低脂饮食：一天最多摄入 6g 盐；蛋白以鸡蛋白、鸡肉、鱼肉、牛奶为主，增加蔬菜的摄入量为 2～3 份 /d	
4	每天起床时及下午 3 点测量血压，并将血压值记录在本子上	
5	预约戒烟门诊，进行戒烟治疗	

药师与患者预约下次随访时间：2018.9.29

八、药师与医生沟通表

医生：泌尿外科王医生	日期：2018.8.31
传真：XXXXXX	电话：XXXXXX

患者姓名：刘XX	身份证号：XXXXXX
出生日期：1956.8.1	ID 编号：XXXXXX

药师建议

王医生：您好！

药师最近对上面提到的患者进行了用药审核，我们发现了一些关于药物治疗方面的相关问题，并给予您的建议如下，敬请考虑。

药物治疗问题：

患者于 1 年前被诊断为前列腺增生，目前出现排尿不畅、尿频等症状，国际前列腺症状评分为 8 分和生活质量评分为不满意。根据前列腺增生的诊疗指南和专家共识，对于轻度 LUTS（≤7 分）或中度以上的 LUTS（≥8 分），但生活质量尚未受到影响的患者可采取等待观察，对于中、重度 BPH/LUTS 尚未出现相关并发症的患者可进行药物治疗。该患者目前生活质量已经受到影响，IPSS 为 8 分，属于中度，已经处于需要药物治疗的阶段。

药师推荐：

1. 请您对该患者的前列腺增生进行评估。

2. 加用盐酸坦索罗辛缓释胶囊 0.2mg qd。

3. 加用非那雄胺片 5mg qd。

医生给药师的反馈

□ 建议被接受 _____
□ 部分接受，修改 _____
□ 拒绝，请说明 _____
□ 其他 _____

医生签名 _____

药房或医疗机构名称：**XXX 医院药房**
药师：**朱 XX**
传真：**XXXXXX**　　电话：**XXXXXX**　　邮箱：**XXXXXX@126.com**
地址：**XXXXXX**
感谢您对此事的重视！

九、患者健康管理药历（SOAP）

患者姓名：刘 XX	
患者编号：XXXXXX	保险公司：XXXXXX
出生日期：1956.8.1	年龄：62
性别：男	评估日期：2018.8.31

S（主观资料：患者自诉）

患者，男，62 岁。高血压病史 10 年，目前口服苯磺酸氨氯地平、琥珀酸美托洛尔片，血压控制不佳。患者 5 年前被诊断为冠心病，口服单硝酸异山梨酯缓释片。1 年前患者急性心绞痛发作入院治疗，经治后心绞痛症状明显改善，至今未再次发作。目前口服冠心病的二级预防药物。患者于 1 年前被诊断为前列腺增生，未接受药物治疗，患者最近逐渐出现尿频、尿不尽、排尿困难等。患者此次就诊的目的是对药物治疗方案进行综合评估，希望改善排尿症状。

O（客观资料：查体或实验室检查资料）

查体：身高 174cm，体重 77kg，血压 150/78mmHg，心率 78 次 /min，呼吸 20 次 /min。

精神良好，营养状态良好，体型中等，意识清晰，对答正常，行动自如。

辅助检查：

血常规：WBC $5.0×10^9$/L，RBC $4.10×10^{12}$/L，HGB 120g/L，PLT $341×10^9$/L。

血生化：血肌酐 86.5μmol/L，血钙 2.27mmol/L，血糖 4.25mmol/L，TC 4.82mmol/L，LDL-C 2.60mmol/L，HDL-C 0.94mmol/L，血尿酸 392μmol/L。

A（评估：阐述药师发现的 MRP 问题，写明问题分类，并详细描述。同时评估分析 MRP 产生的原因，并按照关注程度进行排序）

1. 用药依从性问题——患者忘记服药　患者的血压为 150/78mmHg，口服降压药包括苯磺酸氨氯地平片 5mg qd 和琥珀酸美托洛尔片 12.5mg bid。血压未达标。对于冠心病的二级预防，根据《冠心病合理用药指南》，为达到减轻症状、改善缺血的目的，美托洛尔的有效剂量应达到使患者用药后的静息心率为 55～60 次 /min。患者的静息心率为 78 次 /min，未达标。患者自述每周漏服晚上的口服酒石酸美托洛尔 1～2 次。

2. 因身体或疾病状况需要增加额外的治疗方案——前列腺增生　患者于 1 年前被诊断为前列腺增生，目前出现排尿不畅、尿频等症状，国际前列腺症状评分为 8 分和生活质量评分为不满意。根据前列腺增生的诊疗指南和专家共识，该患者目前已经处于需要药物治疗的阶段，目前该患者未接受任何相关治疗药物。

3. 用药依从性问题——患者忘记服药 患者既往冠心病诊断明确，根据《中国成人血脂异常防治指南（2016 年修订版）》，该患者为 ASCVD 患者，属于极高危人群，血脂目标值应为 LDL-C<1.8mmol/L、非 HDL-C<2.6mmol/L，患者的 TC 4.82mmol/L、LDL-C 2.60mmol/L、HDL-C 0.94mmol/L，未达标，目前降脂药物为辛伐他汀 20mg qn。患者晚上服药的依从性不佳，自述每周漏服辛伐他汀 1～2 次。

4. 因身体或疾病状况需要增加额外的治疗方案——吸烟 吸烟是冠心病的重要危险因素之一，与冠心病的发生呈正相关。研究发现，每天吸烟大于、等于和小于 20 支的人群，其冠心病发生风险分别提高 7.25、2.67 和 1.43 倍。患者为 ASCVD 患者，每日吸烟 1 包。

5. 因身体或疾病状况需要增加额外的治疗方案——超重 患者的 BMI 为 $25.4kg/m^2$，属于超重。

6. 因身体或疾病状况需要增加额外的治疗方案——未接种疫苗 目前已进入秋、冬季节，患者为流感和肺炎的高危人群，2 年内未接受任何免疫接种。

P（计划：针对每个 MRP 制订干预计划，包括针对患者的行动计划和针对医生的干预计划）

1. 血压及心率控制不佳 患者晚上服用琥珀酸美托洛尔的依从性不佳，建议患者使用智能药盒提醒规律服药，同时建议患者每日早起时及下午 3 点测量血压并记录。是□否□

2. 前列腺增生 建议患者泌尿外科就诊，评估是否启用盐酸坦索罗辛缓释胶囊 0.2mg qd 及非那雄胺片 5mg qd 进行治疗。是□否□

3. 血脂不达标 患者的血脂未达标及夜间服药的依从性不佳，建议使用智能药盒提醒服药。是□否□

4. 吸烟 建议患者尽快到戒烟门诊就诊，争取半年内成功戒烟。是□否□

5. 超重 建议患者低盐、低脂、优质蛋白饮食，一日最多摄入 6g 盐，蛋白以鸡蛋白、鸡肉、鱼肉、牛奶等优质蛋白为主，增加蔬菜的摄入量，每日 2～3 份蔬菜，体重指数逐渐控制到 $20～23.9kg/m^2$。是□否□

6. 疫苗接种 建议患者接种流感疫苗和肺炎疫苗。是□否□

服务时长：30 分钟　　　　　　　　　　下次随访时间：2018.9.29

参考文献：

[1] 中国老年学和老年医学学会心脑血管病专业委员会，中国医师协会心血管内科医师分会. 老年高血压的诊断与治疗中国专家共识（2017 版）[J]. 中华内科杂志，2017，56（11）：885-893.

[2] 中华医学会老年医学分会，中华老年医学杂志编辑委员会. 老年人良性前列腺增生症／下尿路症状药物治疗共识（2015）[J]. 中华老年医学杂志，2015，34（12）：1380-1387.

[3] 中国成人血脂异常防治指南修订联合委员会. 中国成人血脂异常防治指南（2016 年修订版）[J]. 中国循环杂志，2016，31（10）：937-953.

[4] 国家卫生计生委合理用药专家委员会，中国药师协会. 冠心病合理用药指南（第 2 版）[J]. 中国医学前沿杂志（电子版），2018，10（6）：1-130.

案例提供者：朱孔彩　首都医科大学附属北京佑安医院

案例编审者：朱曼　解放军总医院

案例 47：前列腺增生 + 冠心病 + 糖尿病 + 高血压 + 高脂血症

案 例 简 介

患者杨 X，男，75 岁。患有高血压、糖尿病、高脂血症、冠心病、失眠、尿频、前列腺增生，目前使用降压 0 号控制血压，使用盐酸二甲双胍片、阿卡波糖片、甘精胰岛素注射液治疗糖尿病，使用普伐他汀钠片治疗高血脂、阿司匹林肠溶片预防冠心病、非那雄胺片治疗前列腺增生，无过敏药物。患者希望药师能够帮助解决药物治疗以及用法用量的问题，并咨询如何使用胰岛素笔。

重点关注的药物治疗相关问题

1. 该患者的血糖不达标的原因是什么？
2. 该患者近期尿频的原因可能有哪些？治疗方案是什么？
3. 该患者失眠的原因是什么？
4. 该患者的血脂控制不达标的原因是什么？

第一部分：要求患者提供的信息

一、授权许可文件

1. 药物治疗方案审查许可书

我特此许可　韩 XX 药师　审核我的药物治疗方案。我知晓在未获得医生许可前，我的药物治疗方案不会被更改。

针对在审核过程中发现的药物治疗问题，我签字同意　韩 XX 药师　或　XXX 药师　就相关问题与我的医生联系。

我许可　韩 XX 药师　留存我的健康信息资料和药物治疗建议的副本，以便日后的随访和药学监护。

我知晓我的个人健康档案会被妥善保密。在未获得我书面许可前，此次查阅内容将不会被泄露给法定代理人以外的第三者。

患者或法定代理人签字：杨 X　　日期：2018.10.7

患者姓名（正楷）：杨 X

2. 医疗档案获取同意书

医院名称：　北京 XXX 医院

医院地址：　北京市昌平区

我了解药师可能需要与我的医生或其他医护人员讨论我的治疗问题，为了医疗费用报销，有时还可能包括保险公司。我特此许可以上医院药师通过医护人员获取我的医疗 / 健康档案。该档案将会以保密方式提供给我的药师并专门用于我的治疗。

我签名确认已获得此文件的副本，并同意将我的健康档案给药师和其他医护人员共享。我知晓我可以随时通过书面通知形式，联系以上医院药师撤回此同意书。我同样了解在我撤销同意书之前医院药师获得的医疗档案不侵犯我的隐私权。

患者 / 监护人签字：杨 X

日期：2018.10.7

联系电话：XXXXXX

药师：韩 XX 药师

日期：2018.10.7

联系电话：XXXXXX

3. 获取用药记录申请

尊敬的药师：

此申请表用于许可获得贵药房过去 6 个月内给以下客户发放药物的打印版清单。药物治疗管理服务的目的是优化患者药学服务质量以及减少不良事件风险。所申请的记录将会

被严格保密，并用于患者的用药教育及依从性监测。

患者姓名　杨XX	出生日期　1943.5.17
地址　昌平区XXX	社会保险号　XXXXXX

我，杨X，许可将以上所申请的记录给予　<u>韩XX药师</u>　用于以上所述的目的。

患者或法定代理人签字　<u>杨X</u>　　日期　<u>2018.10.7</u>　　联系电话　<u>XXXXXX</u>
药师　<u>韩XX药师</u>　　日期　<u>2018.10.7</u>　　联系电话　<u>XXXXXX</u>

二、患者健康管理信息表

姓名：杨X　　　　日期：2018.10.7　　出生日期：1943.5.17
性别（勾选一个）：男 √　　女　　　婚姻状况：已婚
家庭住址：北京市昌平区XXX　　　邮政编码：100068

你的主诊医生是谁？郑医生
上一次全面体检是什么时候？5年前

家族史（包括母亲、父亲、兄弟、姐妹、祖父母）

高血压	糖尿病	高脂血症
心脏病	卒中（脑梗死、脑出血）	肾脏病
抑郁症	癌症	其他

既往病史

哮喘	高血压 √
心律不齐（房颤）	心脏病
焦虑	失眠（睡眠困难）
慢性阻塞性肺疾病	胃食管反流（反酸）
糖尿病 √	溃疡（胃/肠）
抑郁症	甲状腺疾病
癌症	其他：冠心病、前列腺增生、高脂血症

既往手术史

阑尾切除术
血管成形术（球囊手术）或支架
冠状动脉旁路移植术（搭桥）
髋关节置换术
子宫切除术
膝关节置换术
心脏起搏器和除颤器

生产手术

其他：
过敏史（药物和食物）　　无
不能耐受的情况（包括既往用药的副作用：恶心、便秘、失眠、头晕、胃部不适等）　　无

当前症状描述
如果你正有以下列表中的症状，圈出所有选项，如果没有，选择"无"
体质上的
　　体重减轻　盗汗　体重增加　疲劳　（√)无　其他：＿＿＿＿
五官
　　视力问题　重影　青光眼白内障　（√)无　其他：＿＿＿＿
　　听力障碍　耳鸣　耳痛　眩晕　（√)无　其他：＿＿＿＿
　　鼻塞　流涕　鼻血　感染　（√)无　其他：＿＿＿＿
　　吞咽困难　声音嘶哑　喉咙痛　牙龈出血　（√)无　其他：＿＿＿＿
内分泌
　　腺体肿胀　甲状腺问题　糖尿病√　（　)无　其他：＿＿＿＿
呼吸系统
　　咳嗽　呼吸急促　咳痰　哮喘　吸烟√　（　)无　其他：＿＿＿＿
心血管
　　心痛　高血压√　心律失常　心悸　腿部水肿　平躺时呼吸困难　（　)无
　　其他：＿＿＿＿
消化系统
　　便秘　胃食管反流　胃灼热感　胃肠溃疡　肝炎　恶心/呕吐　（√)无
　　其他：＿＿＿＿
泌尿生殖系统
　　尿频√　尿痛　血尿　尿失禁　（　)无　其他：＿＿＿＿
肌肉骨骼系统
　　关节痛　肌无力　腿部无力　肌肉抽筋　（√)无　其他：＿＿＿＿
神经系统
　　头痛　偏头痛　癫痫　麻木　震颤　晕厥　（√)无　其他：＿＿＿＿
血液淋巴系统
　　出血　血栓　腺体肿胀　（√)无　其他：＿＿＿＿
免疫系统
　　过敏　皮疹　感染　（√)无　其他：＿＿＿＿
心理
　　抑郁　哭闹　焦虑　嗜睡　睡眠障碍√　（　)无　其他：＿＿＿＿

生活状况与生活习惯
你同谁一起生活：爱人

是否有工作：是　否　退休 √

工作单位：<u>北京市昌平区 XXX</u>

职位：<u>工人</u>

是否吸烟或其他形式的烟草？是 √　否

　如果是，一天几包？<u>1 包</u>

曾经吸烟吗？是　否

　如果是，一天几包？_____持续了多久？_____什么时候戒的？_____

是否饮酒？是 √　否

　如果是，饮酒的一般量<u>2 两</u>/日 √　周　月

是否有酒精饮料？是　否 √

　如果是，一般量_____/日　周　月

　持续了多少年？_____什么时候戒的？_____

每周锻炼几次？<u>每日散步 1 小时</u>

免疫接种

最后一次接种疫苗是什么时候？<u>未接种疫苗</u>

流感

百白破

带状疱疹

肺炎球菌

患者关注的医疗问题

1. 关于你的药物治疗有什么问题？

<u>胰岛素不会用，回去一直没用，最近测血糖偏高，怎么办？</u>

2. 关于你的健康和治疗状况有什么关心的问题？

<u>晚上尿频，睡不着觉，怎么办？</u>

3. 你希望从我们随访中得到什么？

<u>吃的药种类多，如何安排吃药时间？</u>

三、患者生活信息采集表

姓名：杨 X	出生日期：1943.5.17
地址：北京市昌平区 XXX	

城市：北京	省份：北京	邮编：100068

保险：本市医保	ID 号：11111
填表日期：2018.10.7	

病史（请列出您目前存在或曾经有过的任何疾病状况）	
高血压	失眠
糖尿病	尿频
高血脂	前列腺增生

冠心病

目前治疗药物(包括所有的处方药、非处方药、膳食补充剂及中药)

药物名称/规格	服用方法	治疗目的	使用时长
阿司匹林肠溶片/100mg	每次1片,每日1次,早饭前	冠心病一级预防	4年
降压0号片	每次1片,每日1次,早饭后	高血压	4年
盐酸二甲双胍片/500mg	每次1片,每日3次,餐前	糖尿病	3年
阿卡波糖片/50mg	每次1片,每日3次,餐中	糖尿病	3年
甘精胰岛素注射液/300IU:3ml	每次8IU,每日1次,睡前	糖尿病	上周开的,不会用就没用
普伐他汀钠片/40mg	每次1片,每日1次,睡前	高血脂	3年
非那雄胺片/5mg	每次1片,每日1次,睡前	前列腺增生	2年

过敏史 无

药物名称	
事件经过	

医生信息 无

医生姓名	科别/专业	电话
马医生	心血管医生	XXXXXX
药店名称	无	

常用药店或者医院药房		电话
无		无
其他药店或者医院药房		电话
无		无

日期 __2018.10.7__

姓名 __杨X__ 出生日期 __1943.5.17__ 年龄 __75__

患者就诊提醒:请携带下列物品

医保卡

所有处方药及非处方药,包括非常规服用的药物

眼镜(如果需要)

助听器(如果需要)

您是否有视力问题? __否__

您是否有听力问题? __否__

您能自己完成表格填写吗? __是__

您是否需要您的照料人协助完成 MTM 咨询?(如果需要,请在最后一页相应位置签字) __否__

您觉得您对我们给予的用药指导(书面或口头)是否可能会理解困难? __否__

您觉得您的健康问题对您的生活质量产生了怎样的影响? __不好的影响__

请回答"是"或"否",并尽量给予说明。

当您症状有所好转,疾病有所控制时,您是否会漏服药物?　__是__

您忘记服药的频率是?　__偶尔__

当您服药期间感觉疾病减轻时,您有过减少服药或停止服药吗?　__是__

当您旅行或离家时,您有时会忘记携带药物吗?　__否__

您有过向他人借药或借给他人药的经历吗?　__否__

您上次住院的时间是?　__未住过院__

(大致的时间、住院原因、住院时长、出院返回地点)_____

请写下您日常就诊的诊所及医生(分类写出心血管医生、急诊医生、骨科医生等)

神内无固定医生

心内无固定医生

内分泌科无固定医生

营养状况

身高　__168cm__　　体重　__80kg__　　腰围　__80cm__　　骨架:小　中 √　大

您认为您的最佳体重应该是?　__70kg__　(您的最高体重是__85kg__,最低体重是__70kg__)

您1年前体重是?　__85kg__　　过去1年的体重变化为　__-5kg__

您平时不吃正餐的频率是?　□3～4次/周　□1次/周　■极少

您通常的进餐时间是:

早餐__7__ am,午餐__12__ am,晚餐__6__ pm　加餐__无__

1. 您每周吃快餐或加餐的频率是?

□4次或更多　□1～3次　■极少

2. 您每日吃多少蔬菜或水果?

□2份或更少　■3～4份　□5份或更多

3. 您每日摄入多少可乐、果汁、调味茶等含糖饮料(无糖饮料除外)?

□3份或更多　□1～2份　■极少

请写出您昨天进食的所有食物和饮料

6am～6pm

早餐:__大米粥,馒头,咸菜__

午餐:__炒青菜,炖排骨,1碗米饭__

下午:__1个苹果__

晚餐:__炒米饭,炒青菜,黄瓜__

6pm～6am

__1根香蕉__

对于不应与食物同时服用的药物,您是如何与进食隔开的?__隔半小时__

您是否食用葡萄柚?__不知道什么是葡萄柚__

请描述您日常的活动

1. 您一般几点起床?　__6点__

2．您一般几点睡觉？　__22：00 点__

3．您入睡困难吗？　__有__　夜间有睡眠不好吗？　__有__

4．您服用安眠药物吗？　__无__

您以下时间段的主要活动内容是：

　　　a 上午　__散步，买菜__

　　　b 下午　__睡觉，下棋，接孩子放学__

　　　c 晚上　__吃饭，散步，看电视__

您有过跌倒吗？　__无__

您现在仍在开车吗？　__是__

您在日常活动中和护理上有人照料吗？　__有__

如果有人照料，请告知，照料人是　__爱人__

您愿意与您的照料人讨论您的药物治疗和医疗护理吗？　__愿意__

如果您许可由您的照料人协助完成药物治疗评估，请签字　__杨 X__

照料人的姓名和电话（如果有）　__张 XX（XXXXXX）__

签名　__杨 X__

第二部分：药师访谈与干预

四、患者用药重整清单及不良反应记录

（一）患者用药重整清单

姓名：杨X　　出生日期：1943.5.17

包括所记录的所有药物：处方药、非处方药、中药和其他膳食补充剂

请随身携带这个记录，并交给医生、药师和其他医疗服务提供者看

药物		用于治疗什么？	什么时候服用？	开始日期	停止日期	医生	特殊说明
药物名称	剂量						
阿司匹林肠溶片/100mg	每次1片，一日1次	冠心病二级预防	早饭前	2013.8	至今	刘医生	
降压0号片	每次1片，一日1次	高血压	早饭后	2013.6	至今	刘医生	
甘精胰岛素注射液/300IU：3ml	每次8IU，每日1次	糖尿病	每日睡前	上周开的还未用		孙医生	
盐酸二甲双胍片/500mg	每次1片，每日3次	糖尿病	三餐前	2014.6	至今	孙医生	
阿卡波糖片/50mg	每次1片，每日3次	糖尿病	三餐中	2014.6	至今	孙医生	
普伐他汀钠片/40mg	每次1片，一日1次	高血脂	每日睡前	2014.6	至今	刘医生	
非那雄胺片/5mg	每次1片，一日1次	前列腺增生	每日睡前	2015.8	至今	张医生	

（二）患者既往用药不良反应记录

姓名：杨X　　出生日期：1943.5.17　　电话：XXXXXX

请随身带着您这份记录，并交给医生、药师或其他医务人员看

紧急联系信息

姓名：张X

关系：爱人

电话：XXXXXX

初级保健医师

姓名：无

电话：无

药房/药师

姓名：无

电话：无

过敏

我对什么过敏?(药物、食物和其他)	过敏或反应时的表现
无	无

药物导致的其他问题

导致问题的药物名称	药物导致的问题有哪些
无	

当医生给你开了一种新的药物,请询问医生或药师如下问题:

我正在服用的是什么?

它是用来治疗什么的?

何时服用?

有副作用吗?

有什么特殊注意事项吗?

漏服会发生什么?

备注:

患者签名:杨 X	医务人员签名:XXX 药师	上次更新的日期	2018.10.7
		上次医务人员评价的日期:2018.10.7	

五、实验室及影像学检查结果

姓名:杨 X 出生日期:1943.5.17 ID 号:11111

性别:男 √ 女 填表日期:2018.10.7

化验检查结果

日期	检查项目	检查结果	高/低/正常	日期	检查项目	检查结果	高/低/正常
2018.7.20	GLU	8.5mmol/L	高	2018.7.20	UA	275μmol/L	正常
2018.7.20	HbA1c	7.5%	高	2018.7.20	K^+	4.2mmol/L	正常
2018.7.20	LDL-C	2.55mmol/L	高	2018.7.20	GPT	33IU/L	正常
2018.7.20	TC	5.09mmol/L	正常	2018.7.20	GOT	32IU/L	正常
2018.7.20	TG	1.75mmol/L	高	2018.7.20	Scr	64μmol/L	正常

六、药物治疗相关问题（MRP）和权重排序

患者信息　姓名　杨X　性别　■男　□女　出生日期　1943.5.17

序号	疾病医疗问题	药物	MRP类别（见编写说明附表）								实际/潜在MRP	权重（高/中/低）	MRP详细描述
			适应证		有效性		安全性		依从性				
			1. 不必要的药物治疗	2. 需要增加额外的药物治疗方案	3. 无效的药物	4. 药物剂量过低	5. 药物不良事件	6. 药物过量剂量过高	7. 用药依从性问题				
1	糖尿病	甘精胰岛素注射液							7.1 患者对药物信息了解不足		实际	高	患者因不会使用而未应用，导致血糖控制不佳
2	尿频			2.1 因身体状况或疾病状况需要增加额外的治疗方案							实际	高	患者有前列腺增生，长期服用非那雄胺片，近期出现尿频症状
3	失眠			2.1 因身体状况或疾病状况需要增加额外的治疗方案							实际	高	患者因最近夜间尿频而致睡眠质量不佳
4	高血压	降压 0 号片					5.2 由于风险因素，需要使用更安全的药物				潜在	中	降压 0 号片为复方制剂。其中，利血平会引起头晕的不良反应，对于老年人不适用；氨苯蝶啶为利尿药，患者本身有尿频，亦不适用
5	高脂血症	普伐他汀钠片			3.3 所用药物对其适应证效果不佳						潜在	中	患者高血压伴糖尿病，LDL-C 目标值为<1.8mmol/L，患者的 LDL-C 为 2.55mmol/L

续表

患者信息		姓名　杨X　　性别　■男　□女　　出生日期　1943.5.17									

MRP类别（见编写说明附表）

序号	疾病/医疗问题（药物）	适应证		有效性		安全性		依从性	实际/潜在MRP	权重（高/中/低）	MRP详细描述
		1. 不必要的药物治疗	2. 需要增加额外的治疗方案	3. 无效的药物	4. 药物剂量过低	5. 药物不良事件	6. 药物剂量过高	7. 用药依从性问题			
6	超重		2.1 因身体状况或疾病状况需要增加额外的治疗方案						实际	低	患者的身高168cm、体重80kg，腰围80cm，BMI 28.0kg/m²，仅每日晚饭后散步1小时
7	吸烟		2.1 因身体状况或疾病状况需要增加额外的治疗方案						实际	低	患者约每日吸1包烟
8	免疫接种		2.1 因身体状况或疾病状况需要增加额外的治疗方案						实际	低	患者为75岁的老年男性，从未接种过流感疫苗

随访计划：根据以上发现的药物治疗相关问题的权重排序，计划随访2～3次。

七、患者健康管理行动方案

患者姓名	杨 X
医生（电话）	郑医生（XXXXXX）、刘医生（XXXXXX）、赵医生（XXXXXX）
药房 / 药师（电话）	韩 XX 药师（XXXXXX）
制订日期	2018.10.11

为了帮助您获得最佳药物治疗效果，现将重要的执行计划列为下表；

该列表可以帮助您和您的药师或医生管理您服用的药物，您可以在每一项旁边的空格中记录您的完成情况。

	计划步骤→我需要做什么……	记录：我做了什么？什么时候做的？……
1	到泌尿外科就诊，调整前列腺增生的治疗方案	
2	到减重门诊就诊，规范体重管理	
3	到心内科就诊，调整降压、降脂药物治疗方案	
4	掌握甘精胰岛素注射液的用法	

下次与药师预约时间：2018.11.25

八、药师与医生沟通表

表 -1

医生：泌尿外科郑医生	日期：2018.10.8
传真：XXXXXX	电话：XXXXXX

患者姓名：杨 X	身份证号：XXXXXX
出生日期：1943.5.17	ID 编号：XXXXXX

药师建议

郑医生：您好！

药师最近对上面提到的患者进行了用药审核，我们发现了一些关于药物治疗方面的相关问题，并给予您的建议如下，敬请考虑。

药物治疗问题：

患者于 2 年前被诊断为前列腺增生，一直服用非那雄胺片 5mg qd。近日出现尿频症状，夜间加重，影响睡眠。

药师推荐：

基于以上情况，将患者转诊至您的门诊，请您进一步完善相关检查，调整其前列腺增生的治疗方案。若排除其他疾病，建议加用 α 受体拮抗剂如盐酸坦索罗辛缓释胶囊缓解症状。

医生给药师的反馈

☐ 建议被接受＿＿＿＿＿＿＿＿＿＿＿＿＿＿＿＿＿＿＿

☐ 部分接受，修改＿＿＿＿＿＿＿＿＿＿＿＿＿＿＿

☐ 拒绝，请说明＿＿＿＿＿＿＿＿＿＿＿＿＿＿＿＿

☐ 其他＿＿＿＿＿＿＿＿＿＿＿＿＿＿＿＿＿＿＿＿＿

医生签名＿＿＿＿＿＿＿＿＿＿＿＿＿＿＿＿＿＿＿＿

药房或医疗机构名称：　北京 XX 医院药学部

药师：　韩 XX 药师

传真：　XXXXXX　　　电话：　XXXXXX　　　邮箱：　XXXXXX@163.com

地址：　北京市昌平区

感谢您对此事的重视！

表 -2

| 医生： | 心内科刘医生 | 日期： | 2018.10.8 |
| 传真： | XXXXXX | 电话： | XXXXXX |

| 患者姓名： | 杨 X | 身份证号： | XXXXXX |
| 出生日期： | 1943.5.17 | ID 编号： | XXXXXX |

药师建议

刘医生：您好！

　　药师最近对上面提到的患者进行了用药审核，我们发现了一些关于药物治疗方面的相关问题，并给予您的建议如下，敬请考虑。

药物治疗问题：

　　患者长期服用降压 0 号片降压，血压控制在 130/80～140/90mmHg。该药含有复方利血平，不适宜老年人应用，会增加摔倒等不良反应，且该药中含有氨苯蝶啶片，有利尿的作用，患者目前已经存在着尿频的问题。

药师推荐：

　　基于以上情况，将患者转诊至您的门诊，请您做进一步的评估，调整其控制血压的治疗方案。建议将降压 0 号片更换为雷米普利片 2.5mg qd，更换的初期应密切监测血压变化，警惕干咳等不良反应。

医生意见

☐ 建议被接受＿＿＿＿＿＿＿＿＿＿＿＿＿＿＿＿＿＿＿

☐ 部分接受，修改＿＿＿＿＿＿＿＿＿＿＿＿＿＿＿

☐ 拒绝，请说明＿＿＿＿＿＿＿＿＿＿＿＿＿＿＿＿

☐ 其他＿＿＿＿＿＿＿＿＿＿＿＿＿＿＿＿＿＿＿＿＿

医生签名＿＿＿＿＿＿＿＿＿＿＿＿＿＿＿＿＿＿＿＿

药房或医疗机构名称：　北京 XX 医院药学部

药师：　韩 XX 药师

传真：　XXXXXX　　　电话：　XXXXXX　　　邮箱：　XXXXXX　@163.com

地址：　北京市昌平区

感谢您对此事的重视！

表-3

医生：　减重门诊赵医生	日期：　2018.10.8
传真：　XXXXXX	电话：　XXXXXX

患者姓名：　杨X	身份证号：　XXXXXX
出生日期：　1943.5.17	ID编号：　XXXXXX

药师建议

赵医生：您好！

　　药师最近对上面提到的患者进行了用药审核，我们发现了一些关于药物治疗方面的相关问题，并给予您的建议如下，敬请考虑。

药物治疗问题：

　　患者确诊为高血压、高脂血症、糖尿病，身高168cm，体重80kg，腰围80cm，BMI 28.0kg/m²。仅每日晚饭后散步1小时，运动量较少。

药师推荐：

　　基于以上情况，将患者转诊至您的门诊，请您给患者制订减重计划。建议3～6个月内减重3.9～7.8kg（5%～10%）。

医生意见

□建议被接受　_____

□部分接受,修改　_____

□拒绝,请说明　_____

□其他　_____

医生签名　_____

药房或医疗机构名称：　北京XX医院药学部

药师：　韩XX药师

传真：　XXXXXX　　电话：　XXXXXX　　邮箱：　XXXXXX@163.com

地址：　北京市昌平区

感谢您对此事的重视！

九、患者健康管理药历（SOAP）

患者姓名：杨X	
患者编号：XXXXXX	保险公司：XXXXXX
出生日期：1943.5.17	年龄：75
性别：男	评估日期：2018.10.11

S（主观资料：患者自诉）

患者，男，75岁。3年前被诊断为糖尿病，给予盐酸二甲双胍片500mg tid及阿卡波糖片50mg tid治疗，近日出现血糖控制不佳，1周前医嘱甘精胰岛素注射液，但因患者不会使用而未用，导致血糖波动。近1个月出现尿频症状，夜间明显，影响睡眠。

O（客观资料：查体或实验室检查资料）

查体：体温36℃，心率90次/min，呼吸22次/min，血压128/75mmHg。

体型偏胖，身高168cm，体重80kg，BMI 28kg/m²。

空腹血糖 8.5mmol/L，HbA1c 7.5%，LDL-C 2.55mmol/L，HDL-C 0.78mmol/L，TC 5.09mmol/L，TG 1.75mmol/L，GPT 33IU/L，GOT 32IU/L，Scr 64μmol/L。

肌酐清除率 103ml/min。

A（评估：药师发现的问题，按权重由高到低排序）

1．用药依从性问题——患者对药物信息了解不足　1周前医嘱患者使用甘精胰岛素注射液，但因患者不会使用胰岛素笔而未使用，导致血糖波动，血糖控制不佳。

2．因身体或疾病状况需要增加额外的治疗方案——因尿频需要增加额外的治疗方案　患者患前列腺增生，一直服用非那雄胺片，近日出现尿频症状，未用药物治疗。

3．需要增加额外的治疗方案——因夜尿频繁导致睡眠质量不佳而需要增加额外的治疗方案　患者近日出现尿频，夜间为重，影响睡眠。

4．由于风险因素，需要使用更安全的药物——高血压　患者患高血压4年余，一直服用降压0号片控制血压。降压0号片为复方制剂，其中的利血平会引起头晕、增加摔倒等不良反应，对于老年人不适用；氨苯蝶啶为利尿药，患者本身有尿频，亦不适用。

5．所用药物对其治疗的适应证效果不佳——因血脂控制不佳，需要增加现有用药医嘱以外的治疗　患者高血压伴糖尿病，LDL-C 目标值为<1.8mmol/L，患者的 LDL-C 为 2.55mmol/L。现服用普伐他汀钠片 40mg qn。

6．因身体或疾病状况需要增加额外的治疗方案——患者因为体重超标，因此需要增加额外的治疗方案　患者的身高168cm，体重80kg，腰围80cm，BMI 28.0kg/m^2，属于超重。

7．因身体或疾病状况需要增加额外的治疗方案——患者需要戒烟，因此需要增加额外的治疗方案　患者约每日吸1包烟。

8．因身体或疾病状况需要增加额外的治疗方案——患者因未接种疫苗，因此需要增加额外的治疗方案　患者为老年男性，合并多种慢性病，未进行免疫接种。

P（计划：针对每个问题提出干预计划）

1．血糖控制不佳　向药师寻求帮助，由药师示范患者甘精胰岛素的正确使用方法及保存方法。是□否□

2．尿频　转诊泌尿外科医生，评估尿频的治疗方案。增加盐酸坦索罗辛缓释胶囊，观察尿频症状是否缓解。是□否□

3．失眠　暂不加用对症药物，加用盐酸坦索罗辛缓释胶囊改善尿频后，观察失眠是否缓解。是□否□

4．血压、血脂控制不佳　转诊心内科医生，评估降压及降脂治疗方案。建议调整降压药物方案为雷米普利片 2.5mg qd 起始，规律监测血压。是□否□　建议改用阿托伐他汀 20mg qd，每3个月监测血脂、肝肾功能及CK指标。是□否□

5．超重　转诊减重门诊，制订减重计划。糖尿病肥胖患者每日主食150～200g，水果100～250g 作为加餐食用，最好不要在餐前或餐后立即吃水果，蔬菜、主食和肉类的体积比为 2∶1∶1。建议 3～6 个月内减重 3.9～7.8kg（5%～10%）。是□否□

6．吸烟　制订戒烟计划，建议患者逐步戒烟。是□否□

7．疫苗接种　建议每年进行流感疫苗、肺炎链球菌疫苗接种。是□否□

服务时长：30分钟　　　　　　　　　下次随访时间：2018.11.25

参考文献：

[1]　高尿酸血症相关疾病诊疗多学科共识专家组. 中国高尿酸血症相关疾病诊疗多学科专家共识[J]. 中华内科杂志，2017（3）：235-248.

[2] 中国疾病预防控制中心国家免疫规划技术工作组流感疫苗工作组. 中国流感疫苗预防接种技术指南（2018-2019）[M]. 北京：中国疾病预防控制中心，2018：1-119.

案例提供者：韩爽　北京积水潭医院

案例编审者：张弨　首都医科大学附属北京同仁医院

电子版案例

案例名称	案例提供者	案例编审者
案例48：前列腺增生＋高血压＋高脂血症＋糖尿病	刘亚妹（首都医科大学附属北京地坛医院）	朱曼（解放军总医院）

案例 48

第十章 肿 瘤

电子版案例

案例名称	案例提供者	案例编审者
案例 49：非小细胞肺癌 + 糖尿病 + 高脂血症 + 高血压	刘红（北京大学肿瘤医院）	顾红燕（首都医科大学附属北京世纪坛医院）
案例 50：肺癌 + 高血压 + 前列腺增生 + 糖尿病	赵冰清（北京大学肿瘤医院）	顾红燕（首都医科大学附属北京世纪坛医院）
案例 51：肺癌 + 糖尿病 + 高血压	赵冰清（北京大学肿瘤医院）	顾红燕（首都医科大学附属北京世纪坛医院）

案例 49 ~ 案例 51